Adipositas

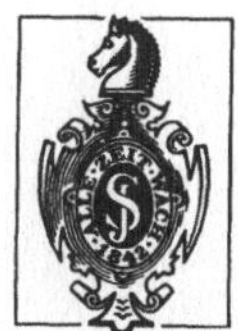

F. A. Gries
P. Berchtold
M. Berger

Adipositas

Pathophysiologie, Klinik und Therapie

Mit 94 Abbildungen und
29 Tabellen

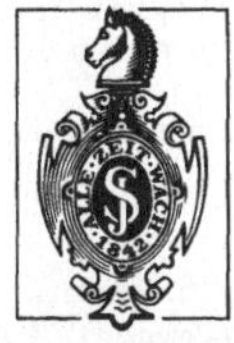

Springer-Verlag
Berlin Heidelberg New York 1976

Professor Dr. F. Arnold Gries
Direktor des Diabetes Forschungsinstituts
an der Universität Düsseldorf
Klinische Abteilung
Auf'm Hennekamp 65
4000 Düsseldorf 1

Priv.-Doz. Dr. Peter Berchtold
Priv.-Doz. Dr. Michael Berger
II. Medizinische Klinik und Poliklinik
der Universität Düsseldorf
Moorenstraße 5
4000 Düsseldorf 1

Erweiterte Fassung des Beitrages „Fettsucht und Diabetes" im *Handbuch der inneren Medizin*, 5. Auflage, Band VII/2 B

ISBN-13:978-3-540-07873-9 e-ISBN-13:978-3-642-66450-2
DOI: 10.1007/978-3-642-66450-2

Satz- und Bindearbeiten: Appl, Wemding.

Ich war also ein sehr wertes Kind und wurde natürlich ein sehr fettes, denn darin zeigt sich bei gar vielen Leuten, die nicht gelernt, wann sie gutmütig, wann sie vernünftig sein sollen, die Liebe, daß sie den Kindern so viele und so gute Speisen einschoppen, als zum Mund hineinmag; an die Folgen denken sie nicht.

Jeremias Gotthelf: Der Bauernspiegel (1837)

Vorwort

Schon lange wurde erkannt, daß die Adipositas nicht nur eine Frage der Ästhetik und des Sozialprestiges darstellt, sondern durch ihre krankheitsauslösenden und verstärkenden Einflüsse das Interesse des Arztes beansprucht. In das Bewußtsein der breiteren ärtzlichen und nichtärztlichen Öffentlichkeit rückte die Adipositas jedoch erst, seit ihre Häufigkeitszunahme bedrohliche Ausmaße annahm und erkannt wurde, daß die Adipositas, eingebettet in die veränderten Lebensgewohnheiten der Industriegesellschaft, heute eine wesentliche Ursache einer eingeschränkten Lebensqualität und Lebenserwartung darstellt. Die Verfasser haben deshalb die Anregung des Verlages gerne aufgegriffen, den derzeitigen Stand des Adipositasproblems zusammenfassend zu schildern. Dabei zeigte sich sehr bald, daß der ursprüngliche Plan, die Darstellung auf die klinischen Fakten zu begrenzen, der Aufgabe nicht gerecht werden konnte. Die Adipositas ist nur vordergründig ein einfach zu beurteilendes Phänomen. Die syndromartige Verknüpfung ihrer endokrinen und metabolischen Folgen weist auf komplexe pathogenetische Zusammenhänge. Die Schwierigkeiten der Langzeittherapie beweisen, daß sich die Adipositas dem therapeutischen Zugriff noch weitgehend entzieht. Die Beobachtung, daß auch Adipöse entgegen den Erkenntnissen der Epidemiologie gelegentlich ein hohes Lebensalter erreichen können, zeigt, daß die Zunahme des Körperfettes als Krankheitsursache von weiteren begleitenden Einflüssen abhängt.

Die zahlreichen, in den letzten Jahrzehnten hierzu gesammelten Befunde haben nicht selten mehr Fragen aufgeworfen als beantwortet. Sie haben die Forschung ungemein stimuliert; unser Erkenntnisstand ist in lebhafter Entwicklung und keineswegs abgeschlossen. Es scheint deshalb notwendig, auch die Aspekte der Adipositasforschung darzustellen, die noch nicht zu endgültigen Aussagen geführt haben und daher in ihrer Bedeutung für die Klinik offenbleiben. Um hier dem interessierten Leser die Möglichkeit einer vertieften Information zu bieten, wurden eine Sammlung von Monographien und Kongreßberichten mit zusammenfassenden Darstellungen erstellt und zahlreiche Literaturhinweise gegeben – ohne jedoch Vollständigkeit anzustreben. Einzelne Gebiete blieben unberücksichtigt, andere sind nur knapp behandelt. Die Therapie der Adipositas ist im Schrifttum gut repräsentiert, so daß wir glaubten, uns weitgehend auf die kritische Erörterung grundsätzlicher Fragen beschränken zu können. Die Therapie der Komplikationen der Adipositas wurde nicht abgehandelt. Eine Ausnahme bilden hier lediglich die Störungen des Kohlenhydratstoffwechsels, soweit sie für die Therapie der Adipositas von Bedeutung sind.

Dem Verlag gebührt besonderer Dank dafür, daß er unserem Wunsch nach ausführlicher Illustration vorbehaltlos entgegenkam, und durch redaktionelle Hilfen zur zeitgerechten Fertigstellung beitrug. Trotzdem hätte die Schrift unter dem Druck der Termine nicht erstellt werden können, wenn sich unsere Mitarbeiterinnen nicht klaglos in ihrer Freizeit mit Sekretariats- und Bibliotheksarbeiten eingesetzt hätten. Hierfür danken wir herzlich: Frau U. Voss, Frau U. Jacob, Frau D. Kupisch und Frau Behler, Frau Birker, Frau Gillespie, Frau Hildebrecht, Frau Kreutzer, Frau Richter und Frau Schäfer.

Düsseldorf, Mai 1976 — Die Verfasser

Inhaltsverzeichnis

1. Einleitung

Phylogenetisch war die Fähigkeit des Säugetierorganismus zur Speicherung von Energie im Fettgewebe eine wesentliche Voraussetzung des Überlebens. Die Ungeregeltheit des Nahrungsangebots erforderte, in Zeiten des Überangebots Energiedepots anlegen zu können, die in Zeiten des Mangels für die Bedürfnisse des Organismus mobilisiert werden können.

Die mit Triglyceriden gefüllte Zelle ist der rationellste Energiespeicher. Der Energiegehalt des Fettgewebes eines gesunden Menschen beträgt rund 70000 Kcal. (294000 kJ), entspricht also dem theoretischen Bedarf von etwa einem Monat. Müßte diese Energiemenge in Form von Glykogen gespeichert werden, würde dies eine Zunahme des Körpergewichts um mehr als das Doppelte erfordern (RENOLD u. CAHILL, 1965b). Dadurch wäre die körperliche Beweglichkeit behindert, Flucht wie Angriffshandlung gleichermaßen erschwert.

Bei einem geregelten Nahrungsangebot verliert die Fähigkeit zur Fettspeicherung an vitaler Bedeutung. Ihr physiologischer Sinn wird in Frage gestellt, wenn sie extreme Ausmaße annimmt. Abgesehen von mechanischen und ästhetischen Gründen lassen vor allem klinische Beobachtungen die Fettsucht als Minusvariante der Norm erscheinen. Die Lebenserwartung Fettsüchtiger ist eingeschränkt, was damit zusammenhängt, daß Fettsucht als ursächlicher oder manifestationsbegünstigender Faktor die Entwicklung endokrin metabolischer Syndrome fördert, die ihrerseits eine Hauptursache degenerativer Gefäßerkrankungen darstellen. Störungen des Fett- und Kohlenhydratstoffwechsels nehmen dabei eine bedeutende Rolle ein.

2. Definition der Adipositas

Fettsucht, Fettleibigkeit, Adipositas und Obesitas werden als synonyme Krankheitsbezeichnungen verwendet. Das Ausmaß der Adipositas wird meist in % Übergewicht, bezogen auf das jeweilige Normgewichtskriterium, angegeben. Bezüglich der Grenzen des Normgewichtsbereichs und damit der nosologisch exakten Definition des Krankheitsbegriffes der Adipositas werden unterschiedliche Maße und Berechnungssysteme angegeben. Die medizinischen Definitionen der Fettsucht nennen u. a. eine über das Normale hinausgehende Ansammlung von Körperfett, eine augenscheinliche Fettleibigkeit, eine übermäßige Fettablagerung als wesentliche nosologische Kriterien (vergl. RIES, 1970). Der Mangel dieser Definitionen an Präzision macht sie weitgehend unbrauchbar. Exaktere Kriterien verdanken wir MAYER (1957), der für die Diagnose einer Adipositas fordert, daß der Fettgewebsanteil am Gesamtkörpergewicht bei Männern den Grenzwert von 20% und bei Frauen von 25% überschreitet. Auf ein wesentliches zusätzliches Moment hat jedoch schon VAN NOORDEN (1900) hingewiesen, indem er betont, daß sich „aus dem übergroßen Fettreichtum Nachteile für den Gesamtorganismus oder für einzelne seiner Teile und deren Funktionen ergeben" bzw. im Verlauf der Fettleibigkeit zwangsläufig entwickeln. Damit ist die Störung des Gleichgewichts der einzelnen Komponenten der Körperzusammensetzung zugunsten einer massiven Vermehrung des Fettgewebsanteils eindeutig mit dem Begriff des Krankhaften verbunden. Diese Vorstellung ist später von BÜRGER (1953) präzisiert worden. – Zusammenfassend ist in Anlehnung an J. MAYER (1953) die Fettsucht als ein pathologischer Zustand charakterisiert, der durch Akkumulation von Fettgewebe zu einer Beeinträchtigung optimaler Körperfunktionen mit dem Risiko einer eingeschränkten Lebenserwartung führt. Demgegenüber wird der Begriff „Übergewicht" meist zur quantitativen Kennzeichnung einer Überschreitung des – unterschiedlich definierten – Normgewichts verwendet. Die Handhabung kann zu Verwirrungen führen, wenn keine Übereinstimmung der Begriffe „Übergewicht" und „Adipositas" vorliegt. So gibt es „übergewichtige" Menschen mit einem normalen oder sogar subnormalen Fettgewebsanteil wie z. B. muskuläre Athleten (WELHAM u. BEHNKE, 1942; BEHNKE et al., 1942) oder Patienten mit hydropischen Ödemen oder Skeletanomalitäten, und andererseits wird bei massiver Fettsucht der Fettgewebsan-

teil dadurch überschätzt, daß es gleichzeitig zu einer z. T. erheblichen Vergrößerung der fettfreien Körpermasse kommen kann (KJELLBERG u. REIZENSTEIN, 1970, NAEYE, 1969).
Die exakte Messung des Fettgewebsanteils eines Organismus erfordert die Anwendung aufwendiger Methoden – entweder über die Bestimmung des Gesamtkörperwassers mittels Isotopenverdünnung der Körperzellmasse über K^{40} Isotopenmessung (BURMEISTER, 1965, KJELLBERG u. REIZENSTEIN, 1970) bzw. einer Verdünnungsanalyse nach Injektion von K^{42} (TALSO et al., 1960, MOORE et al., 1963) oder aufgrund der Bestimmung des spezifischen Gewichts des Organismus; dazu ist die Anwendung des Archimedesschen Prinzips durch Untertauchen des Körpers in Wasser (BEHNKE, 1941, 1953; KEYS u. BROZEK, 1953, KEYS u. GRANDE, 1973, IRSIGLER et al., 1975) oder aber eine ebenso komplizierte Massenbestimmung in einem definierten Gasraum (KOHLRAUSCH, 1929; SIRI, 1956; CLIVE et al., 1965) erforderlich. Derartige anthropometrische Methoden – bei denen trotz erheblichen Aufwands relativ große Fehlerbreiten nicht vermieden werden können (MORSE u. SOELDNER, 1964; MALINA, 1969; KRZYWICKI et al., 1974) – müssen der Untersuchung spezieller Fragestellungen vorbehalten bleiben und eignen sich nicht zur routinemäßigen Diagnostik bei Adipositas.
In ähnlicher Weise haben sich photographische (SHELDON et al., 1940; STALLEY u. GARROW, 1975) anatomisch-anthropometrische (PARNELL, 1958) und röntgenologische (GARN, 1961) Methoden sowie die direkte Messung der totalen Körperfettmasse mit Hilfe von inerten Gasen wie Cyclopropan oder Kr^{85} (LESSER et al., 1971) als unpraktikabel erwiesen.
Weite Verbreitung als indirekte Methode zur Bestimmung der Körperfettmasse fanden Messungen der Dicke der subkutanen Fettschicht. Bis zu $^1/_2$–$^2/_3$ der Fettmasse des menschlichen Körpers gehört der Subcutis an (ALLEN et al., 1956; KEYS u. GRANDE, 1973); daher erscheint bei Anwendung bestimmter Meßtechniken die Hochrechnung von Messungen der subkutanen Fettschichtdicke auf die totale Fettgewebsmasse des Körpers möglich, denn es besteht eine enge Korrelation zwischen Fettschichtdicke und der Körperfettmasse (vergl. KEYS u. GRANDE, 1973, Editorial 1969; MÖHR, 1967; MALINA, 1969). Schon früh sind Geräte zur Bestimmung der Hautfaltendicke beschrieben und besonders in der Pädiatrie verwendet worden (RICHER, 1890; OEDER, 1910). Erst mit der Standardisierung von Caliper-Meßinstrumenten (EDWARDS, 1959; LEWIS et al., 1958) fand die Methode jedoch allgemeine Anerkennung in Klinik und Epidemiologie. (BUGYJ, 1969; EDWARDS, 1956; FLETCHER, 1962; DURNIN u. RAHMAN, 1967; LEWIS et al., 1958; MONTOYE et al., 1965). Die Exaktheit der Methode konnte durch Vergleich mit der durch Ultraschall bestimmten subkutanen Fettschichtdik-

ke nachgewiesen werden. (BULLEN et al., 1965; MAASER et al., 1972). Wegen der erheblichen regionalen Unterschiede der subkutanen Fettschichtdicke ist die Messung an mehreren verschiedenen Stellen der Körpers erforderlich. Aus den Meßwerten an definierten Punkten der Körperoberfläche werden Summen oder Quotienten bzw. Indices gebildet. Bevorzugte Meßpunkte stellen die Regionen über dem M. triceps, der Scapula, dem M. biceps, der vorderen seitlichen Oberschenkelfläche, Wade, die paraumbilicalen, inguinalen und suprapatellaren Regionen dar. ALLEN et al. (1956) fanden gute Korrelationen zwischen der durch Dichtemessung bestimmten Gesamtfettmasse der Körpers und der Caliper-Bestimmung der subkutanen Fettschicht auf der Grundlage von Messungen an 10 verschiedenen Körperstellen, während HERMANSEN und DÖBELN (1971); PARIZKOVA u. ROTH (1972); MONTOYE et al. (1965) und DAMON u. GOLDMAN (1964) schon bei Messungen an nur zwei Körperstellen befriedigende Aussagen zur Fettmasse des Organismus machen konnten. EDWARDS u. WHYTE (1962) halten drei Messungen an unterschiedlichen Körperstellen für erforderlich. Aufgrund einer umfangreichen Untersuchung an 481 Männern und Frauen zwischen 16 und 72 Jahren und extremen Gewichtsunterschieden konnten DURNIN u. WORMERSLEY (1974) enge, für verschiedene Subkollektive allerdings unterschiedliche und nicht immer lineare Beziehungen zwischen subkutaner Fettschichtdicke (gemessen an vier Regionen) und der direkt bestimmten Gesamtfettmasse des Körpers nachweisen. Die Bestimmung der Körperfettmasse durch Hautfaltenmessung konnte bei Männern durch Einbeziehung des Bauchumfangs wesentlich verbessert werden (BERCHTOLD, 1974a).

Die Nachteile der Caliper-Bestimmungen der subkutanen Fettschichtdicke liegen vor allem in der Schwierigkeit, individuelle Meßfehler auszuschalten: so wird zwar ein und derselbe Untersucher bei wiederholter Messung identischer Hautfalten eine befriedigende Reproduzierbarkeit der Ergebnisse erzielen, die Vergleichbarkeit und Reproduzierbarkeit der Resultate verschiedener Untersucher ist jedoch problematisch.

Aus Gründen der Praktikabilität wird in der klinischen Routine allerdings durchweg auf direkte wie indirekte Verfahren zur Bestimmung der Körperfettmasse verzichtet, und man beschränkt sich in der Regel auf die Bestimmung leicht erfaßbarer Gewichtsindices, die die Abweichung von der Norm beschreiben sollen. Aufgrund unterschiedlicher Vorstellungen zum Normgewicht gehen diese Verfahren unter Verwendung einfacher anthropometrischer Meßgrößen wie Größe und Gewicht von verschiedenen Index-Systemen aus (vergl. RIES, 1970; KEYS et al., 1972b).

1. Der älteste und einfachste Index geht auf den französischen Chirur-

gen BROCA zurück. Dabei wird das Normgewicht (NG) in kg nach folgender Formel berechnet:

$$NG = KL - 100 \qquad (1)$$

wobei KL die Körperlänge in cm angibt. Auch heute noch findet diese Formel im praktisch klinischen Bereich weit verbreitete Anwendung. Neuerdings hat sich eine Modifikation für die Berechnung des Normgewichts bei Frauen eingebürgert, so daß nach Geschlechtern getrennt zwei unterschiedliche Berechnungsformeln zur Anwendung kommen:

$$NG \male = KL - 100 \qquad (2)$$

$$NG \female = KL - 100 - \frac{KL - 100}{10} \qquad (3)$$

Aufgrund dieser Normgewichtsberechnung nimmt man die Quantifizierung des aktuellen Körpergewichts (KG) in kg nach dem Broca-Index (Formel 4) oder dem Relativgewicht nach Broca in % (Formel 5) vor:

$$\text{Broca-Index} = \frac{KG}{NG} \qquad (4)$$

$$\text{Relativgewicht nach Broca} = \frac{KG \times 100}{NG} - 100 \qquad (5)$$

2. Noch einfacher ist der Gewichtsgrößen-Index I zu berechnen:

$$I = \frac{KG}{KL} \qquad (6)$$

3. Weitere Verbreitung haben gefunden der Ponderal-Index PI (LIVI, 1897, 1905)

$$PI = \frac{\sqrt[3]{KG}}{KL} \text{ oder} \qquad (7)$$

$$PI' = \frac{1000 \times \sqrt[3]{KG}}{KL}$$

und der Quetelet-Index QI (1870) oder Massen-Index

$$QI = \frac{KG}{KL^2} \qquad (8)$$

Lediglich von historischem Interesse sind der Quetelet-Bouchard-Index QBI, auch als Zentimetergewicht bezeichnet

$$QBI = \frac{KG \times 10}{KL} \quad (9)$$

der Körperbau-Index KBI (QUETELET, 1870; KAUP u. FÜRST, 1930)

$$KBI = \frac{KG \times 100}{Kl^2} \quad (10)$$

der Sheldon-Index SI (SHELDON et al., 1940)

$$SI = \frac{KL}{\sqrt{KG}} \quad (11)$$

und der Rohrer-Index RI (ROHRER, 1921), (Index der Körperfülle)

$$RI = \frac{KG \times 10^5}{KL^3} \quad (12)$$

(zitiert nach RIES, 1970; MARTIN, 1928; KROGMAN, 1941).
Entsprechendes gilt für den Bornhardt-Index (1886), den Oeder-Index (1910), das Van-Noordensche System (JARLØV, 1932), den Pignet-Index (1901), den Pirquet-Pignet-Index, bei denen z. T. noch zusätzliche einfache anthropometrische Meßgrößen, wie der Brustumfang oder die Sitzhöhe mit in die Indexberechnung einbezogen wurden (zitiert nach RIES, 1970).
Eine detaillierte Beschreibung und Diskussion der Wertigkeit dieser heute kaum noch bekannten Meßsysteme finden sich bei SALLER (1959), DAMON u. GOLDMAN (1964), RIES (1970), KNUSSMANN et al. (1972), KEYS et al. (1972) und OBERWITTLER et al. (1974). Die Validität dieser vereinfachenden Indexsysteme als Methode zur Bestimmung des Ausmaßes einer Fettsucht beruht auf der von Alter, Geschlecht und Körpergröße möglichst unabhängigen Korrelation der Index-Werte mit dem Fettgewebsanteil am Gesamtkörpergewicht. BILLEWITZ et al. (1962) und KHOSLA u. LOWE (1967) beurteilten für Männer aufgrund dieses Kriteriums den Queteletschen Index (Formel 8) als ein brauchbares Meßsystem. Auch DU FLOREY (1970) spricht sich aufgrund der Messungen der Framingham-Studie am ehesten für die Verwendung des Queteletschen Index aus, bezweifelt jedoch wie SELTZER et al.

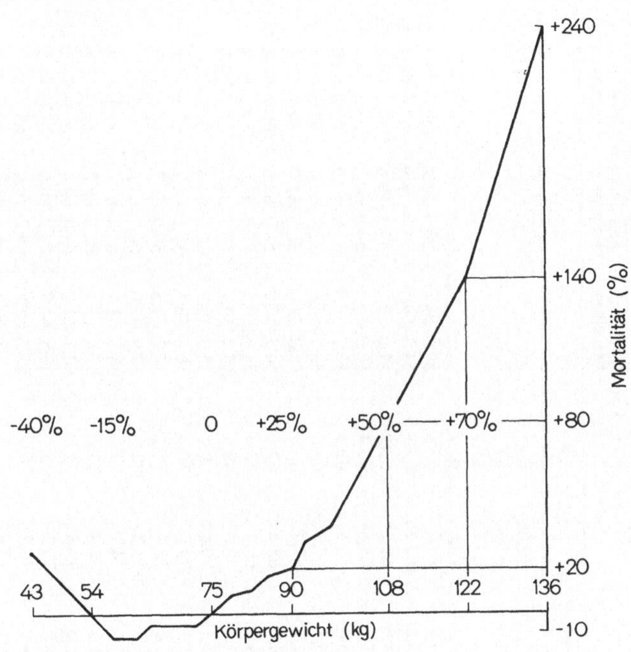

Abb. 1. Mortalität in Abhängigkeit vom Körpergewicht bei Männern (Durchschnittsgröße 170 cm). (LIEBERMEISTER, 1973)

(1970) generell die Validität von derartigen Indices als brauchbare Methode zur verläßlichen Bestimmung des Körperfettanteils.

Körpergewicht-Körperlänge-Indexsysteme können zwar ein weitgehend Längen-unabhängiges Maß für das Übergewicht liefern, wegen möglicher Unterschiede der Körperzusammensetzung (Muskeln, extrazelluläre Flüssigkeit, Knochen) jedoch nur bei deutlichem Überschreiten der jeweiligen Normwerte als ein gewisses Maß für die Vermehrung der Körperfettmasse gelten (KEYS u. GRANDE, 1973).

Die entscheidende Problematik bei der Anwendung dieser verschiedenen Indizierungssysteme als quantitatives Maß des Übergewichts besteht in der Definition der Norm. Angesichts der zeitlichen, sozialen, geographischen und ethnischen Variabilität der Durchschnittswerte für den relativen Fettgewebsanteil am Gesamtkörpergewicht einer Population stellt der Mittelwert einer Bevölkerung keine valide Referenzgröße

Tabelle 1. Durchschnitts- und Idealgewicht Erwachsener (Aus Wiss. Tabellen Geigy)

Größe (in Schuhen)	Durchschnittsgewicht[1] in Kilogramm (in Hauskleidern)								Idealgewicht[2] in Kilogramm (in Hauskleidern), 25 Jahre und älter		
cm	15–16 Jahre	17–19 Jahre	20–24 Jahre	25–29 Jahre	30–39 Jahre	40–49 Jahre	50–59 Jahre	60–69 Jahre	Leichter Körperbau	Mittelschwerer Körperbau	Schwerer Körperbau
						Männer					
153	44,9	51,7	55,7	58,4	59,7	61,1	62,0	60,7			
154	45,6	52,1	56,2	58,9	60,3	61,6	62,5	61,2			
155	46,3	52,6	56,7	59,5	60,8	62,2	63,1	61,7			
156	47,2	53,2	57,2	60,0	61,3	62,7	63,6	62,2			
157	48,1	53,7	57,8	60,5	61,9	63,2	64,1	62,8	50,5–54,2	53,3–58,2	56,9–63,7
158	49,0	54,3	58,4	61,2	62,5	63,9	64,7	63,3	51,1–54,7	53,8–58,9	57,4–64,2
159	49,9	55,1	59,1	61,9	63,2	64,6	65,2	63,9	51,6–55,2	54,3–59,6	58,0–64,8
160	50,8	55,8	59,9	62,6	63,9	65,3	65,8	64,4	52,2–55,8	54,9–60,3	58,5–65,3
161	51,7	56,5	60,6	63,1	64,7	66,0	66,5	65,1	52,7–56,3	55,4–60,9	59,0–66,0
162	52,6	57,2	61,3	63,7	65,4	66,7	67,2	65,8	53,2–56,9	55,9–61,4	59,6–66,7
163	53,5	58,0	61,9	64,2	66,1	67,5	67,9	66,6	53,8–57,4	56,5–61,9	60,1–67,5
164	54,4	58,7	62,5	64,8	66,8	68,2	68,6	67,3	54,3–57,9	57,0–62,5	60,7–68,2
165	55,3	59,4	63,0	65,3	67,5	68,9	69,4	68,0	54,9–58,5	57,6–63,0	61,2–68,9
166	56,1	60,1	63,5	66,0	68,2	69,6	70,0	68,7	55,4–59,2	58,1–63,7	61,7–69,6
167	57,0	60,8	64,1	66,7	68,9	70,3	70,8	69,4	55,9–59,9	58,6–64,4	62,3–70,3
168	57,9	61,6	64,6	67,3	69,7	71,1	71,5	70,2	56,5–60,6	59,2–65,1	62,9–71,1
169	58,8	62,2	65,1	67,9	70,4	72,0	72,4	71,1	57,2–61,3	59,9–65,8	63,6–72,0
170	59,7	62,9	65,7	68,4	71,1	72,9	73,3	72,0	57,9–62,0	60,7–66,6	64,3–72,9
171	60,6	63,6	66,4	69,1	71,8	73,6	74,1	72,7	58,6–62,7	61,4–67,4	65,1–73,8
172	61,5	64,3	67,1	69,8	72,5	74,3	74,8	73,4	59,4–63,4	62,1–68,3	66,0–74,7
173	62,4	65,1	67,8	70,5	73,2	75,0	75,5	74,2	60,1–64,2	62,8–69,1	66,9–75,5
174	63,3	65,8	68,5	71,2	73,9	75,8	76,2	75,1	60,8–64,9	63,5–69,9	67,6–76,2
175	64,2	66,5	69,2	71,9	74,7	76,5	76,9	76,0	61,5–65,6	64,2–70,6	68,3–76,9
176	64,9	67,2	69,9	72,6	75,5	77,3	77,8	76,9	62,2–66,4	64,9–71,3	69,0–77,6

177	65,7	67,9	70,6	73,4	76,4	78,2	78,7	77,8	62,9–67,3	65,7–72,0	69,7–78,4
178	66,4	68,6	71,4	74,1	77,3	79,1	79,6	78,7	63,6–68,2	66,4–72,8	70,4–79,1
179	67,1	69,3	72,1	74,8	78,0	79,8	80,5	79,5	64,4–68,9	67,1–73,6	71,2–80,0
180	67,8	70,1	72,8	75,5	78,7	80,5	81,3	80,4	65,1–69,6	67,8–74,5	71,9–80,9
181	68,5	70,9	73,6	76,3	79,5	81,3	82,2	81,3	65,8–70,3	68,5–75,4	72,7–81,8
182	69,2	71,8	74,5	77,2	80,4	82,2	83,1	82,2	66,5–71,0	69,2–76,3	73,6–82,7
183	70,0	72,7	75,4	78,1	81,3	83,1	84,0	83,1	67,2–71,8	69,9–77,2	74,5–83,6
184	70,9	73,4	76,1	79,0	82,0	83,8	84,7	84,0	67,9–72,5	70,7–78,1	75,2–84,5
185	71,7	74,1	76,8	79,9	82,7	84,5	85,4	84,9	68,6–73,2	71,4–79,0	75,9–85,4
186	72,6	74,8	77,5	80,8	83,5	85,3	86,2	85,8	69,4–74,0	72,1–79,9	76,7–86,2
187	73,5	75,5	78,2	81,7	84,4	86,2	87,1	86,7	70,1–74,9	72,8–80,8	77,6–87,1
188	74,4	76,2	79,0	82,6	85,3	87,1	88,0	87,6	70,8–75,8	73,5–81,7	78,5–88,0
189	75,3	76,9	79,7	83,3	86,2	88,0	88,9	88,5	71,5–76,5	74,4–82,6	79,4–88,9
190	76,2	77,7	80,4	84,0	87,1	88,9	89,8	89,4	72,2–77,2	75,3–83,5	80,3–89,8
191	77,1	78,4	81,0	84,7	88,1	89,9	90,8	90,3	72,9–77,9	76,2–84,4	81,1–90,7
192	78,0	79,1	81,5	85,4	89,2	91,0	91,9	91,4	73,6–78,6	77,1–85,3	81,8–91,6
193	–	79,8	82,1	86,2	90,2	92,0	92,9	92,5	74,4–79,3	78,0–86,1	82,5–92,5
194	–	80,5	82,6	86,9	91,3	93,1	94,0	93,6	75,1–80,1	78,9–87,0	83,2–93,4
195	–	81,2	83,2	87,6	92,4	94,2	95,1	94,6	75,8–80,8	79,8–87,9	84,0–94,3
						Frauen					
148	44,4	45,3	46,6	48,9	52,4	55,6	56,9	57,8	42,0–44,8	43,8–48,9	47,4–54,3
149	44,9	45,8	47,2	49,4	52,8	55,9	57,3	58,2	42,3–45,4	44,1–49,4	47,8–54,9
150	45,4	46,3	47,7	50,0	53,1	56,3	57,7	58,6	42,7–45,9	44,5–50,0	48,2–55,4
151	46,0	46,9	48,2	50,5	53,7	56,9	58,2	58,9	43,0–46,4	45,1–50,5	48,7–55,9
152	46,5	47,4	48,8	51,0	54,2	57,4	58,8	59,3	43,4–47,0	45,6–51,0	49,2–56,5
153	47,1	48,1	49,4	51,6	54,8	57,9	59,3	59,8	43,9–47,5	46,1–51,6	49,8–57,0
154	47,9	48,8	50,1	52,1	55,3	58,5	59,8	60,3	44,4–48,0	46,7–52,1	50,3–57,6
155	48,6	49,5	50,8	52,6	55,8	59,0	60,4	60,8	44,9–48,6	47,2–52,6	50,8–58,1
156	49,3	50,2	51,3	53,2	56,3	59,5	60,9	61,3	45,4–49,1	47,7–53,2	51,3–58,6
157	50,0	50,9	51,9	53,7	56,9	60,0	61,4	61,9	46,0–49,6	48,2–53,7	51,9–59,1
158	50,6	51,5	52,4	54,3	57,4	60,6	62,1	62,5	46,5–50,2	48,8–54,3	52,4–59,7
159	51,1	52,1	53,0	54,8	58,0	61,1	62,8	63,2	47,1–50,7	49,3–54,8	53,0–60,2

Tabelle 1 (Fortsetzung)

Größe (in Schuhen)	Durchschnittsgewicht[1] in Kilogramm (in Hauskleidern)								Idealgewicht[2] in Kilogramm (in Hauskleidern), 25 Jahre und älter		
cm	15–16 Jahre	17–19 Jahre	20–24 Jahre	25–29 Jahre	30–39 Jahre	40–49 Jahre	50–59 Jahre	60–69 Jahre	Leichter Körperbau	Mittelschwerer Körperbau	Schwerer Körperbau
						Frauen					
160	51,7	52,6	53,5	55,3	58,5	61,7	63,5	63,9	47,6–51,2	49,9–55,3	53,5–60,8
161	52,2	53,3	54,0	55,9	59,0	62,4	64,2	64,7	48,2–51,8	50,4–56,0	54,0–61,5
162	52,8	54,0	54,6	56,5	59,6	63,1	64,9	65,4	48,7–52,3	51,0–56,8	54,6–62,2
163	53,4	54,8	55,2	57,0	60,1	63,8	65,7	66,1	49,2–52,9	51,5–57,5	55,2–62,9
164	54,1	55,5	55,9	57,7	60,7	64,3	66,4	66,8	49,8–53,4	52,0–58,2	55,9–63,7
165	54,8	56,2	56,6	58,5	61,2	64,8	67,1	67,5	50,3–53,9	52,6–58,9	56,7–64,4
166	55,5	56,7	57,3	59,2	61,9	65,5	67,8	68,2	50,8–54,6	53,3–59,8	57,3–65,1
167	56,2	57,3	58,1	59,9	62,6	66,2	68,5	68,9	51,4–55,3	54,0–60,7	58,1–65,8
168	56,9	57,8	58,7	60,5	63,2	66,9	69,2	69,7	52,0–56,0	54,7–61,5	58,8–66,5
169	57,4	58,3	59,2	61,1	63,8	67,6	69,9	70,4	52,7–56,8	55,4–62,2	59,5–67,2
170	58,0	58,9	59,8	61,6	64,3	68,4	70,6	71,1	53,4–57,5	56,1–62,9	60,2–67,9
171	58,6	59,6	60,5	62,3	65,0	69,1	71,3	71,8	54,1–58,2	56,8–63,6	60,9–68,6
172	59,4	60,3	61,2	63,0	65,7	69,8	72,1	72,5	54,8–58,9	57,5–64,3	61,6–69,3
173	60,1	61,0	61,9	63,7	66,4	70,5	72,8	73,2	55,5–59,6	58,3–65,1	62,3–70,1
174	60,8	61,7	62,6	64,4	67,1	71,2	73,5	73,9	56,3–60,3	59,0–65,8	63,1–70,8
175	61,5	62,4	63,3	65,1	67,9	71,9	74,2	74,7	57,0–61,0	59,7–66,5	63,8–71,5
176	62,2	63,1	64,0	65,8	68,6	72,8	75,1	75,4	57,7–61,9	60,4–67,2	64,5–72,3
177	62,9	63,8	64,7	66,6	69,3	73,7	75,9	76,1	58,4–62,8	61,1–67,8	65,2–73,2
178	63,6	64,6	65,5	67,3	70,0	74,6	76,8	76,8	59,1–63,6	61,8–68,6	65,9–74,1
179	–	65,6	66,4	68,2	70,9	75,5	77,7	–	59,8–64,4	62,5–69,3	66,6–75,0
180	–	66,4	67,3	69,1	71,8	76,4	78,6	–	60,5–65,1	63,3–70,1	67,3–75,9
181	–	67,3	68,2	70,0	72,7	77,2	79,6	–	61,3–65,8	64,0–70,8	68,1–76,8
182	–	68,2	69,1	70,9	73,6	78,1	80,7	–	62,0–66,5	64,7–71,5	68,8–77,7
183	–	69,1	70,0	71,8	74,5	79,0	81,8	–	62,7–67,2	65,4–72,2	69,5–78,6
184	–	70,0	70,9	72,7	75,4	79,9	82,9	–	63,4–67,9	66,1–72,9	70,2–79,5
185	–	70,9	71,8	73,6	76,3	80,8	83,9	–	64,1–68,6	66,8–73,6	70,9–80,4

[1] Nach *Build and Blood Pressure Study,* Band 1, Society of Actuaries, Chicago, 1959, S. 16. Auf metrische Maße umgerechnet. [2] Nach *Statist. Bull. Metrop. Life Insur. Co,* 40, Nov.–Dez. (1959). Auf metrische Maße umgerechnet. – Idealgewicht: Gewicht mit der höchsten Lebenserwartung

dar. Tabellen der Norm- bzw. Optimalgewichte sind daher als willkürlich abzulehnen bzw. nur auf begrenzte Populationen anzuwenden.
Die Festlegung des anzustrebenden Gewichtes sollte vielmehr auf dem Krankheits- bzw. Risikocharakter der Fettsucht basieren. Auf diesem Gedankengang beruht die Definition des „Idealgewichts" amerikanischer Lebensversicherungs-Gesellschaften (Society of Actuaries 1959). Danach wird dasjenige Körpergewicht als ideal bezeichnet, das – unabhängig von Alter, Größe und Geschlecht – mit der größten Lebenserwartung assoziiert ist. Auch diesem Begriff haftet eine Simplifizierung an, die SELTZER et al. (1970) hervorgehoben haben: es beruht im Grunde nur auf einer Assoziation zwischen Lebenserwartung und dem Körpergewicht-Körperlängen-Verhältnis. Ähnlich wie bei den erwähnten Indices werden dabei Körperkonstitution (SELTZER u. MAYER, 1964, 1969; SELTZER, 1966) sowie Unterschiede in der Körperzusammensetzung (WELHAM u. BEHNKE, 1942; BROZEK u. KEYS, 1953; STEINKAMP, 1968) außer acht gelassen. Die Korrelation zwischen Lebenserwartung und Körperfettmasse kann aufgrund dieser Daten nur für extrem übergewichtige Personen geschlossen werden (Abb. 1).

Zusätzliche grundlegende Einwände gegen die Praxis der Definition des Idealgewichts wurden vor allem von KEYS u. GRANDE (1973) vorgebracht: die vorliegenden Zahlen zur Korrelation zwischen Körpergewicht und Lebenserwartung beruhen auf einem zeitlich längst überholten Zahlenmaterial, das zudem keineswegs als repräsentativ für die Gesamtbevölkerung der USA gelten kann. Zudem wird durch eine neuere Studie an Angestellten der Chicagoer Gas-Gesellschaft die bisherige Ansicht über die Höhe des Idealgewichts in Frage gestellt (DYER et al., 1975).

Aus diesen Gründen ist eine exakte Festlegung der Grenzen, bei der das Übergewicht eines Menschen zur statistisch signifikanten Verkürzung seiner Lebenserwartung führt, nicht möglich.

Trotz dieser gewichtigen Bedenken hat sich vorerst die Definition und Quantifizierung der Fettsucht nach Idealgewicht der amerikanischen Lebensversicherungs-Gesellschaften weitgehend durchgesetzt: die Diagnose einer Fettsucht wird bei Überschreiten des größen-, alters- und geschlechtsabhängigen Idealgewichts von mindestens 20% gestellt, und die Übergewichtigkeit wird in % des Idealgewichts angegeben. KNUSSMANN et al. (1972) haben Nomogramme zur Bestimmung des relativen Körpergewichts zusammengestellt.

Daneben hat sich in der klinischen Praxis wegen seiner einfachen Handhabung trotz aller Nachteile (KNUSSMANN et al., 1972) immer noch der modifizierte Broca-Index nach den Formeln (2) bis (5) gehalten. Die Brauchbarkeit dieser Methode für die klinische Praxis bei ausgeprägtem Übergewicht konnte wiederholt bestätigt werden (GRAUHAN, 1940;

Ries, 1970; Oberwittler et al., 1974; Schlick et al., 1976). Man muß jedoch berücksichtigen, daß diese Normgewichtsangaben erheblich über den Idealgewichts-Kriterien der amerikanischen Lebensversicherungs-Gesellschaften (Society of Actuaries, 1959) liegen (Ott, 1963).

3. Ausmaß und Typisierung der Adipositas

Von verschiedenen Autoren wurde wiederholt darauf hingewiesen, daß nicht nur das Ausmaß sondern insbesondere der Fettverteilungstyp bei Adipositas Auswirkungen auf den Stoffwechsel der Patienten haben (VAGUE, 1956; ALBRINK u. MEIGS, 1964; VAGUE et al., 1968b; FELDMAN et al., 1969; VAGUE et al., 1971; VAGUE et al., 1974a, b).

VAGUE (1956) und VAGUE et al. (1971, 1974a, b) differenzieren aufgrund unterschiedlicher Verteilung des subkutanen Fettgewebes, die sie mittels Umfang- und Fettfaltenmessungen erfassen, eine gynoide und eine androide Form der Fettsucht (Abb. 2). Bei der gynoiden Form, von der besonders Frauen betroffen sind, besteht eine Betonung der Fettgewebsvermehrung im Bereich der unteren Körperhälfte. Sie neigt zur Wasserretention, Veneninsuffizienz und über die Entwicklung einer exzessiven Fettleibigkeit zur Immobilität – führt also zusammenfassend im wesentlichen zu sog. mechanischen Komplikationen.

Demgegenüber hat die androide Fettsucht, die vorwiegend männliche Patienten betrifft, besonders metabolische Komplikationen. Sie betont die Fettgewebsvermehrung der oberen Körperhälfte, neigt zur Hypertonie, Plethora, Gefäßkomplikationen und Koronarinsuffizienz. Patienten mit androider Fettsucht zeigen einen Hyperkortizismus und erkranken besonders häufig an Gicht, Cholelithiasis und Diabetes mellitus. VAGUE et al. (1968) fanden unter 600 übergewichtigen Altersdiabetikern nur 3 mit einem gynoiden Fettsuchtstyp. Sie schätzen, daß sich der Diabetes mellitus bei Erwachsenen zu 80% bis 90% bei androider Fettsucht manifestiert. Auch FELDMAN et al. (1969) unterscheiden zwei Fettsuchtsformen und stellen bei zentripetaler Adipositas eine erhöhte Diabeteshäufigkeit fest. ALBRINK und MEIGS (1964) grenzen eine stammbetonte erworbene Fettsucht mit Fett- und Kohlenhydratstoffwechselstörungen von einer konstitutionellen Fettsucht, deren Ausmaß mit der Oberarm-Fettfaltendicke korreliert und die nicht mit Stoffwechselstörungen einhergeht, ab.

SKAMENOVA u. SOTTNER (1964) differenzieren bei adipösen Frauen eine „Spinnenfettleibigkeit“ im Sinne einer Stammfettsucht als besondere Gruppe erhöhten Risikos für die Entwicklung von Stoffwechselstörungen, Hypertonie und verschiedene hormonelle Störungen. Dementsprechend sah ROSENFELD (1918) bei Patienten mit „mageren Wangen und fettem Leib“ ein besonders hohes Risiko bezüglich der Manifesta-

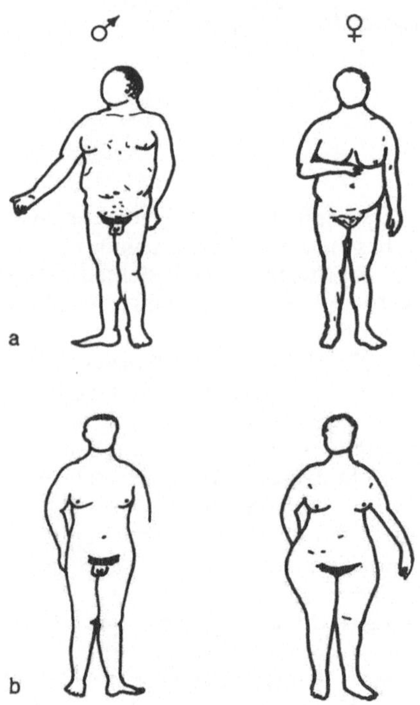

Abb. 2. Die zwei Formen der Fettsucht beim Mann und bei der Frau: a) android, b) gynoid. (VAGUE 1968 a, b)

tion eines Diabetes mellitus. Von mehr historischem Interesse sind die Einteilungen der Fettsucht in 15 klinische Untergruppen von JARLOV (1932), in 5 morphologische Typen von GÜNTHER (1920), die Klassifikationen von BAUER (1922) und BRUGSCH (1919) – ohne definierte Bezüge zur Ätiologie, der Pathogenese und Prognose der Adipositas. Demgegenüber basierten die Einteilungsversuche von VAN NOORDEN (1900) und ZONDEK (1926) in endogene und exogene bzw. alimentäre und endokrine Fettsucht auf ätiologischen Überlegungen. GÜNTHER (1920) unterscheidet zwei Formen pathologisch exzessiven Fettansatzes, die **Adipositas,** als eine gleichmäßige, allgemeine Zunahme des Körperfettes, und die **Lipomatosis** als eine auf bestimmte Körperteile beschränkte pathologische Anhäufung von Fettgewebe. Seltene abnorme Fettverteilungen sind beschrieben, in ihrer Pathogenese aber unbekannt (s. Klinik). In jüngster Zeit hat eine Einteilung der Fettsucht

Beachtung gefunden, die zunächst von der Morphometrie der Fettgewebszellularität ausging.

In Weiterentwicklung der Arbeiten von REH (1953) und BJURULF (1959) wurden verschiedene Techniken zu Größenmessungen von Fettzellen entwickelt. (JAHNKE et al., 1969; HIRSCH u. GALLIAN, 1968; SAILER et al., 1969; SMITH, 1971 b; SJÖSTRÖM et al., 1971; SMITH et al., 1972; LEONHARDT et al., 1971, 1972; FAULHABER et al., 1969).

Unter Berücksichtigung einer Reihe von möglichen Fehlerquellen (BJÖRNTORP, 1974 a, b) ist es möglich, das mittlere Fettzellgewicht eines Organismus zu ermitteln. Darüber hinaus läßt sich aufgrund von Messungen der Gesamtfettmasse des Organismus die Fettzellzahl berechnen.

In Übereinstimmung mit tierexperimentellen Untersuchungen (HIRSCH et al., 1966; KNITTLE u. HIRSCH, 1968; HIRSCH u. HAN, 1969; HOLLENBERG et al., 1970) haben Querschnittbeobachtungen bei adipösen Populationen Hinweise darauf ergeben, daß beim Menschen die Zunahme der Fettzellzahl, das heißt die Festschreibung der Fettgewebszellularität im wesentlichen auf bestimmte Lebensabschnitte während der Kindheit beschränkt ist (BONNET et al., 1970; HIRSCH u. KNITTLE, 1970; BJÖRNTORP u. SJÖSTRÖM, 1971; KNITTLE, 1972; BROOK, 1972; BROOK et al., 1972; SALANS et al., 1973). Damit wäre die Fettzellzahl mit dem Eintritt in das Erwachsenenalter fixiert und Änderungen der Fettgewebsmasse lediglich aufgrund von Fettzellgrößenänderungen möglich. Verlaufsuntersuchungen zum Nachweis dieser Hypothese liegen jedoch nur in begrenztem Umfang vor (BRAY, 1970; SALANS et al., 1971), und es ist bekannt, daß zumindest bei bestimmten Formen der Fettsucht – wie bei genetisch fettsüchtigen und fettreich ernährten Nagetieren (JOHNSON u. HIRSCH, 1972; LEMONNIER, 1972; HERBERG et al., 1974) – auch

Tabelle 2. Schätzung der Auswirkung von Änderungen des Fettzelldurchmessers auf die Fettgewebsmasse und das relative Körpergewicht. (GRIES et al., 1970 a)

Zelldurchmesser μ	Zellvolumen μ^3	Vermehrungsfaktor	Fettgewebsmasse kg	Körpergewicht kg	Broca-Index
80	$2{,}68 \cdot 10^5$	2,6	13*	70	1,0
110	$6{,}96 \cdot 10^5$		34	91	1,3
70	$1{,}79 \cdot 10^5$	6.4	13*	70	1,0
130	$11{,}50 \cdot 10^5$		83	140	2,0

* 19% des Körpergewichts (MORSE u. SOELDNER, 1963)

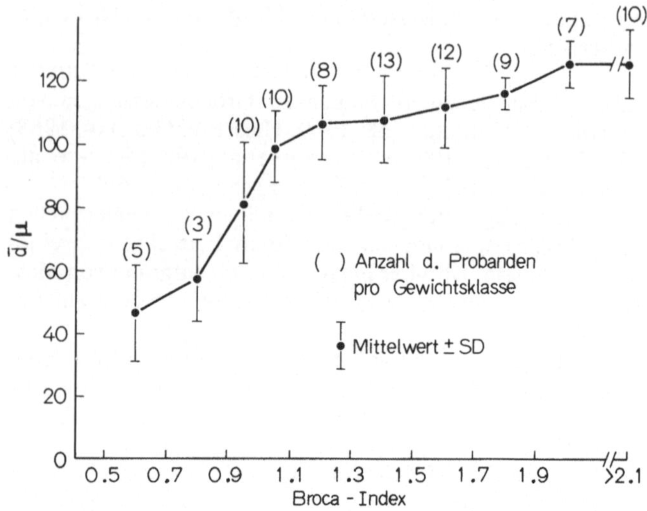

Abb. 3. Fettzelldurchmesser im subkutanen Fettgewebe der Abdominalregionen in Abhängigkeit vom relativen Körpergewicht. (PREISS et al., 1967).

im Erwachsenenalter noch eine Neubildung von Fettzellen eintreten kann.

Normbereiche für Fettzellgrößen und Fettzellzahl wurden festgelegt (HIRSCH et al., 1966; BJÖRNTORP, 1974a) und bei Fettsucht eine gewichtsabhängige Zunahme von Fettzellzahl und Fettzellgröße gemessen (BJÖRNTORP u. MARTINSSON, 1966; BJÖRNTORP et al., 1966; HIRSCH et al., 1966; PREISS et al., 1968; FAULHABER et al., 1969; HIRSCH u. KNITTLE, 1970; LISCH et al., 1970; HAMMERMÜLLER et al., 1970; BJÖRNTORP u. SJÖSTRÖM, 1971; BROOK et al., 1972; LEONHARDT et al., 1972; GRIES et al., 1972; SALANS et al., 1973; ASHWELL et al., 1975), (Abb. 3). Allein durch die Fettzellhypertrophie können beträchtliche Gewichtsänderungen erklärt werden (GRIES et al., 1970) (Tabelle 2).

Ausgehend von diesen Untersuchungen wurde zunächst für die Obesitas bei Tieren (JOHNSON et al., 1971; JOHNSON u. HIRSCH, 1972; SALANS et al., 1972) und später auch für die Adipositas des Menschen eine Aufteilung der Fettsucht in einen hyperplastischen (-hypertrophen) Typ, bei dem die Vermehrung der Fettzellzahl im Vordergrund steht, und einen hypertrophen Fettsuchts-Typ, der ausschließlich auf einer Vergrößerung des Fettzellvolumens beruht, durchgeführt (HIRSCH u. KNITTLE, 1970; SALANS et al., 1971; SALANS et al., 1973). Dabei waren

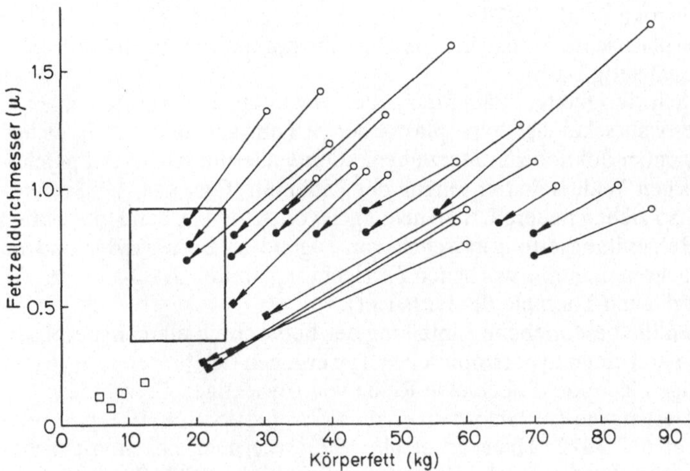

Abb. 4. Beziehung zwischen Körperfett und Fettzellgröße bei adipösen Patienten vor (offene Kreise) und nach (ausgefüllte Kreise) Gewichtsreduktion durch übliche ambulante Behandlung. Die Messungen wurden durchgeführt, nachdem eine weitere Gewichtsabnahme nicht mehr möglich war. Die ausgefüllten Quadrate zeigen die Werte nach Abmagerung im Krankenhaus. Das Rechteck zeigt den Mittelwert ± 1 Standardabweichung für Männer und Frauen mittleren Alters (n = 107). Die offenen Quadrate zeigen die Werte bei Patienten mit Kachexie. (BJÖRNTORP et al., 1971)

die hyperplastische Fettsucht mit einem Auftreten der Adipositas im Kindesalter und die hypertrophe Fettsucht mit einer Entwicklung der Übergewichtigkeit im Erwachsenenalter assoziiert (HIRSCH u. KNITTLE, 1970; BJÖRNTORP u. SJÖSTRÖM, 1971; BROOK et al., 1972; SALANS et al., 1973; SJÖSTRÖM u. BJÖRNTORP, 1974).

Die stammbetonte, erworbene Fettsucht von ALBRINK u. MEIGS (1964), die mit Zunahme der subscapularen Hautfaltendicke einhergeht, dürfte der hypertrophen Form der Fettsucht entsprechen. Postuliert man die Konstanz der Fettzellzahl des erwachsenen Organismus, sind damit bei relativ begrenzter Adipocytenzahl auch der Entwicklung einer „maturity-onset"-Fettsucht Grenzen gesetzt, da die Größenzunahme der Fettzelle offenbar nur bis zu einem mittleren Durchmesser von 130 μM bzw. 1.0 μg möglich ist (LISCH et al., 1970; GRIES et al., 1972; SJÖSTRÖM, BJÖRNTORP, 1974). Andererseits kann das Übergewicht der hyperplastischen Fettsucht nur dann auf Normgewicht reduziert werden, wenn eine Verkleinerung der Fettzelle auf ein subnormales mittleres Volumen erreicht werden kann (BRAY, 1970).

Björntorp et al. (1974a, b, 1975) berichten, daß bei Patienten mit hyperplastischer Fettsucht eine Gewichtsnormalisierung außerordentlich schwierig ist.
Die Schwierigkeiten, Patienten mit einer von Jugend an bestehenden – daher wahrscheinlich hyperplastischen – Fettsucht einer erfolgreichen Gewichtsreduktion zu unterziehen, könnte allerdings auch auf psychologischen Widerständen seitens der Patienten (Grinker, 1973) beruhen. So ziehen neuere Untersuchungen von Ashwell den Unterschied im Behandlungserfolg zwischen von Jugend an bestehender und im Erwachsenenalter erworbenen Fettsucht in Zweifel (Ashwell, 1975). (Vergl. auch Therapie der Fettsucht).
Gegen die beschriebene Einteilung der Fettsucht in einen hyperplastischen und einen hypertrophischen Typ ergeben sich jedoch zum gegenwärtigen Zeitpunkt noch eine Reihe von gewichtigen Einwänden:
Im Tierversuch (di Girolamo et al., 1971; Lemonnier, 1972; Anderson et al., 1972; Herberg et al., 1973) wie auch bei menschlicher Fettsucht (Sailer et al., 1969; Sjöström et al., 1972; Salans et al., 1973; Ashwell, Garrow, 1973; Björntorp, 1974a) ergeben sich erhebliche Variationen der Fettzellgröße unterschiedlicher Fettgewebsdepots des Organismus wie auch Variationen innerhalb der Lokalisation und Einflüsse von Geschlecht und Alter der untersuchten Personen (Sjöström et al., 1972). Darüberhinaus ist mit den derzeitig üblichen Methoden eine genaue Erfassung kleiner, d. h. „leerer" Fettzellen und Präadipocyten nicht möglich (Widdowson, Shaw, 1973; Björntorp, 1974b), so daß Zweifel an der Theorie der Konstanz der Fettzellzahl bestehen bleiben müssen. Diese erhebliche Variabilität schränkt die Verläßlichkeit der Bestimmung der mittleren Fettzellgröße des Organismus, die eine Grundlage zur Berechnung der Gesamtfettzellzahl darstellt, erheblich ein. Salans et al. (1973) haben daher empfohlen, Fettzellgrößen-Bestimmungen von drei bis sechs verschiedenen Körperregionen zu mitteln. Trotzdem erscheint die Methodik noch unzuverlässig. Endgültige Aussagen zu Unterschieden der Fettgewebszellularität bei Adipositas werden von einer Verbesserung der Methoden abhängig sein. Nur exakte Verlaufsstudien werden den endgültigen Beweis erbringen können, ob beim Menschen die Fettzellzahl nach Eintritt in das Erwachsenen-Alter tatsächlich konstant, oder ob eine Neubildung oder eine Rückbildung von Fettzellen möglich ist.

4. Epidemiologie der Adipositas

4.1. Häufigkeit

Entsprechend der wechselnden ökonomischen und sozialen Situation der Bevölkerung ist es in den letzten Jahrzehnten zu erheblichen Schwankungen des Durchschnittsgewichts und der Fettsuchtsmorbidität in einzelnen Bevölkerungen gekommen (GROSSE-BROCKHOFF, 1952, 1953; MEIER, 1956; BOLLER, 1956; BORY, PARDON, 1962; MÜLLER et al., 1967; ROHMANN et al., 1967; RIES, 1970). Neuere Zusammenstellungen über die Häufigkeit der Adipositas sind in Tabelle 3a zusammengefaßt (siehe Anhang, S. 212). Übereinstimmend ergibt sich eine größere Fettsuchtshäufigkeit bei Frauen als bei Männern. GRAUHAN (1940) weist an einem großen Patientengut eine altersunabhängige Häufung der Fettsucht bei Frauen nach, während es nach RYNEARSON und GASTINEAU (1949) und MASTER et al. (1953) in den USA erst nach dem 40. Lebensjahr zu diesem Geschlechtsunterschied kommt (Abb. 6). Dementsprechend betrug der Anteil der Frauen in einem Kollektiv von 223 Übergewichtigen von PIORKOWSKI (1970) 67%. Unter den 2135 Patienten, die bis 1975 in der Düsseldorfer Übergewichtigenambulanz behandelt wurden, befanden sich 72% Frauen (unpubliziert).
Unterschiedliche Resultate ergaben sich auch aus den Untersuchungen zur Altersverteilung der Adipositas (GRAUHAN, 1940; RYNEARSON u. GASTINEAU, 1949; MASTER et al., 1953; RADOVANOVIC, 1968; RIES, 1970). – Im Senium kommt es im allgemeinen im Bevölkerungsdurchschnitt zu einem Rückgang der Adipositas-Häufigkeit, der auf der erhöhten Mortalität der Fettsüchtigen, aber auch auf der Rückbildung von Fettgewebsüberschüssen mit zunehmendem Alter beruht (GRAUHAN, 1940; MEIER, 1956; HEJDA, 1962; MÜLLER et al., 1967; BISMARK, 1968). Die Bestimmung der Fettsuchtsmorbidität bei Schulkindern (vergl. Tabelle 3b) wird durch das Problem der Festlegung verbindlicher Normen bei der derzeitigen Akzeleration zusätzlich erschwert. – In der Kinderheilkunde wird die Adipositas (vergl. Tabelle 3b) in zunehmendem Maße zu einer Volkskrankheit (LUHANOVA, 1969). Längst macht die Fettsucht einen Hauptteil an den kindlichen Ernährungsstörungen aus. Die ökonomische Lage der Bevölkerung und die Unterschiede zwischen Stadt- und Land-Population bergen für die Kinder

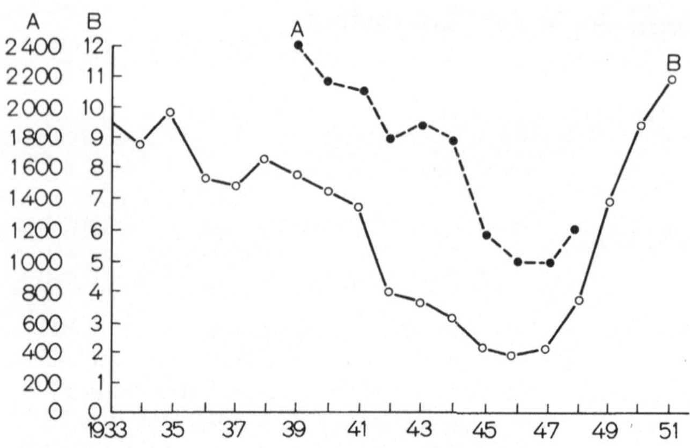

Abb. 5. Die ausgezogene Linie B gibt die Zahl der übergewichtigen Personen in Prozenten an, die sich in den Jahren 1933 bis 1951 unter den Patienten der Bonner Medizinischen Universitätsklinik befanden. Gesamtzahl der ausgewerteten Krankengeschichten: 34468. Die gestrichelte Linie A gibt die Kalorienzahlen an, die der Bevölkerung während der Zeit der Rationierung, auf Grund der Ermittlungen von LANGENDÖRFER, kartenmäßig zur Verfügung standen. (GROSSE-BROCKHOFF, 1953)

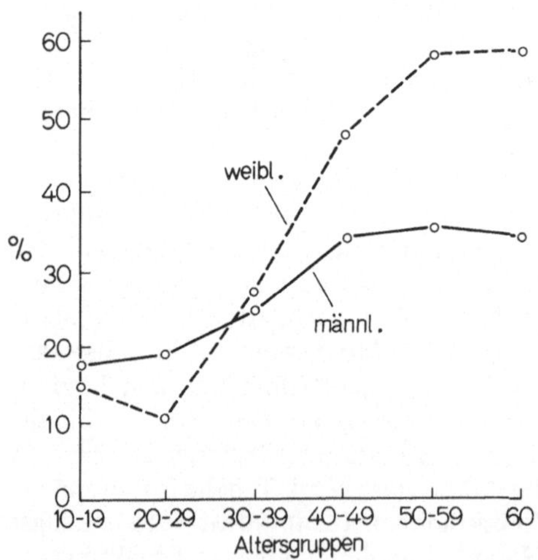

Abb. 6. Die Häufigkeitsverteilung der Adipositas nach Alter und Geschlecht. (RYNEARSON u. GASTINEAU, 1949)

Tabelle 3b. Übergewicht im Kindesalter, Literaturübersicht

Untersuchungsgut	Morbidität	Autoren
Schulkinder Schweden	1–3%	Börjeson, 1962
Schulkinder Wien	5%	Lachner, 1965
Schulkinder Gr. Britannien	2,7%	Report on the Health of the school child 1960
Schulkinder bis 17 J. USA	m 9% w 12,5%	Johnson et al., 1956b
Schulkinder 6–9 J. DDR n = 223	m 3,5% w 11,9%	Müller et al., 1967
6–19 J DDR n = 607	m 7,0% w 12,5%	
Ländl. kleinstädt. Bevölkerung DDR 15–19 J.	m 10,6% w 19,3%	v. Knorre et al., 1971
Großstadt UDSSR	7%	Vlartowskij (1964)
Schulkinder Iowa, USA	m 11% w 17,0%	Epright, 1956
Schulkinder Prag n = 1051	8%	Luhanova, 1969
Schulkinder Ital. n = 6000	5,8%	Marchioni u. Costabello, 1969
Schulkinder Canada n = 5000 5–13 J.		Boilleau u. Lizoa
Schulkinder New York n = 642	11%	Christakos, 1967

Abkürzungen: m = männlich; w = weiblich

hinsichtlich der Ausbildung der Adipositas gleiche Gefahren wie für ihre Eltern (Haase u. Hosenfeld, 1956; Luhanova, 1969).
Eine rassenspezifische Neigung und Häufung zur Ausbildung der Fettsucht (Hundley, 1955; Radovanovic, 1968) wird zufolge neuerer Untersuchungen für unwahrscheinlich gehalten (Johnson et al., 1956; Seltzer, 1968). Diesbezügliche Differenzen scheinen weniger genetisch bedingt als vielmehr auf unterschiedliche Umweltfaktoren zurückzuführen zu sein.
Zusammenfassend kann man davon ausgehen, daß die Fettsuchtsmorbidität in der westdeutschen Bevölkerung etwa 50% bei Frauen und 40% bei Männern beträgt (Dtsch. Ges. Ernährung, 1976). Die Morbidität der Landbevölkerung ist in der DDR gegenüber der Stadtbevölkerung erhöht. Die Morbidität einer Population hängt primär von der Ernährung ab. Der körperlichen Aktivität, der sozialen Zusammensetzung sowie dem Sozialprestige der Übergewichtigkeit kommen zusätzliche Bedeutung zu (s. unten).

4.2. Mortalität

Schon früh wurde die in Volksmund und Kunst seit langem bekannte (Berger et al., 1976) Übersterblichkeit des fettsüchtigen Menschen

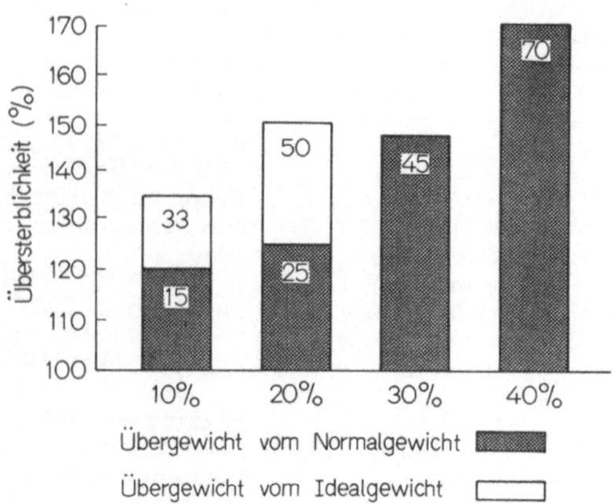

Abb. 7. Übergewichts- und Mortalitätsdaten von 350000 Versicherten 1935 bis 1953. 100% entspricht der Mortalität von Normalgewichtigen (Society of Actuaries, 1959)

durch Untersuchungen der Lebensversicherungsgesellschaften in den USA belegt (Actuar. Soc. Amer. (1903); Northwestern Mutual Life Insurance Co., 1919). Danach geht die Fettsucht mit einem Anstieg der Mortalität einher und das Ausmaß des Übergewichts korreliert mit dem Anstieg der Übersterblichkeit (Abb. 7). Diese Befunde wurden später wiederholt bestätigt (DUBLIN, 1930, DUBLIN u. LOTKA, 1936; DUBLIN u. MARKS, 1951; MARKS, 1960) und zusammenfassend in der Build and Blood Pressure Study (Society of Actuaries 1959) dargestellt. Trotz einiger grundsätzlicher und methodischer Einwände (vgl. „Definition der Fettsucht") wurden aufgrund dieses statistischen Materials der Lebensversicherungen die heute gebräuchlichsten Idealgewichtskriterien festgelegt.

Auch in epidemiologischen und Verlaufs-Untersuchungen, die sich nicht auf die spezifisch ökonomisch-soziale Population eines Lebensversicherungs-Klientels beschränkten, konnte eine Assoziation von Übergewicht und erhöhtem Mortalitätsrisiko nachgewiesen werden (NEWBURGH, 1944; REED, LOVE, 1933; PREBLE, 1923; COMSTOCK et al., 1966).

In diesem Zusammenhang erscheinen Tierversuche von Bedeutung, die ergeben haben, daß Ratten unter einer Kalorienrestriktion eine erheblich längere Lebenserwartung haben als ad libitum ernährte Kontrollen (VIRTANEN, 1963; BERG u. SIMMS, 1960; ROSS, 1961).

Aufgrund der vorliegenden Befunde ist die Assoziation der Fettsucht mit einer Übersterblichkeit als gesichert anzusehen. Es bestehen lediglich bei geringgradigem Übergewicht Unklarheiten darüber, von welchem relativen Gewicht an mit einer statistisch signifikanten Steigerung der Mortalität zu rechnen ist (vgl. „Definition der Adipositas"). Aufschluß über die Gründe des gesteigerten Mortalitätsrisikos bei Adipositas ergibt die Zusammenstellung der Todesursachen im Vergleich mit normgewichtigen Kontrollpopulationen (Marks, 1960, vgl. Tabelle 4; Comstock et al., 1966) sowie die Assoziation der Fettsucht mit einer Vielzahl von Morbiditätsrisiken (vgl. „Klinik der Adipositas").

4.3. Epidemiologie der Adipositas bei Diabetes mellitus

Die Syntropie von Fettsucht und Zuckerkrankheit war schon den Klinikern des vorigen Jahrhunderts bekannt. So berichten Bouchardat (1875), Seegen (1893) und Frerichs (1884) über eine Fettsuchtshäufigkeit von 15–45% bei ihren Patienten mit Diabetes mellitus. Lanceraux (1880) unterschied nach dem Gewichtsverhalten ausdrücklich

Tabelle 4. Todesursachen bei adipösen Männern und Frauen (New York Metropolitan Life Insurance Company. Die Vergleichszahlen beruhen auf einer Statistik über 50000 Personen, die 1925/34 aufgrund ihres Übergewichts erhöhte Versicherungsprämien zu zahlen hatten.) (Marks, 1960)

Todesursachen	Vergleich der tatsächlichen Anzahl von Todesfällen im Vergleich mit der erwarteten in %	
	Männer	Frauen
Kardiovaskuläre und Nierenerkrankungen	149	177
Diabetes	383	372
Leberzirrhose	249	177
Appendizitis	223	195
Gallensteine	206	284
Krebs	97	100
Leukämie und Morbus Hodgkin	100	110
Pneumonie	102	129
Suizide	78	73
Unfälle	(111)	135
Ulzera des Magen- und Darmtraktes	67	

Tabelle 5. Häufigkeit von Übergewicht bei Diabetes mellitus

Autor	Jahr	%
Bouchardat	1875	45
Frerichs	1884	15
Seegen	1893	33
Külz	1899	37,5
Joslin	1921	75
Seckel	1926	34
Barach	1926, 1952	90
Marañon	1927	30
v. Noorden u. Isaac	1927	22 korrigiert auf Manifestationszeitpunkt 35
Dahr	1930	48
Joslin et al.	1936	Frauen 81–86, Männer 78–80
Umber	1939	34
Newburgh	1942	ca. 50
Jansen	1946	26
Bertram	1950	53
John	1950	Frauen 70, Männer 62
Kaeding	1952	26
Falta u. Högler	1953	49
Hundley	1956	80
Schubert et al.	1957	39
Buschmann et al.	1958	53
Adlersberg	1958	80
Grafe	1958	38
Joslin	1959	77
Schenck u. Mellinghoff	1960	45
v. Knorre et al.	1970	Frauen 69, Männer 36
Piorkowski	1970	89

Tabelle 6. Fettsucht bei Diabetes: Joslin-Klinik Boston, Mass./USA (Marks, 1971)

	fettsüchtig	
	♂	♀
4956 Diabetiker vor Beginn des Diabetes oder bei der Diagnosestellung	78,5%	83,3%
total	80%	
20% Übergewicht	50%	60%
≦ 40% Übergewicht	16,5%	28,5%
immer untergewichtig	7,9%	6,3%

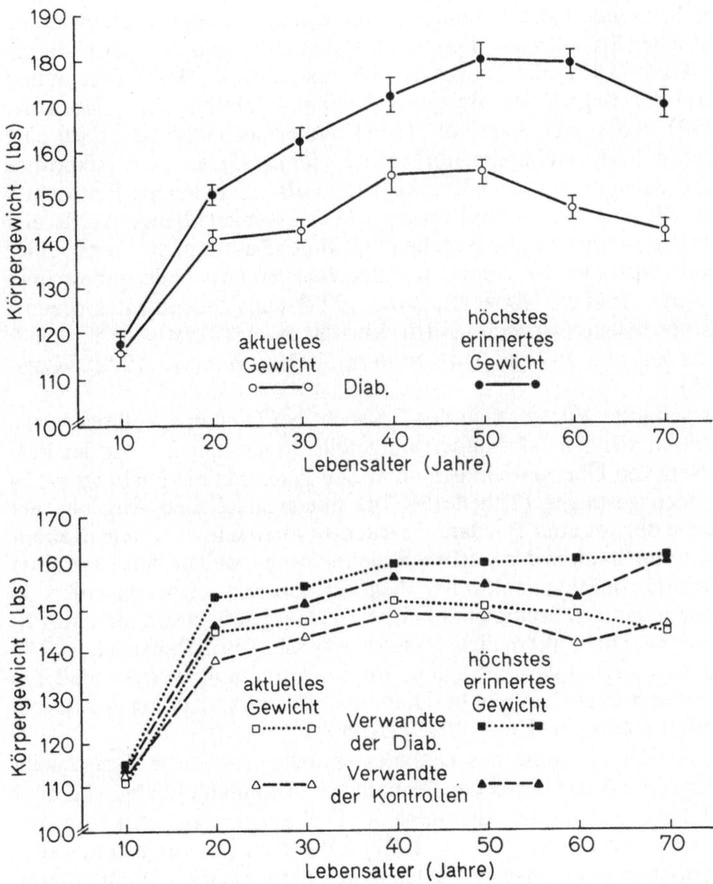

Abb. 8. Mittleres Gewicht zum Zeitpunkt der Untersuchung und höchstes erinnertes Gewicht in Abhängigkeit vom Alter bei Diabetikern, deren Verwandten und bei Kontrollpersonen. Dargestellt sind die Mittelwerte für das Körpergewicht und das höchste Gewicht in lbs (1 lb = 453 g) bei 711 ambulanten Diabetikern, 1265 offenbar stoffwechselgesunden Verwandten 1. Grades dieser Diabetiker und 854 Verwandten 1. Grades nichtdiabetischer Kontrollpersonen. Die Abb. zeigt die geringen Unterschiede des aktuellen Körpergewichtes von Diabetikern und Nichtdiabetikern im Gegensatz zu dem beträchtlichen früheren Übergewicht bei Diabetikern. (KEEN, 1975)

zwischen einem „diabète maigre" und einem „diabète gras", im angelsächsichen Sprachraum „lipoplethoric diabetes" genannt. Bei letzterem sah KISCH (1911) die Zuckerharnruhr als Folge der Adipositas an und führte den Begriff des „lipogenen Diabetes" mellitus ein. v. NOORDEN (1893) und später ARNOLDI (1921) hielten im Gegensatz dazu eine Störung des Kohlenhydratstoffwechsels für die Ursache der Adipositas und bezeichneten dieses Krankheitsbild als „diabetogene Fettsucht". Eine Klärung der pathophysiologischen Zusammenhänge wurde erst viel später möglich. Die Regelmäßigkeit des Zusammentreffens beider Krankheitsbilder ist jedoch seit der Jahrhundertwende unbestritten (NAUNYN, 1906; v. NOORDEN, ISAAC, 1927), und in neuerer Zeit wiederholt beschrieben worden (SMITH, LEVINE, 1964; BIERMAN et al., 1968; GRIES et al., 1970a; DITSCHUNEIT, 1971; MALINS, 1972; KEEN, 1975).

Das gehäufte Vorkommen der Fettsucht bei Diabetes mellitus wurde schon im vorigen Jahrhundert mitgeteilt. In neuerer Zeit ist der Prozentsatz von Übergewichtigen unter den Patienten mit Diabetes mellitus noch gestiegen (Tabelle 5). Die unterschiedlichen Angaben der Tabelle dürften zum Teil darauf zurückzuführen sein, daß viele Diabetiker erst im Stadium der Stoffwechselentgleisung, welche bereits zu einer Gewichtsreduktion geführt hat, diagnostiziert und gewogen werden. So gelang in einigen Studien der Nachweis einer häufig auftretenden Adipositas bei Diabetikern nicht (GRÖNBERG et al., 1967; REID et al., 1974). Erst bei sorgfältiger Befragung konnte festgestellt werden, daß das erinnerte höchste Gewicht bei Diabetikern signifikant höher liegt als bei Nicht-Diabetikern (KEEN, 1975) (Abb. 8).

Das bei der Diagnose des Diabetes aktuelle Gewicht muß also nicht höher sein als das des Nicht-Diabetikers. Auffallend häufig wird aber ein Übergewicht in der Anamnese der Diabetiker festgestellt. So korrigierten v. NOORDEN u. ISAAC (1927) unter Berücksichtigung des anamnestischen Höchstgewichtes den Anteil der Fettsüchtigen unter ihren Diabetikern von 22% auf 35%. In dem Zahlenmaterial der Tabelle 5 sind sämtliche Altersgruppen erfaßt. Da beim juvenilen Diabetes mellitus bei Diagnosestellung jedoch keine Häufung von Fettleibigkeit gefunden wird (JOSLIN et al., 1936; PYKE, PLEASE, 1957; v. KNORRE, 1964; TATTERSALL u. PYKE, 1973), steigt bei Ausklammerung der jüngeren Patienten im Restkollektiv der Anteil der Fettsüchtigen auf 89% (JOSLIN et al., 1959) bzw. 80% (HUNDLEY, 1955), bzw. 57% (NEWBURGH, 1942b) an. Trotzdem liegen Studien zum Diabetes im Kindes- und Jugendalter vor, die nachgewiesen haben, daß auch in dieser Altersgruppe die Fettsucht, wenn auch nicht so auffällig gehäuft, vorkommt (VAJDA et al., 1964; VAGUE, 1968b; CHIUMELLO et al., 1969; BAUM et al., 1975; KARAM et al., 1976). Tabelle 7 zeigt die Studie von PYKE u.

Please (1957). Daraus geht hervor, daß diabetische Frauen häufiger übergewichtig sind als diabetische Männer, und daß mit steigendem Alter die Übergewichtigkeit zunimmt. Die Autoren fanden zudem, daß die Übergewichtigkeit mit der Zahl der vorausgegangenen Geburten steigt. Tabelle 6 gibt eine Übersicht über die Fettsuchthäufigkeit bei 5000 Diabetikern der Joslin-Klinik. Entscheidende pathophysiologische Rückschlüsse erlaubt der epidemiologische Befund, daß die Fettsucht der Manifestation des Diabetes in aller Regel vorausgeht (Kisch, 1911; Joslin, 1921; Joslin et al., 1959). Bei gegebener Erbanlage stellt die Fettsucht den wichtigsten Umweltfaktor für die Manifestation, den entscheidenden Risikofaktor für das Auftreten einer Zuckerkrankheit dar.

Tabelle 7. Prozentualer Anteil an Übergewichtigen (> 110%) bei Diabetikern (n = 946) und einer nicht-diabetischen Kontrollpopulation (Pyke u. Please, 1957)

	Diabetes		Normal	
Alter (Jahre)	Männer %	Frauen %	Männer %	Frauen %
15–30	13	20	12	18
30–40	29	43	14	23
40–50	43	51	18	26
50–60	48	53	21	27
60–70	44	55	22	27
70 +	55	55	23	26

5. Soziologische Aspekte

In der Manhattan-Health-Study und anderen Studien wurde nachgewiesen, daß eine Beziehung zwischen sozio-ökonomischem Status und Körpergewicht existiert (Abb. 9). Je höher der sozioökonomische Status, umso geringer ist das relative Körpergewicht (Boller, 1956; Moore et al., 1962; Fernandez et al., 1968; Stundkard, 1968; Pell, d'Alonzo, 1970; Lowenstein, Abraham, 1975; Ashwell, Etchell, 1975). Besonders ausgeprägt sind die Befunde beim weiblichen Geschlecht. Frauen, die sozial aufstiegen, waren weniger adipös als Frauen, die einen sozialen Abstieg durchgemacht hatten. Diese Studie wurde von Silverstone et al. (1969) in London bestätigt. Dieselbe Verteilung der Adipositas, mit Präferenz für untere soziale Schichten, wurde in der Schweiz in der Basler Studie III (Staehelin, 1975) und in Österreich (Boller, 1956) gezeigt. Allerdings wiesen in London die Männer der mittleren sozialen Klasse das deutlichste Übergewicht auf.

Es muß in Betracht gezogen werden, daß die Studien nur für urbane

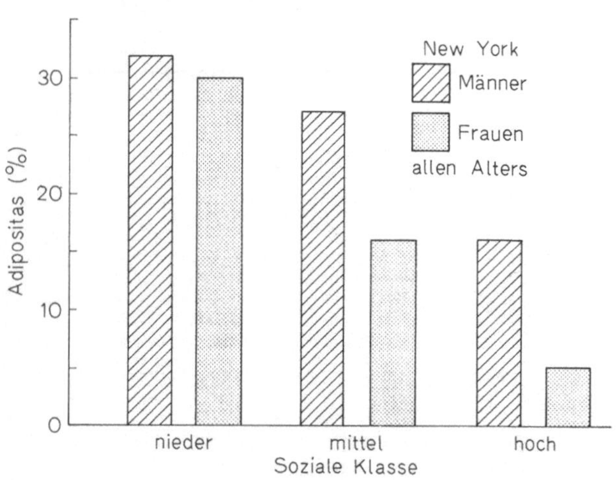

Abb. 9. Prozentuale Häufigkeit der Adipositas in verschiedenen sozialen Klassen in New York (Moore et al., 1962)

Verhältnisse gelten und die Urbanisation an sich schon zu vermehrter Fettsucht führen kann (HUNT, 1972). In Deutschland fand PFLANZ (1962a, 1962/1963) bei Frauen die Adipositas gehäuft bei niedrigem sozio-ökonomischen Status, während deutsche Männer umso adipöser waren, je höher der sozio-ökonomische Status war. Dies konnte von WIRTHS (1968) bestätigt werden. Eine neue Studie an 18988 Frauen und 14230 Männern (WARREN, 1975a, b) in der DDR ergibt auch höhere Körpergewichte der Männer in den oberen Sozialklassen, besonders bei „Intellektuellen". Die sozial schlechter gestellten Frauen hingegen haben höhere Körpergewichte als sozial gut gestellte Frauen. Ähnliche Daten gelten auch für Kinder. So tendieren Kinder aus niedrigem sozialen Milieu mehr zum Übergewicht als Kinder aus höherem sozialen Milieu (QUAADE, 1955; JOHNSON et al., 1956a, b; BÖRJESON, 1962; WHITELAW, 1971). STUNKARD et al. (1972) konnten die Abhängigkeit der Adipositas von der unteren sozialen Klasse auch bei 3344 Kindern nachweisen, wobei bei Knaben die Prävalenz der Adipositas in der unteren sozio-ökonomischen Schicht nur bis zum 10. Altersjahr gehäuft ist, während bei 10–18jährigen keine sicheren Unterschiede errechnet werden können. Eine Abhängigkeit des Körpergewichtes von der sozialen Schicht konnte dagegen in anderen Studien (Kinder: HUBER 1962, BOLTE u. GLEIS, 1969) (Erwachsene: KAEDING u. HIRSCHLIPP, 1968; PIORKOWSKI, 1970) nicht nachgewiesen werden. Aber nicht nur der sozio-ökonomische Status spielt eine Rolle, sondern offensichtlich auch ethnische und religiöse Faktoren (GOLDBLATT et al., 1965). Dies zeigt sich auch in der Therapie (WEISENBERG, FRAY, 1974). Zudem dürfte es auf die Anschauung und Bewertung der Adipositas durch die Bevölkerung (Sozialprestige) ankommen, die in unterschiedlichen ethnischen Gemeinschaften verschieden sind. Mit der zunehmenden Aufklärung darüber, daß die Adipositas schädlich ist und bekämpft werden soll, kann sich die Bewertung der Adipositas in der Bevölkerung langsam ändern. Vorläufig ist es noch schwierig, weite Teile der Bevölkerung davon zu überzeugen, daß ein Gewichtsverlust beim Adipösen notwendig ist. BRERETON (1967) hat festgestellt, daß die unteren sozialen Klassen viel weniger bereit sind, Gewicht zu verlieren, als die oberen sozialen Klassen. Für die unteren sozialen Klassen scheint es akzeptabel zu sein, daß ältere Frauen adipös sind (MEYER, TUCHELT-GALLWITZ, 1967).

Adipöse haben offensichtlich weniger Chancen für einen sozialen Aufstieg. In der gehobenen sozialen Schicht wird der Adipöse nicht geschätzt, die Schuld an seinem Zustand wird ihm zugeschrieben, er verweilt damit in einer negativen Bewertung seiner Persönlichkeit, die ihn sozial behindert (MADDOX et al., 1968; LIEBERMEISTER, 1970; CHETWYND et al., 1975).

6. Psychiatrisch-psychologische Aspekte

Die Rolle psychologischer Faktoren bei der Entstehung und beim Bestehen der Adipositas wurde erst durch die systematischen Untersuchungen von Bruch an adipösen Kindern in den vierziger Jahren akzeptiert. Es ist hier vorauszuschicken, daß die Beobachtungen an zumeist massiv Adipösen (> 20%) gemacht wurden und deshalb nur bedingt oder nicht für mäßig Übergewichtige (10–20%) zu gelten brauchen. Nicht nur unter somatischen, biologischen sondern auch unter psychologischen Gesichtspunkten gibt es mehrere Typen Adipöser.

6.1. Das psychiatrische Konzept nach Bruch

Bruch (1957, 1964, 1974) unterscheidet zwischen reaktiver Fettleibigkeit und Entwicklungsfettsucht:
Die Entwicklungsfettsucht („early onset (neurotic) obesity“) kommt im Kindes- und Adolenszentenalter vor und ist nach Bruch (1964) mit schweren Affekt- und Persönlichkeitsstörungen verknüpft. Die emotionale Entwicklung dreht sich um Dicksein und Vielessen. Das Kind dient einem oder beiden Elternteilen, die oft frustriert und enttäuscht sind, als Objekt zur Erfüllung der elterlichen Bedürfnisse. Mit übertriebener Fürsorge, in Form der Überfütterung und peinlichen Behütung, „Hätscheln und Tätscheln“ (Bleuler, 1952), wird die Entwicklung der körperlichen Geschicklichkeit und der sozialen Kontaktfähigkeit des Kindes behindert (Bräutigam, 1976). Nach Atkinson und Ringuette (1967) sind diese Kinder meist Einzelkinder oder das Jüngste unter den Geschwistern. Bruch (1958) hat bei diesen Kindern Parallelen zu den prämorbiden Persönlichkeitsproblemen von Schizophrenen gesehen; sie sind zurückgezogen und verschlossen. Die Patienten fliehen in Phantasie- und Wachträume, wo sie eigenen Erfolg sehen, Umwandlung der adipösen Erscheinung in eine angenehme, bewunderungswürdige Körperlichkeit. Die Niederlage der Realität führt wieder zur Suche nach Trost im Essen, und die Fettleibigkeit nimmt zu. Dieser relativ kleinen Gruppe von emotional labilen Patienten hat Silverstone (1969) die Hauptmasse der Fettsüchtigen gegenübergestellt, bei der ein Nachweis

von psychischen Störungen nicht gelingt ("maturity onset obesity"). In einer zahlenmäßig geringen Untergruppe dieser „Erwachsenenfettsucht" sind trotz relativ stabiler Persönlichkeitsstruktur emotionale Faktoren an der Störung der Ernährungsgewohnheiten kausal beteiligt. Bruch (1964) bezeichnet sie als *reaktive Fettleibigkeit,* bei der eine reaktive Eßlust besteht, die durch dramatische Situationen, wie Verlust von Verwandten, Heimat usw. ausgelöst wird. Sie kann auch Kompensation für seelische Spannungen und Enttäuschungen sein. Diese Fettleibigen leiden unter depressiven Gefühlen, die aber nicht die Intensität endogener Depressionen haben. Die reaktive Fettsucht kommt vor allem bei Erwachsenen des mittleren Lebensalters vor, wird aber auch schon bei Kindern gesehen (Schlüsselkinder, Kinder aus geschiedenen Ehen). Wesentliche Veränderungen im Leben, wie Heirat, Schwangerschaft, Veränderungen im Verhalten oder Gesundheitszustand von Angehörigen, Trennung, Scheidung, Übertretungen des Gesetzes, resp. ihre Folgen, werden in der Anamnese von Adipösen häufiger gefunden als bei Schlanken (Lipinski, 1975). Patienten, die bei der Gewichtsabnahme erfolglos sind, erleben häufiger schwierige und unglückliche Lebenssituationen als erfolgreiche (Craddock, 1975). Jugendliche Adipöse sind unreifer und haben mehr Probleme als Normgewichtige (Karpowitz, Zeis, 1975).

6.2. Adipositas aus der Sicht der Psychoanalyse

An Adipösen wurden retrospektive psychoanalytische Befunde erhoben, die wie Glucksman (1972) ausführt, nur mit größter Vorsicht verallgemeinert werden dürfen, da nur solche Adipöse, die eine Psychotherapie nötig hatten oder verlangten, zur Untersuchung kamen. Es wurden Störungen der oralen Phase, der psycho-sexuellen Entwicklung mit oraler Fixierung beschrieben, die sich in unbewußter Gleichsetzung der Begriffe: Essen, Geliebt-werden und Sicherheitsgefühl manifestieren, so daß Streßsituationen im Erwachsenenalter mit Essen beantwortet werden (Hamburger, 1951). Die vorliegenden Daten aus der Psychotherapie deuten darauf, daß ganz verschiedene Erlebnisse in der Entwicklung des Kindes bei der neurotischen Eßsucht eine Rolle spielen können (Glucksman, 1972).

6.3. Adipositas aus der Sicht der Verhaltensforschung

Abnormales Eßverhalten umfaßt das Nacht-Esser-Syndrom, mit Schlaflosigkeit und morgendlicher Eßunlust, das Schlingen von großen Mengen, ausgelöst durch Streßsituationen, gefolgt von Reuegefühlen, und das Essen, ohne ein Sättigungsgefühl zu erlangen (Stunkard et al., 1955; Stunkard, 1959, 1961). Schlanke Individuen nehmen kleinere Bissen zu sich, essen langsamer, sind zerstreuter beim Essen (spielen mehr mit dem Essen auf dem Teller, legen das Besteck häufiger ab, trinken häufiger zwischen den einzelnen Bissen, wischen sich häufiger den Mund) und lassen mehr Reste auf dem Teller zurück, als adipöse Individuen (Marston et al., 1975). Bedeutungsvoll ist, daß diese Studie von Marston et al. nicht im Labor sondern in einer Cafeteria durchgeführt wurde, ohne daß die Individuen wußten, daß sie beobachtet werden.

Bleuler (1952) hat darauf hingewiesen, wie sehr das Beispiel der Lebensführung Verwandte und Freunde gegenseitig beeinflußt, so auch das Eßverhalten. Er mißt dem Milieu, ähnlich wie bei der Trunksucht, auch bei der Fettsucht große Bedeutung zu.

Adipositas als Störung des Eßverhaltens wurde von Hashim und van Itallie (1965) experimentell untersucht. Sie zeigten in Versuchen mit einer Fütterungsmaschine, daß Adipöse weniger essen als Normgewichtige, die einen Essen-Rhythmus mit 3 Mahlzeiten, ausgerichtet auf ihren kalorischen Bedarf, beibehalten. Schachter (1968, 1971a, b, 1974) zeigte in seinen Studien, daß Adipöse gleiche Mengen bei gefülltem und leerem Magen und bei starkem oder schwachem Angstzustand essen, während Nicht-Adipöse mehr essen, wenn der Magen leer ist, oder wenn sie in schwachem Angstzustand sind. Adipöse essen auch mehr als Normgewichtige, wenn ihnen nach einer Mahlzeit durch Vorausstellen der Uhr eine längere Zeit vorgetäuscht wird als in Wirklichkeit vergangen ist.

Aus den Experimenten ist ersichtlich, daß der Übergewichtige nicht so sehr auf innere, physiologische Reize sondern auf äußere Umfeldbedingungen mit seinem Hungergefühl anspricht. Dies wurde auch mehrfach von Nisbett (1968a, b, 1972) bestätigt, der zeigen konnte, daß der Hunger der Adipösen durch Sehen und Riechen von Essen angeregt wurde. Adipöse kaufen auch mehr Nahrungsmittel im Supermarkt, wenn sie kürzlich gegessen haben, als wenn sie hungern, während Normgewichtige mehr Nahrungsmittel kaufen, wenn sie hungrig sind.

Schachter, Rodin (1974) und Rodin (1975) haben das Konzept des Ansprechens auf äußere Umfeldbedingungen erweitert. Sie fanden

beim Adipösen, daß das Hungergefühl auch durch Reize aus der Emotionalität, aus der Lösung schwieriger Situationen oder durch das Zeitgefühl stimuliert werden kann. Aus zahlreichen ähnlichen Experimenten über die Umfeldbeeinflussung des Adipösen wurden von vielen Autoren die gleichen Schlußfolgerungen gezogen (PUDEL, MEYER, 1974; GERSON et al., 1975; MARTIN et al., 1975).
Nicht alle Autoren stimmen der Theorie zu, daß sich Schlanke und Adipöse durch die Reaktion auf äußere Reize unterscheiden lassen (KARPOWITZ, ZEIS, 1975). So fanden PRICE et al. (1975) bei Schlanken ein ebenso starkes Ansprechen auf äußere Nahrungsreize wie bei Adipösen. ZEIDLER (1976) postuliert, daß Empfindungen aus dem Mundbereich, die über den Trigeminus geleitet werden, ganz wesentlich das Eßverhalten beeinflussen und beim Adipösen gestört sein könnten.

6.4. Das Selbstbildnis des Adipösen

Die Störung des body image, des subjektiv wahrgenommenen Bildes der Erscheinung des eigenen Körpers, sowie der Emotionen und Reaktionen gegenüber diesem Bild, sind Inhalt zahlreicher Untersuchungen. Die Störung kann primär sein. Es wird postuliert, daß sie die Adipositas auslösen könne. Bei Kindern kann der Wunsch nach Größe und Kraft zugrundeliegen (BRUCH, 1957), Jugendliche können sich mit Fettleibigkeit befassen, um ihre anderen persönlichen Probleme zu verdrängen (STUNKARD, MENDELSON, 1967). Nach Gewichtsreduktion ist das gestörte body image nicht reversibel, die Kinder fühlen sich immer noch adipös; GLUCKSMAN und HIRSCH (1969) sprechen von einer Phantom-Körperfülle, während BRUCH (1940) diese Personen als „dünne Dicke" bezeichnet. Die durch Adipositas bedingten Störungen des body image beinhalten psychologische Folgezustände. Der Adipöse fühlt sich in der Gegenüberstellung mit dem Schlanken als vergleichsweise mißgestimmter und mit weniger sozial erwünschten Attributen ausgestattet, oder als „dicker Sünder", der zum „dünnen Engel" werden soll (ALLON, 1975). Die Körpererscheinung wird aber auch gebraucht, um anderen zu imponieren (PÖLDINGER, 1971), oder um soziales und berufliches Versagen zu rechtfertigen. Der psychopathologische Gebrauch der Körperfülle in zwischenmenschlichen Beziehungen deutet auf eine Neurose (GLUCKSMAN, 1972). Alle geschilderten Befunde können weder mit Sicherheit beweisen noch ausschließen, daß die dem Eßverhalten zugrundeliegenden psychologischen Faktoren zur Adipositas führen, oder durch diese ausgelöst sind. SOLOW et al. (1974) konnten zeigen, daß sich bei massiv Adipösen nach ilealem bypass, abhängig vom Gewichtsverlust, psychische Veränderungen zurückbilden, so daß diese eher als Folge der Adipositas aufgefaßt werden können. Ähnliche Befunde berichten CASTELNUOVO-TEDESCO und SCHIEBEL (1976). Auch testpsychologische Untersuchungen ergaben kein einheitliches Bild einer charakteristischen Persönlichkeitsstruktur der Adipösen. PUDEL et al. (1975) und PUDEL (1975) nehmen vielmehr an, daß das spontane Appetitverhalten den Adipösen vom Normalen trennt. Nach diesen Autoren sollen Lernerfahrungen im kindlichen Sozialisationsprozeß als Disposition für Übergewicht angesehen werden. Eine sogenannte latente Adipositas wird manifest, wenn bestimmte individuelle Persönlichkeitsstrukturen und inadäquate Verarbeitung der Lernerfahrung zusammentreffen. Sicher ist, daß bei der Adipositas gewisse psychopathologische Befunde häufiger vorkommen als bei normgewichtigen Kontrollgruppen (FREYBERGER, STRUBE, 1962; MENDELSON, 1964; STUNKARD, 1975 a, b; KRÜSKEMPER et al., 1975; SCHLEGEL, 1976). Allerdings fanden CRISP et al. (1975) und CRISP u. MC GUINESS (1976) keine Häufung von endogenen oder neurotischen Depressionen oder Angstzuständen bei Adipösen. Mit Recht weisen HOLLAND et al. (1970) darauf hin, daß noch bedeutende Arbeit auf psychologisch-psychiatrischem Gebiet zu leisten ist, da sich in definierten Bevölkerungsschichten keine eindeutigen Befunde bei Adipösen gegenüber Nicht-Adipösen erheben lassen, möglicherweise aber die Befunde für die Bevölkerungsschicht an und für sich, ob adipös oder nicht, typisch sind.

Die praktische Bedeutung der psychiatrisch-psychologischen Befunde besteht in einem besseren Verständnis bei der ärztlichen Führung adipöser Patienten. Konsequenzen für die Prävention der Adipositas ergeben sich am ehesten aus den Verhaltensstudien. Gesicherte Daten dazu liegen bislang nicht vor.

7. Pathophysiologie der Adipositas

7.1. Voraussetzungen und Ursachen

Der menschliche Organismus kann seinen Energiegehalt nur vermehren, wenn die Kalorienzufuhr den Bedarf übersteigt. Deckt die Zufuhr den Bedarf nicht, tritt unvermeidlich ein Substanzverlust ein. Die Vermehrung der Fettdepots, sofern diese nicht auf Kosten anderer Gewebe erfolgt, hat also eine Überernährung zur Voraussetzung.
Bei der Suche nach Gründen für ein Mißverhältnis von Energieaufnahme und -bedarf wurde mit sehr unterschiedlichen und oft inadäquaten Methoden vor allem untersucht, ob bei Adipösen im Vergleich zu Normgewichtigen

die Nahrungsaufnahme größer, oder
der Energiebedarf geringer, bzw.
der Energiestoffwechsel verändert sei.

Nur selten läßt sich eine einzige Ursache für die Adipositas verantwortlich machen. Die Pathogenese ist in diesen Fällen transparent und vergleichsweise unproblematisch. Meist werden mehrere Mechanismen zusammentreffen. Dabei sollten Energieaufnahme und -bedarf stets im Zusammenhang gesehen werden. Drastische Abweichungen von der Norm kann man nicht erwarten, denn selbst ein geringer, regelmäßiger Kalorienüberschuß kann theoretisch eine erhebliche Gewichtszunahme zur Folge haben, wenn er lange genug besteht (Grafe, 1958). Nach Bray und Campfield (1975) würde ein Kalorienüberschuß von nur 1%, sofern er in körpereigene Energiedepots umgewandelt wird, eine Gewichtszunahme von etwa 1,5 kg pro Jahr zur Folge haben.

7.1.1. Nahrungsaufnahme

Da die Zahl übergewichtiger Personen heute in einem früher nicht gekannten Maße angestiegen ist, kann man erwarten, daß entweder die Kalorienaufnahme der Gesamtbevölkerung angestiegen ist oder ihr Energiebedarf (Arbeitsleistung) abgenommen hat. Aus Deutschland

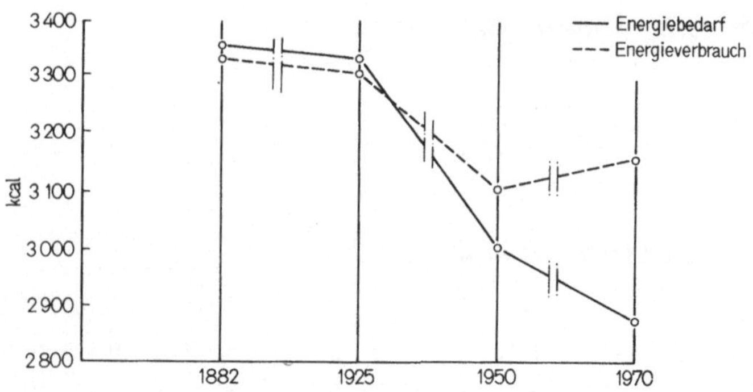

Abb. 10. Energiebedarf und Energieverbrauch der Erwerbstätigen in der zeitlichen Entwicklung kcal/Kopf/d) (WIRTHS, 1972)

liegen dazu statistische Daten vor, die beide Annahmen zu stützen scheinen: die Kalorienaufnahme der Gesamtbevölkerung ist seit der Jahrhundertwende erheblich gestiegen, während die Arbeitsleistung gleichzeitig abgenommen hat (Abb. 10) (GRAFE, 1958; HOLTMEIER, 1966; KÜHNAU, 1967; WIRTHS, 1968). Allerdings basieren die Angaben zur Kalorienaufnahme auf zahlreichen Prämissen, die ihre Gültigkeit für den Einzelfall in Frage stellen. Die Angaben zur Arbeitsleistung berücksichtigen ausschließlich das Berufsleben, ohne sonstige Aktivitäten (Freizeit) zu erfassen. Die Tendenz, die in den bevölkerungsstatistischen Daten zum Ausdruck kommt, bedarf deshalb der Überprüfung durch gezielte Studien.

Eine Überernährung ist bei vielen Fettsüchtigen offensichtlich (JAHNKE, 1963; WEST, KALBFLEISCH, 1971; DROST, JAHNKE, 1975). Sie stellt in diesen Fällen die wesentliche Ursache der Adipositas dar. Die Erklärung bleibt allerdings vordergründig, solange die Gründe für die Überernährung unbekannt sind. Verschiedentlich wurde versucht, bestimmte Nährstoffe dafür verantwortlich zu machen, daß die Adipositas besonders stark oder besonders gering begünstigt wird. Dabei wurde häufig mit Steigerung der Nahrungsaufnahme aufgrund besonderer Ernährungsgewohnheiten einerseits, mit Einschränkung der Nahrungsaufnahme aufgrund länger anhaltendem Sättigungsgefühl andererseits, oder Spekulationen über einen geänderten Energiestoffwechsel argumentiert (vergl. Therapie d. Adipositas). Die teilweise kontroversen Beobachtungen sind aber nicht überzeugend (WEST, 1974; LIEBERMEISTER, 1975). Soweit sich einheitliche Tendenzen erkennen lassen, zeigt

Tabelle 8. Ernährung Fettleibiger nach 79 Ernährungsanamnesen (DROST, JAHNKE, 1975)

Kalorien- und Nährwertgehalt des Nahrungsverbrauches in g/Kopf/Tag	Männer n- 36	Frauen n- 43
Gesamt-Kalorien	3688 ± 1852	2741 ± 1233
Kohlenhydrate	298 ± 135	240 ± 124
Mono- und Disaccharide	137 ± 90	117 ± 91
Polysaccharide	161 ± 66	123 ± 47
Fett	195 ± 102	143 ± 71
Eiweiß	113 ± 39	82 ± 26
Alkohol	35 ± 32	17 ± 12
Nährwertgehalt des Nahrungsverbrauches in Cal/Kopf/Tag		
Kohlenhydrate	1222 ± 554 = 33,1%	983 ± 510 = 35,8%
Mono- und Disaccharide	563 ± 367 = 15,2%	478 ± 372 = 17,4%
Polysaccharide	659 ± 272 = 17,9%	505 ± 193 = 18,4%
Fett	1756 ± 918 = 47,6%	1291 ± 644 = 47,1%
Eiweiß	465 ± 159 = 12,6%	337 ± 105 = 12,3%
Alkohol	246 ± 223 = 6,7%	121 ± 85 = 4,4%

sich vielmehr, daß übergewichtige Populationen sich bevorzugt mit einer Kost ernähren, die fettreich (CLAUSSEN et al., 1970; JAHNKE, GABBE, 1960; DROST, JAHNKE, 1975) und reich an Zucker ist (WEST, KALBFLEISCH, 1966, 1971; WEST, 1972; DROST, JAHNKE, 1975), also zwei Kalorienträger bevorzugt, die eine hohe Energiedichte (Kaloriengehalt pro Volumen-bzw. Gewichtseinheit) der Mahlzeiten ermöglichen, und somit eine Überernährung begünstigen (Tabelle 8). Darüber hinaus sind bei Fettsüchtigen verschiedene Eigenarten der Ernährungsgewohnheiten aufgezeigt worden (ENGLHARD et al., 1963; JAHNKE, 1963; ENGLHARD, JAHNKE, 1964; FABRY et al., 1964; KAEDING, ROHMANN, 1967), die nicht auffällig zu sein brauchen, jedoch durch ihr dauerndes Bestehen wirksam zu einer positiven Kalorienbilanz beitragen könnten.

Allerdings ist eine positive Beziehung zwischen Übergewicht und über die Norm gesteigerter Nahrungsaufnahme nicht obligat. Verschiedentlich wurde gezeigt, daß die durch Ernährungsanamnesen und -protokol-

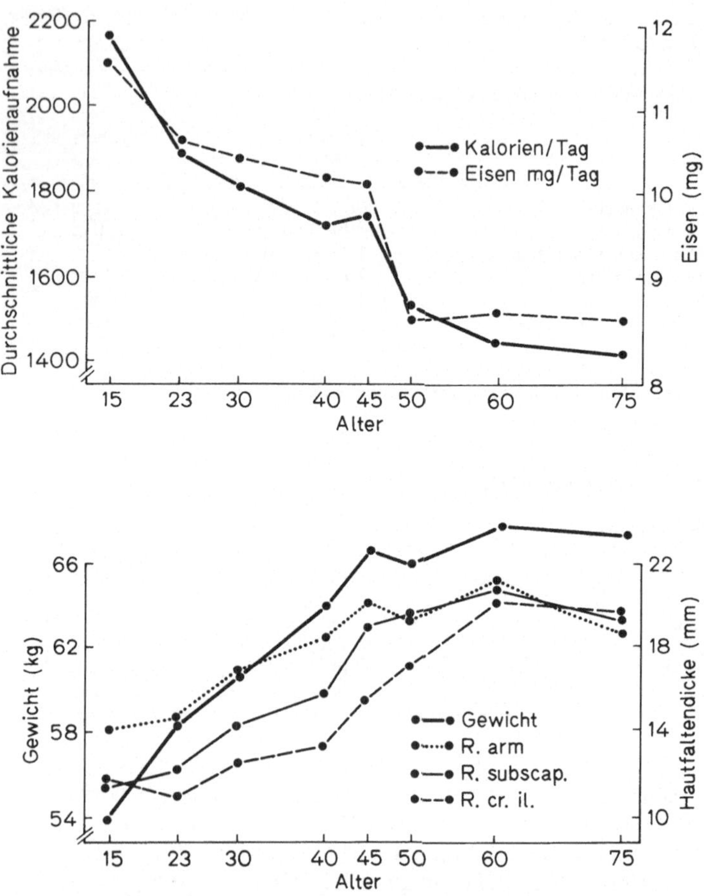

Abb. 11. Tägliche durchschnittliche Kalorienaufnahme bei 591 Frauen verschiedenen Alters (obere Kurve), Mittelwerte des Körpergewichts und der Hautfaltendicke (HALLBERG, 1967).

le ermittelte Nahrungsaufnahme nur bei einem Teil der Fettsüchtigen gegenüber vergleichbaren Normgewichtigen erhöht ist (OBERDISSE, 1960; JAHNKE, 1963; ENGLHARD et al., 1963; HESSE, DÖLL, 1965). Eine schwedische Studie zur Altersabhängigkeit von Nahrungsaufnahme und Körpergewicht läßt sogar eine inverse Beziehung erkennen (Abb. 11,12). Jedem Arzt, der sich mit der Reduktionsbehandlung Übergewichtiger beschäftigt, sind darüber hinaus Patienten bekannt, die glaubhaft versichern, das erreichte Körpergewicht nur bei unerwartet geringer Nahrungsaufnahme halten zu können („Winterschlaftyp" nach GARROW, 1974). Allerdings sind derartige Beobachtungen kaum dokumentiert worden (SIMS et al., 1971; KOTTHAUS, 1975) und bedürfen der experimentellen Absicherung im Langzeitversuch auf geschlossenen Stoffwechselstationen. Auf der anderen Seite ist bekannt, daß es körperlich gesunde, schlanke Personen gibt, die offensichtlich wesentlich mehr Nahrung zu sich nehmen als der Bevölkerungsdurchschnitt. In verschiedenen Studien ließ sich zeigen, daß bei normgewichtigen Personen deutlich positive Energiebilanzen spontan bestehen oder experimentell erzeugt werden können, ohne daß Fettsucht oder die theoretisch zu erwartende Gewichtszunahme resultieren (LUFT et al., 1962; MILLER, MUMFORD, 1967; MILLER et al., 1967; SIMS et al., 1968, 1971; MAHLER, 1972). Dem vagen Eindruck, daß hier Unterschiede zwischen den Menschen bestehen müssen, haben deutsche Kliniker schon um die Jahrhundertwende Ausdruck verliehen, wenn sie eine „lipomatöse Tendenz" oder besondere „Lipophilie" der Adipösen diskutierten (v. BERGMANN, 1910; GUENTHER, 1920), während der französische Volksmund andererseits weiß: „obèse ne devient pas qui veut" und die „maigres voraces" kennt. Die Energiezufuhr ist demnach offensichtlich nicht das einzige Regulativ des Körpergewichts.

7.1.2. Energiebedarf und Energiestoffwechsel

Die Mehrzahl der Autoren, mit Ausnahme von LINCOLN (1972), findet, daß die physische Aktivität der Fettsüchtigen in der Regel vermindert ist (BRUCH, 1940; JOHNSON et al., 1956a; MAYER et al., 1956; MAYER, 1958; BLOOM, EIDEX, 1967a; WILMORE, PRUITT, 1972; HUNECKE et al., 1975). Dieser körperlichen Inaktivität wurde schon früh eine pathogenetische Bedeutung zugeschrieben (Faulheitsfettsucht (VON NOORDEN, 1910), Trägheitsfettsucht (BRUGSCH, 1919)). Sie ist gelegentlich als auslösende Ursache klar erkennbar, wenn der Beginn einer Gewichtszunahme mit der Verminderung der Arbeitsleistung zeitlich eng zusammenfällt (Gehbehinderung durch Amputation oder Lähmung, Ersterwerb eines Motorfahrzeugs, Beendigung von Freizeitaktivitäten u. a. m.). Häufig fehlt aber ein derartig auffälliger Zusammenhang. Er müßte durch Messungen belegt werden. Die exakte Bestimmung der Arbeitsleistung im Langzeitversuch ist aber technisch bislang nicht befriedigend gelöst. Die energetische Beurteilung der Arbeit ist zudem dadurch erschwert, daß der Energiebedarf für standardisierte Arbeitsleistungen individuell außerordentlich unterschiedlich ist (EDHOLM et al., 1955; EDHOLM, 1961; PASSMORE, DURNIM, 1955; BOOYENS, MCCANE, 1957; DURNIM, 1966).

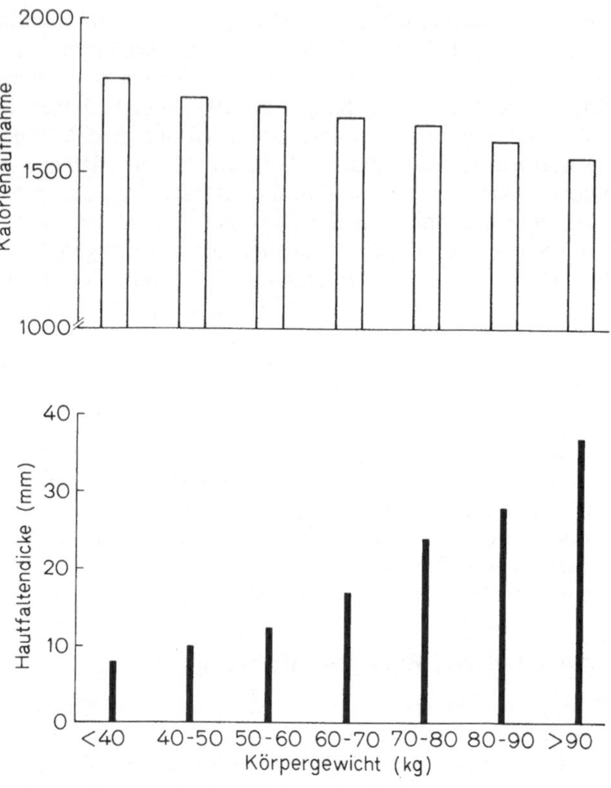

Abb. 12. Kalorienaufnahme in Bezug zum Körpergewicht und Hautfaltendicke bei 591 Frauen im Alter von 23–75 Jahren (HALLBERG, 1967)

Gesteigerte Nahrungsaufnahme und/oder verminderter Energiebedarf können demnach bei einem Teil der Adipösen als Gründe für Überernährung und Übergewicht erkannt werden. Ob sie für alle Fälle von Übergewicht obligat gefordert werden müssen, ist aber wiederholt in Frage gestellt worden. Sofern sich solche Skepsis allein auf Untersuchungen der Arbeitsleistung (Energiebedarf) oder der Kalorienaufnahme stützt, ist sie schlecht begründet, denn die Energiebilanz kann nur bei Kenntnis beider Faktoren über lange Beobachtungszeiträume beurteilt werden. Solche Langzeitstudien, beispielsweise zur Arbeitsleistung Adipöser mit geringer Nahrungsaufnahme, liegen aber nicht vor. Es besteht deshalb ein weit verbreitetes Unbehagen in der Praxis, das Verhalten des Körpergewichts aufgrund von Energiebilanzüberlegun-

gen zu beurteilen, die von für alle Menschen gleichen Voraussetzungen ausgehen (GARROW, 1974). Hierzu tragen neben den erwähnten Diskrepanzen zwischen Nahrungsaufnahme und relativem Körpergewicht sowie dem (vom relativen Körpergewicht unabhängigen) unterschiedlichen Energiebedarf standardisierter Arbeit vor allem neuere Untersuchungen mit experimenteller Überernährung an Normgewichtigen bei. Daraus geht hervor, daß – im Gegensatz zum Verhalten gewichtsreduzierter ehemals Adipöser – eine Gewichtszunahme nur mit Schwierigkeiten zu erzwingen ist, im Ausmaß regelmäßig geringer ist, als dem Kalorienüberschuß theoretisch entspricht (SIMS et al., 1968, 1971; MAHLER, 1972; KASPER et al., 1973) und bei gleichem Kalorienüberschuß zusätzlich von der Art der Nahrungsaufnahme abhängt (MAHLER, 1972). (Zur Kritik der Methoden und Ergebnisse s. „Experimentelle Überernährung").
Es sind deshalb Überlegungen angestellt worden, ob Unterschiede in der Verwertung der Nahrungsenergien bestehen könnten, die die leichte „Mästbarkeit" Adipöser oder die Neigung Normgewichtiger zur Gewichtskonstanz erklären könnten.
Unter der Vorstellung, daß die Nahrungsaufnahme normgewichtiger Personen gerade bedarfsdeckend ist, ist zu fragen, ob die Absorption von Nährstoffen aus dem Darm bei Adipösen effektiver ist. Eine derartige Beobachtung ist nicht bekannt (NEUENSCHWANDER-LEMMER, 1936; TASHEV et al., 1969). Dagegen wurden Spekulationen darüber angestellt, ob bei adipösen Personen energetische Sparmechanismen vorliegen könnten, die sie befähigen, aus der Nahrung mehr Energie zu gewinnen. Derartige Überlegungen sind mit Recht auf Skepsis gestoßen, da sie den thermodynamischen Gesetzen des Intermediärstoffwechsels nicht gerecht werden. Falls bei Adipösen Besonderheiten des Energiestoffwechsels bestehen, könnten diese nur die Form der gewonnenen Energie (Wärme/ATP), nicht aber deren Gesamtmenge betreffen. Bei gleicher Arbeitsleistung und Energiezufuhr würde die Einschränkung der Thermogenese den Substanzgewinn begünstigen, Steigerung der Thermogenese den Substanzgewinn vermindern.
Die unterschiedliche Effektivität der Arbeitsleistung, die durch den Grad der Übung, des Trainings oder andere Faktoren bestimmt sein kann, war Veranlassung, den Energieverbrauch Adipöser bei Arbeit zu untersuchen. Es ist bekannt, daß bei Muskelarbeit weniger als $^1/_3$ der verbrauchten Energie in mechanische Arbeit umgesetzt und der Rest überwiegend als Wärme frei wird. BLOOM u. EIDEX (1967b) sowie MILLER et al. (1967) schlossen aus ihren Versuchen, daß diese Arbeitsthermogenese bei Adipösen geringer, die Energieverwertung also effektiver sei, als bei normgewichtigen Personen. Gestützt auf Arbeiten, in denen gefordert wurde, daß der Anteil der Wärmeproduktion am

Energieumsatz von der Nahrungszusammensetzung abhängig sein müsse (KECKWICK, PAWAN, 1956, 1959; KECKWICK et al., 1959; PAWAN, 1959; TALLER, 1961; STIRLING, STOCK, 1968; STOCK 1969; BRAY, 1969b), führte IRSIGLER (1969a) Arbeitsversuche unter definierten Ernährungsbedingungen durch. Aufgrund einzelner Studien nahm er an, daß unter konstanter Arbeitsleistung die Thermogenese adipöser Personen im Unterschied zu Normgewichtigen bei kohlenhydratreicher Ernährung erheblich geringer ist als bei Nahrungskarenz oder proteinreicher Kost.

Diese Einzelbeobachtungen sind bisher nicht durch Nachfolgestudien bestätigt worden. Die Verminderung der Arbeitsthermogenese bei Adipositas kann demnach nicht als bewiesen angesehen werden. Dies bedeutet jedoch nicht, daß die Arbeitsthermogenese selbst unwesentlich ist. Da die Wärmeproduktion bei physischer Aktivität die geleistete mechanische Arbeit um ein Mehrfaches übertrifft, kann eine dauernde Verminderung der körperlichen Leistung, auch wenn sie gering ist, den Energiebedarf effektiv senken und damit zu einer Positivierung der Energiebilanz beitragen.

Weitere Studien untersuchten die Frage, ob das Verhältnis von Thermogenese zu ATP-Synthese arbeitsunabhängig durch Ernährungseinflüsse oder die Adipositas selbst auf Kosten der Thermogenese verändert sein könnte.

Hinweise auf eine besonders günstige Form der Energiegewinnung, d. h. einen geringen Anteil der Wärmeproduktion, in Abhängigkeit von besonderen Ernährungsgewohnheiten adipöser Personen liegen kaum vor. FABRY et al. (1964) beschrieben eine signifikante Häufung von Adipositas bei Personen mit geringer Mahlzeitenfrequenz und stellten so eine Beziehung zu dem von STUNKARD et al. (1955) beschriebenen Nachtesser-Syndrom her. Ausgehend von dieser Beobachtung untersuchten MATSUKI et al. (1974) in einer knapp dokumentierten Studie den Effekt der Mahlzeitenfrequenz auf die spezifisch dynamische Wirkung. Bei nur zweimaliger Nahrungsaufnahme pro Tag fanden sie die Sauerstoffaufnahme im Anschluß an die Abendmahlzeit signifikant erniedrigt und deuteten diese Minderung der spezifisch dynamischen Wirkung als Ausdruck einer effizienteren Nahrungsverwertung beim Nachtesser-Syndrom.

CANZLER und BERGHOFF beobachteten bei zwei Personen unter kohlenhydratarmer-fettreicher Kost eine Steigerung des Grundumsatzes um 5–10% und unter Arbeit einen Anstieg des Leistungs-Puls-Index als Zeichen einer geringeren Arbeitsökonomie. Als Erklärung schlugen sie den schlechteren Wirkungsgrad (Kaloriengehalt des synthetisierten ATP in % des Gesamtkaloriengehaltes pro Mol Substrat) der Fettsäureoxydation (35%) im Vergleich zur Glykolyse (39%) vor (CANZ-

LER, 1975). Kohlenhydratreiche Kost würde demnach infolge geringerer Thermogenese eine geringfügig günstigere Energiegewinnung erlauben. Allerdings zeigen Ernährungserhebungen, daß die Kost Adipöser in der Regel keineswegs einen besonders hohen Kohlenhydratanteil aufweist (s. o.). Beide Studien bedürfen wegen der möglichen Bedeutung der Befunde einerseits und der geringen Zahl von Experimenten andererseits dringend der Überprüfung.

Neue Gesichtspunkte zum Energiestoffwechsel ergeben sich, wenn man von der Vorstellung abrückt, daß die Nahrungsaufnahme bei Gewichtskonstanz gerade bedarfsdeckend ist, sondern annimmt, daß sie in der Regel den Bedarf überschreitet. In diesem Falle müssen normgewichtige Personen Mechanismen besitzen, die es ihnen erlauben, sich von Überschußenergien rasch und effektiv zu befreien. Ein Fehlen derartiger Mechanismen würde eine laufende Gewichtszunahme zur Folge haben (dynamische Phase der Adipositas), ein partieller Mangel könnte möglicherweise zur Gewichtskonstanz auf erhöhtem Niveau führen (statische Phase der Adipositas). Ein solches Konzept ist attraktiv. Es mißt der Regelung der Nahrungsaufnahme nur mehr untergeordnete Bedeutung zu und stellt metabolische Ursachen der Adipositas in den Vordergrund. Die Fähigkeit, Nahrungsenergie ohne Arbeitsleistung oder Substanzgewinn umzusetzen, wurde schon 1902 von NEUMANN unter dem Begriff „Luxuskonsumption" postuliert. Sie ist der Fähigkeit zur Thermogenese gleichzusetzen. Falls sie bei der Regulation des Körpergewichtes eine Rolle spielt, müßte der Anteil der Thermogenese am Energieumsatz des Organismus regelbar sein. Eine Steigerung der Thermogenese kann durch vielfältige Mechanismen erreicht werden (CHALLONER, 1966): durch Entkoppelung der oxydativen Phosphorylierung wie bei Hyperthyreose oder Morbus Luft (LUFT et al., 1962), und bei Exposition von Mitochondrien gegen hohe Konzentrationen freier Fettsäuren (PRESSMANN, LARDY, 1956) oder im Fettgewebe bei gesteigerter Lipolyse (HEPP et al., 1968; ANGEL et al., 1969); wenn beim oxydativen Substratabbau Reduktionsäquivalente über FAD anstatt NAD in die Atmungskette eingeschleust werden; durch Aktivierung wärmeproduzierender Stoffwechselzyklen, wie den α-Glycerophosphatzyklus (SMITH, 1964) und den Zyklus von Lipolyse und Reveresterung im Fettgewebe (BALL, JUNGAS, 1961; BALL, 1965; HAYWARD et al., 1965; MASORO, 1966). Eine Luxuskonsumption bei Überernährung wäre also theoretisch möglich. Es erregte deshalb Aufmerksamkeit, als GALTON u. BRAY (1967) sowie BRAY (1969 a) berichteten, daß bei Fettsüchtigen mit spontaner nicht dagegen mit hypothalamischer Adipositas in verschiedenen Geweben verminderte Aktivitäten der Enzyme des α-Glycerophosphatzyklus (Abb. 13) nachweisbar seien und daraus schlossen, daß dieser thermogenetische Mechanismus bei Adipösen

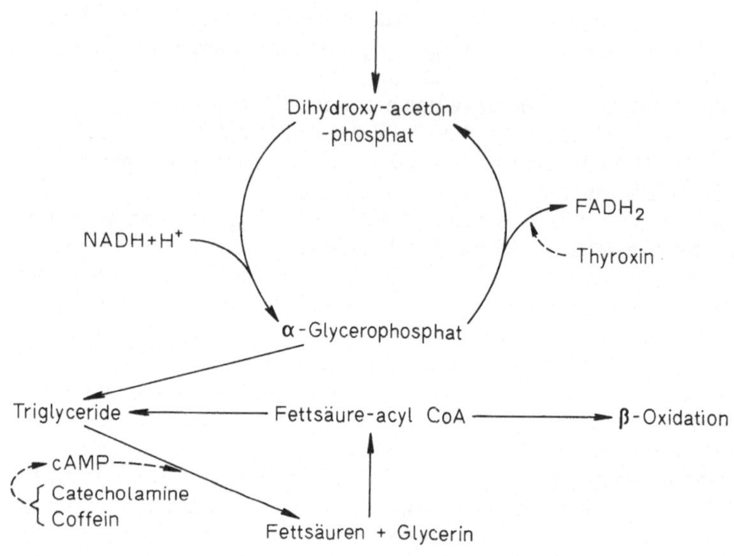

Abb. 13. Modell der Thermogenese. (STIRLING u. STOCK, 1973)

partiell defekt sei. Nachdem die im Tierexperiment beobachtete Diätabhängigkeit der Thermogenese auf unterschiedliche Funktionszustände dieses Zyklus zurückgeführt worden war (STIRLING, STOCK, 1968; STOCK, 1969), schien durch diese Befunde das Konzept einer metabolischen Ursache der Fettsucht eine Stütze zu erhalten. Der Anteil des α-Glycerophosphatzyklus an der Gesamtthermogenese des Menschen ist aber nicht bekannt, sicher ist er nicht entscheidend. Deshalb kann ein partieller Defekt nur zu einer wahrscheinlich unbedeutenden Minderung der Thermogenese führen. Ob auch andere thermogenetische Mechanismen bei Adipösen gestört sind, ist nicht bekannt. Alle denkbaren Unterschiede des Energiestoffwechsels können aber unter Grundumsatzbedingungen nicht von wesentlicher quantitativer Bedeutung sein, da bei Gasstoffwechselstudien, die die methodischen Probleme bei Adipösen berücksichtigt haben, keine Unterschiede des Grundumsatzes zwischen norm- und übergewichtigen Personen gesichert werden konnten (Übers. FLEISCH u. RIES, 1965). Ob dies auch unter physischer Aktivität zutrifft, bedarf ebenso wie die Frage der Arbeitsleistung Adipöser der experimentellen Überprüfung im Langzeitversuch.

Bemerkenswerterweise konnten aber JEQUIER et al. (1975) in sehr sorgfältigen Studien mithilfe der direkten und indirekten Kalorimetrie und Thermometrie nachweisen, daß die Thermogenese adipöser Personen (159 ± 8% Idealgewicht) nach Belastung mit 50 g Glucose oral sowie nach Kälteexposition (20° bzw. 28° C) signifikant niedriger ist als bei normgewichtigen Kontrollen. Es bestehen bei Adipösen unter bestimmten Bedingungen also Veränderungen des Energiestoffwechsels, die eine Positivierung der Energiebilanz begünstigen. Die Überlegungen über mögliche metabolische Gründe der Adipositas bekommen damit eine Stütze. Eine „metabolische Adipositas" ist damit jedoch keineswegs bewiesen. Die Studie von JEQUIER läßt offen, ob die Veränderungen primär vorliegen oder mit der Entwicklung der Adipositas erworben werden, ob sie exogener (alimentärer) Faktoren zu ihrer Manifestation benötigen oder irreversibel sind.
Ausführliche Diskussionen des Energiestoffwechsels bei Adipositas finden sich bei GARROW (1974), JEQUIER (1975) und BRAY (1975).

7.1.3. Hunger-Sättigungsregulation

Unabhängig von möglichen Besonderheiten des Energiestoffwechsels und -bedarfs bleibt die Tatsache, daß die Energiebilanz in der Phase der Gewichtszunahme positiv sein muß, bei gewichtskonstanter Adipositas zwar ausgeglichen ist, jedoch auf erhöhtem Niveau. Offenbar liegt bei Adipösen ein Eßfehlverhalten vor, das einmal dadurch gekennzeichnet ist, daß in der Phase der Gewichtszunahme die Deckung des Energiebedarfs vom Organismus nicht erkannt oder nicht beachtet wird und andererseits bei konstantem Übergewicht von einem größeren Bedarf ausgeht, als der Norm entspricht.
Die Regulation der Nahrungsaufnahme ist außerordentlich vielschichtig und bis heute beim Menschen nicht befriedigend geklärt. Aus psychologischen Untersuchungen wurden verschiedene Hypothesen zur Erklärung des Fehlverhaltens bei der Nahrungsaufnahme abgeleitet (s. oben). Andere, vor allem durch Tierexperimente begründete Modelle berücksichtigen metabolische, humorale und neurale Einflüsse (BROBECK et al., 1943; KENNEDY, 1953; MAYER, 1953; MAYER, THOMAS, 1967; LE MAGNEN, 1959; ANAND, 1961; COHN, JOSEPH, 1962; LIEBELT et al., 1965; COLEMAN, HUMMEL, 1969; DEBEUS et al., 1969; HOEBEL, 1971; CIOFFI, SPERANZA, 1972; HAMILTON, 1973; ANTONETTI, 1973; BAILE, FORBES, 1974; REZEK, KROEGER, 1976 u. v. a.). BRAY u. CAMPFIELD (1975) haben kürzlich ein Modell entwickelt, das von der Hypothese ausgeht, daß der Energiegehalt des Körpers eine regulierte Größe sei. Eine Änderung des Gehaltes der gespeicherten Kalorien würde

demnach Signale auslösen, die kurz- oder langfristig eine Wiederherstellung des ursprünglichen Energieniveaus zum Ziele haben. Die Signale könnten im Sinne einer „feed-back" Regulation durch zirkulierende Metabolite des Kohlenhydrat-, Protein- oder Lipidstoffwechsels vermittelt werden. Auch dieses Modell erlaubt nicht, alle Phänomene bei Adipösen zu erklären.
Eine umfassende Darstellung der Regulation von Hunger und Sättigung mit besonderer Berücksichtigung des Adipositasproblems findet sich bei Reichsman (1972).

Zusammenfassend ergibt sich:

1. Eine Positivierung der Energiebilanz ist in der Regel als Folge einer Vielesserei oder eines Mangels an physischer Aktivität klar ersichtlich.
2. Solche Kausalzusammenhänge sind aber oft nicht ohne weiteres als Ursache der Adipositas erkennbar. Dies schließt nicht aus, daß sie eine ursächliche Rolle spielen, da auch geringe Änderungen der Energiebilanz, die der messenden Erfassung entgehen, auf Dauer zu erheblichem Übergewicht führen können.
3. *Quantitative* Unterschiede in der Ausbeute von Nahrungsenergie zwischen adipösen und normgewichtigen Personen sind nicht nachgewiesen worden und aus thermodynamischen Gründen unmöglich.
4. *Qualitative* Unterschiede der Energieausbeute mit Einschränkung der Thermogenese zugunsten einer gesteigerten ATP-Synthese sind als Charakteristikum der spontanen Adipositas oder als Folge bestimmter Ernährungsweisen postuliert worden.
5. Biochemische Mechanismen, die einer unterschiedlichen Thermogenese zugrunde liegen können, sind bekannt. Ihre mögliche quantitative Bedeutung kann nicht verläßlich abgeschätzt werden. Ihre tatsächliche quantiative Bedeutung im Energiestoffwechsel ist unter Grundumsatzbedingungen gering; unter physischer Aktivität wurde sie bisher nicht ermittelt.
6. Die Hunger-Sättigungs-Regulation ist bei Adipösen in der Phase der Gewichtszunahme nicht in der Lage, eine Überernährung zu verhindern. Bei gewichtskonstanter Adipositas bewirkt sie eine bedarfsgerechte Energieaufnahme auf erhöhtem Niveau. Die derzeitigen Modellvorstellungen zur Erklärung dieses Verhaltens sind noch hypothetisch.

7.2. Endokrin-metabolisches Syndrom

Unter der Vorstellung, daß der Adipositas entweder endokrine Störungen kausal zugrunde liegen, oder daß sie zu endokrinen Störungen führen kann, sind fast alle endokrinen Funktionen untersucht worden. Nur selten wurde die Adipositas differenziert. So ist kaum bekannt, ob in den untersuchten Fällen das Übergewicht aus der Kindheit persistierte oder erst im Erwachsenenalter erworben wurde, ob sich das Körpergewicht in einer statischen Phase der Gewichtskonstanz oder in einer dynamischen Phase der Gewichtszu- oder-abnahme befand (Carlson, 1967). Keiner der bisher erhobenen Befunde hat vermocht, die Pathogenese der Adipositas aus endokrinen Gründen zu erklären, doch sind einige Beobachtungen von großem Interesse für das Verständnis der Pathophysiologie der Adipositas (Übersichten: Rabinowitz, 1968, 1970; Porte, Bagdade, 1970; Bray et al., 1972; Kalkhoff, 1974; Bray, 1975).

7.2.1. Schilddrüse

In der älteren Literatur wurden wiederholt Befunde mitgeteilt, aus denen auf einen Hypometabolismus bei Adipositas geschlossen wurde, so daß der Verdacht auf Störungen der Schilddrüsenfunktion bestand. Obwohl inzwischen erkannt wurde, daß die Annahme einer Grundumsatzerniedrigung als Charakteristikum der Adipositas auf falschen methodischen Voraussetzungen beruhte (s. o.), hat sich in der ärztlichen Parixis die weitverbreitete Vorstellung gehalten, daß bei Adipösen eine latente Hypothyreose vorliege.

Burt und Stunkard (1964) schlossen aus Untersuchungen zur Achillessehnen-Reflexzeit auf einen hypometabolen Zustand bei Adipositas.

Eine Erniedrigung des proteingebundenen Jod wurde bei Adipösen beschrieben (Goldberg, Gordon, 1964; Gordon et al., 1963), auch wenn diese ausdrücklich als euthyreot charakterisiert waren (Scriba et al., 1967). Der Befund konnte aber von anderen Untersuchern nicht bestätigt werden (Glennon, Brech, 1965; Nicoloff, Drenick, 1966; Mertz et al., 1968 a, b). Ebenso blieb die Beobachtung einer Abnahme des sogenannten „freien T3“ bzw. der Zunahme des prozentualen proteingebundenen T3 in Abhängigkeit vom relativen Durchschnittsgewicht (Scriba et al., 1967) nicht unwidersprochen (Mertz et al., 1968 a, b).

Unter der Vorstellung, daß ein verbesserter Isolationseffekt des Fettgewebes zu geringeren Anforderungen an die Wärmeproduktion führen müsse, und dies in Änderungen des Metabolismus der Schilddrüsenhormone zum Ausdruck kommen könnte, wurden verschiedene Studien durchgeführt, die aber nicht zu den erwarteten Ergebnissen führten. Bei Adipösen war der Thyroxin-turnover signifikant gesteigert, während der extrathyreodale organische Jod-Pool, das thyroxinbindende Globulin und der Thyroxin-Abbau nicht von der Norm abwichen, so daß eine gesteigerte Ausscheidung durch Leber und Gastrointestinaltrakt vermutet wurde (BENOIT, DURRANCE, 1965). Der Thyroxin-turnover und die Aufnahme von Thyroxin in die Leber waren nach Gewichtsabnahme nicht gesteigert, sondern vermindert (NICOLOFF, DRENICK, 1966).

Eine abnorme Thyroxinbindung beobachteten PERLSTEIN et al. (1968) bei 12% der Adipösen. Im Fasten kam es nach SCHATZ et al. (1967, 1968) zu einem Abfall des thyroxinbindenden Globulins mit einem Anstieg des freien Thyroxins, während in einer anderen Untersuchung proteingebundenes Jod und thyroxinbindendes Globulin unverändert blieben. Der Abfall des thyroxinbindenden Prä-Albumins waren bei längeren Fasterperioden reversibel (SURYANARAYANA et al., 1968). PREMACHANDRA et al. (1970) beobachteten bei 4,3% der Adipösen ein thyroxinbindendes Globulin mit langsamer elektrophoretischer Wanderungsgeschwindigkeit und bei 7,3% Schilddrüsenantikörper im Blut. PERLSTEIN et al. (1971) konnten humorale Antikörper gegen die Schilddrüse sogar bei 82% der Adipösen nachweisen und bestätigen ihren früheren Hinweis auf eine abnorme Thyroxin-Proteinbindung im Serum. Hinweise auf Störungen der Schilddrüsenfunktion ergaben diese Studien dagegen nicht.

Der Effekt einer Behandlung von Adipösen mit Schilddrüsenhormon wurde sowohl in vivo als auch in vitro untersucht. Eine Behandlung mit Trijodthyronin vermochte den Anstieg der freien Fettsäuren im Serum nach Adrenalingabe nicht zu normalisieren (EGERT et al., 1968). Er war 30 Minuten nach Adrenalingabe sogar vermindert (BRAY et al., 1969). Bemerkenswerterweise führte die Behandlung mit Trijodthyronin zu einem dramatischen Anstieg der Somatotropinsekretion nach Argininstimulation, ohne die Insulinsekretion nach Arginin zu beeinflussen (BRAY et al., 1969; LONDONO et al., 1969). Untersuchungen zum Effekt der Trijodthyronin-Behandlung auf die Lipidsynthese in Haut- und Fettgewebe bei einem Adipösen liegen von GRIESENER u. THOMAS (1968) vor. Ausführlichere Studien zum Fettgewebsstoffwechsel publizierten BRAY u. GALLAGHER (1968) und BRAY (1969 a). Bei Adipösen ist die mitochondriale α-Glycerophosphatdehydrogenase des Fettgewebes vermindert (BRAY, 1969 a), beim Fasten fallen sowohl die zytoplasmatische als auch die mitochondriale α-Glycerophosphatdehydrogenase ab.

Die Aktivität des mitochondrialen Enzyms wurde jedoch durch Trijodthyronin-Vorbehandlung in der Weise gesteigert, daß der Abfall beim Fasten vermindert war. Trijodthyronin-Behandlung unter Reduktionskost steigerte erwartungsgemäß auch die Sauerstoffaufnahme in vivo und durch isolierte Fettzellen. Ein Effekt auf die Fettsäuresynthese der Fettzellen aus Glukose oder Pyruvat und auf den Insulineffekt auf die Glukoseoxydation fehlten, dagegen wurde der Insulineffekt auf den Einbau von Glukose in Glyzeridglyzerin gesteigert.
Zusammenfassend sind bei Adipositas verschiedene Befunde bekannt, die zeigen, daß die Behandlung mit Schilddrüsenhormonen bei Adipösen Veränderungen der endokrin-metabolischen Regulation im Sinne einer Normalisierung zu beeinflussen vermag. Hinweise auf Schilddrüsenantikörper und eine veränderte Thyroxinbindung im Serum liegen vor, jedoch ließ sich ein Hypometabolismus infolge verminderter Schilddrüsenhormonwirkung als Ursache oder Folge der Adipositas nicht wahrscheinlich machen. Damit fehlen auch rationale Argumente, die eine Behandlung der Adipositas mit Schilddrüsenhormonen rechtfertigen. (S. "Therapie")

7.2.2. Katecholamine

Eine Rolle der Katecholamine im endokrin metabolischen Syndrom der Adipositas wurde vermutet, da Katecholamine einen kalorigenen Effekt besitzen sollen und bekanntlich u. a. die Insulinsekretion hemmen, die Lipolyse und Glykogenolyse stimulieren. Erhöhte Spiegel könnten demnach an der Hyperlipacidämie und Hyperglykämie bei Adipositas beteiligt sein, während bei erniedrigten Hormonspiegeln der Katabolismus vermindert und das Gleichgewicht zwischen Lipidmobilisation und Deposition zugunsten der Deposition verschoben sein könnte (Rath u. Kujalowa, 1973). Es liegen aber nur wenige einschlägige Untersuchungen vor. Rath u. Kujalowa (1973) fanden bei adipösen Frauen eine erhöhte basale Ausscheidung von Noradrenalin, während die Unterschiede der Adrenalin-Ausscheidung nicht signifikant waren. Bei 4–5tägigem Fasten kam es zu einem Anstieg der Noradrenalin-Ausscheidung, der sich vom Verhalten der Kontrollen nicht wesentlich unterschied, obwohl die Absolutwerte höher lagen. Die Vanelinmandelsäure-Ausscheidung nahm im Fasten bei Übergewichtigen ab (Rath, Kujalowa, 1973; Pinter, Pattee, 1968 b) oder stieg weniger deutlich an, als bei normgewichtigen Kontrollen (Januszewicz et al., 1973). Aus den Befunden kann geschlossen werden, daß die sympathikusabhängige Steuerung des Stoffwechsels im Hunger nicht gestört ist. Morphologische Studien zur vegetativen Innervation der Inseln bei

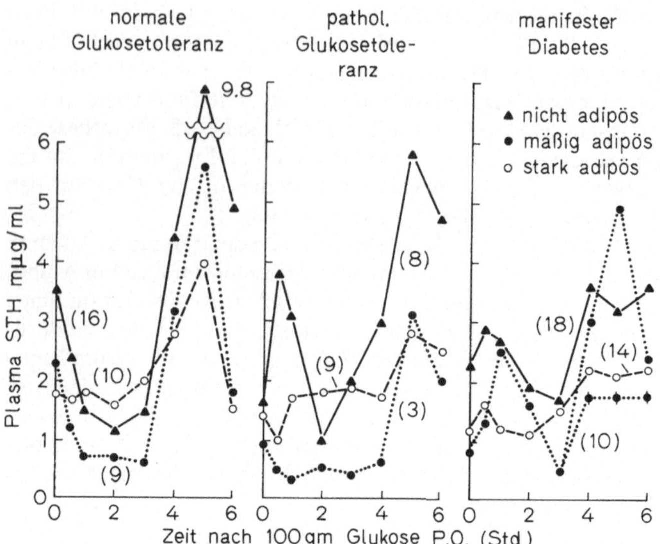

Abb. 14. Wachstumshormonspiegel im Plasma (Plasma STH) während 6stündiger Glukosetoleranzteste mit 100 g Glukose oral. Der späte Gipfel nach 4–5 Std. in der Gruppe der mäßig adipösen Diabetiker ist allein durch hohe Konzentrationen bei 3 Patienten bedingt, bei denen die Blutglukose zuvor auffällig stark abgefallen war. Die Mittelwerte dieser Gruppe nach 4–6 Std. unter Ausschluß dieser 3 Personen ist mit offenen Kreisen dargestellt. In ( ) ist die Zahl der Versuchspersonen pro Gruppe angegeben.
Es bedeuten:
normale Glukosetoleranz = Blutglukose stets < 160 mg/dl und nach 2 Std. ≦ 120 mg/dl
manifester Diabetes mellitus = Blutglukose maximal > 180 mg/dl und nach 2 Std. ≧ 120 mg/dl
pathologische Glukosetoleranz = Patienten, die keiner der beiden anderen Gruppen zugehören. (Yalow et al., 1965)

menschlicher Adipositas liegen nicht vor. Eine wesentliche Rolle der Katecholamine im endokrin metabolischen Syndrom der Fettsucht läßt sich demnach derzeit nicht erkennen.

7.2.3. Wachstumshormon (STH)

Die Hyperplasie des Fettgewebes bei Adipositas, erhöhte Fettsäurespiegel und Störungen der Glukosetoleranz trotz erhöhter Insulinspiegel ließen früh an eine Übersekretion von STH denken. Die Frage, ob STH eine Rolle in der aktuellen Stoffwechselregulation spielt, ist noch

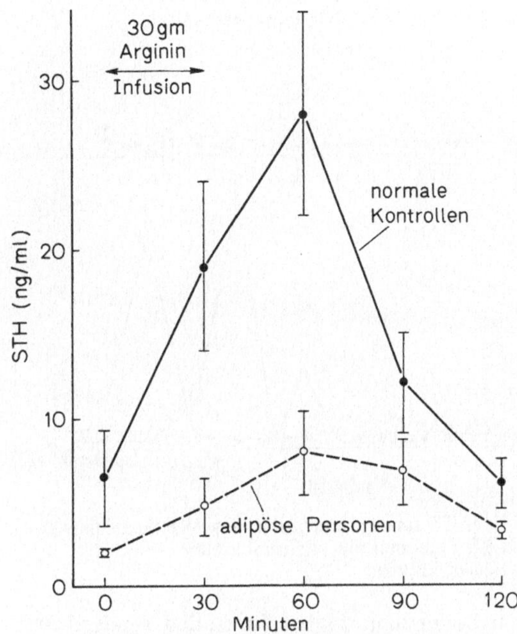

Abb. 15. Serumspiegel des immunreaktiven menschlichen Wachstumshormons (STH) nach Arginin-Infusion bei normalen Kontrollpersonen und Adipösen. Angegeben ist der Mittelwert ± S.E.M. (Copinischi et al., 1967)

unbeantwortet, die Annahme ist eher unwahrscheinlich. Andererseits erscheinen Langzeiteffekte einer gestörten STH-Sekretion durchaus möglich. Wie sich zeigt, entsprechen die klinischen Beobachtungen aber nicht immer den aufgrund der veränderten STH-Sekretion zu erwartenden Befunden, so daß unklar bleibt, ob und welche Bedeutung einer abnormen STH-Sekretion für die Pathophysiologie der Adipositas zukommt. Interesse beansprucht die veränderte STH-Sekretion aber auch, weil sich hier die Frage stellt, ob es sich um eine primär endokrine Störung oder eine Folge der Adipositas handelt.

Erste Berichte über eine abnorme STH-Sekretion bei Adipositas stammen von Roth et al. (1963), die bei zwei Adipösen die Beobachtung machten, daß der bei Normgewichtigen in typischer Weise 4–6 Stunden nach Glukosebelastung zu beobachtende Anstieg des STH ausblieb. Dieser Befund ist durch Yalow et al. (1965) bei 55 adipösen Patienten bestätigt und durch die wichtige Beobachtung ergänzt worden, daß die

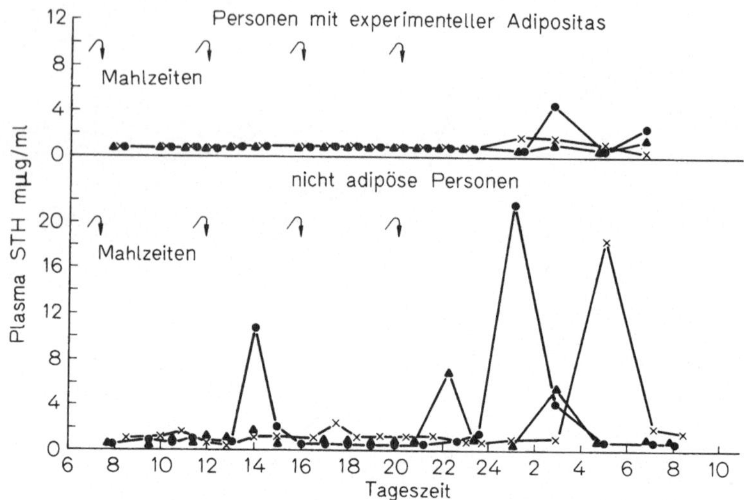

Abb. 16. Schwankungen der Plasmakonzentration des Wachstumshormons (STH) während 24 Std. bei 3 Personen mit experimenteller Adipositas und 3 nichtadipösen Kontrollen. (SIMS, HORTON, 1968)

gleichen Unterschiede nicht nur zu normalen Kontrollen, sondern auch zu normgewichtigen Diabetikern bestehen. Damit konnte das Argument entkräftet werden, daß Unterschiede des Blutzuckerabfalls in der Spätphase nach Glukosebelastung für die Beobachtung verantwortlich seien (Abb. 14).

Diesen grundlegenden Untersuchungen folgten zahlreiche detaillierte Studien. Einen verminderten Anstieg des STH nach Hypoglykämie beschrieben BECK et al. (1964), WEGIENKA et al. (1967), HENNEMANN (1967), LESSOF et al. (1965) sowie LONDONO et al. (1969). Auch bei der durch Belastung mit 2-Desoxy-D-Glukose ausgelösten Hypoglykämie ist der STH-Anstieg bei Adipositas vermindert (WEGIENKA et al., 1967). In vielen dieser früheren Arbeiten fehlen Angaben über die Glukosetoleranz der untersuchten Adipösen, doch wurde die unterschiedliche Insulinempfindlichkeit bei der Auslösung einer Insulin-Hypoglykämie in aller Regel berücksichtigt und ein Abfall um mindestens 40% unter den Nüchternwert verlangt (LONDONO et al., 1969).

Nikotinsäure führt wahrscheinlich über einen Abfall des Spiegels der freien Fettsäuren zur Stimulation der STH-Sekretion, die jedoch bei Adipösen auch dann vermindert ist, wenn eine starke Senkung der freien Fettsäuren erfolgt (IRIE et al., 1970). Ebenso ist bei Adipositas der STH-Anstieg nach Propranolol-Infusionen herabgesetzt (KATO et al., 1970).

Beim Gesunden werden im Tagesverlauf zahlreiche, eratisch auftretende, kurz anhaltende STH-Gipfel beobachtet (QUABBE et al., 1966; HUNTER et al., 1968) GLICK, 1968; PARKER et al.,1968; DI NATALE et al., 1973). Bei der experimentellen Adipositas sind diese „Spikes“ unabhängig vom Blutzuckerverhalten stark vermindert (SIMS u. HORTON, 1968) (Abb. 16).

Zu den frühen Beobachtungen gehört auch die Verminderung des STH-Anstiegs im Fasten und unter Arbeitsbelastung. Nach ROTH et al. (1963) ist der STH-Anstieg nach Arbeitsbelastung beim Adipösen herabgesetzt. Dies konnte von HANSEN (1973) bestätigt werden, während SCHWARZ et al. (1969) bei erschöpfender körperlicher Arbeit im Vergleich zu normgewichtigen Personen keine deutlichen Unterschiede des STH-Anstiegs fanden. Eine Beziehung des STH-Spiegels zum Verhalten der freien Fettsäuren des Plasmas bestand nicht. Ob dem STH-Anstieg bei Arbeit eine Bedeutung für die Regulation des Energiestoffwechsel zukommt, oder ob es sich nur um die Folge eines Stresses handelt, bleibt offen (BERCHTOLD et al., 1976).

Längeres Fasten oder Kalorienreduktion führt beim Gesunden zu einem Anstieg des STH, wobei jedoch erhebliche individuelle Schwankungen auftreten (QUABBE et al., 1966; HUNTER et al., 1968), so daß die Deutung von Unterschieden unter diesen Bedingungen sehr erschwert ist. Die Mehrzahl der Untersucher stimmt jedoch darin überein, daß bei Adipösen der STH-Anstieg unter Kalorienreduktion vermindert ist (HUNTER et al., 1966; SCHWARZ et al., 1966; HENNEMANN, 1967; LAWRENCE, 1966; QUABBE et al., 1966; QUABBE und HELGE, 1967; ROSSELIN et al., 1967).

Auch die STH-Sekretion nach Arginin-Infusionen ist bei Adipositas vermindert (LONDONO et al., 1969; ROSSELIN et al., 1967; RABINOWITZ et al., 1967; COPINSCHI et al., 1967; TCHOBROUTSKY et al., 1968). (Abb. 15).

Bei adipösen Kindern findet sich nach Glukosebelastung in 12 von 16 Fällen ein verminderter STH-Anstieg, der nicht durch einen verzögerten Abfall der Blutglukose infolge einer pathologischen Glukosetoleranz erklärt werden kann (THEODORIS et al., 1969). Ebenso ist der STH-Anstieg nach einer Insulin-Hypoglykämie herabgesetzt (CROUGHS et al., 1968).

Bei adipösen Jugendlichen unterscheiden SCHULTZ u. PARRA (1970) zwei Gruppen hinsichtlich der Anamnese der Adipositas, des basalen Hyperinsulinismus sowie der Körpergröße (s. "Insulin bei Adipositas vor dem Erwachsenenalter"). In beiden Gruppen ist der STH-Spiegel basal und nach Eiweiß- bzw. Eiweiß-Kohlenhydrat-Belastung unmeßbar niedrig, während nach oraler Glukosebelastung sowie nach Arginin-Infusion ein normaler Anstieg beobachtet wurde.

Die Beobachtung abnormer STH-Sekretion hat drei Fragen aufgeworfen:

Handelt es sich bei Adipösen um einen STH-Mangel oder um eine Sekretionsstörung und kann diese gegebenenfalls restauriert werden?

Ist die Störung der STH-Sekretion durch Gewichtsnormalisierung zu beseitigen bzw. kann sie bei experimenteller Adipositas durch Mast ausgelöst werden?

Welche pathophysiologische oder pathogenetische Bedeutung kann den Beobachtungen zugemessen werden?

Für das Verständnis der STH-Sekretionsstörungen ist wesentlich, daß die im Kollektiv beobachteten verminderten STH-Anstiege nicht als genereller STH-Mangel gedeutet werden dürfen, da häufig Individuen, die in einem Test eine pathologische Reaktion zeigen, in einem anderen Test normal reagieren (Ball et al., 1972; Tchobroutsky et al., 1968). Londono et al. (1969) gelang es, den verminderten STH-Anstieg unter Insulin-Hypoglykämie oder nach Arginin-Infusion durch Vorbehandlung mit Trijodthyronin zu normalisieren, während die pathologisch gesteigerte Insulinsekretion unter Arginin nicht normalisiert wurde. Stilböstrol-Behandlung vermochte in Einzelfällen bei adipösen Frauen die STH-Sekretion zu normalisieren.

Zahlreiche Untersuchungen liegen über die Effekte von Gewichtsabnahme und experimenteller Überernährung vor. Eine Normalisierung der STH-Sekretion nach Gewichtsverlust beobachteten Londono et al. (1969), Lessof et al. (1965) sowie Kalkhoff et al. (1970, 1971) bei Anwendung verschiedener Teste. Dagegen war nach kürzeren Phasen von Gewichtsreduktion eine Normalisierung im Glukose- oder Arginin-Test in der Regel nicht zu beobachten (Tchobroutsky et al., 1968). Auch El-Khodary et al. (1971) stellten fest, daß die verminderte Reaktion nach Arginin durch Gewichtsabnahme bei Männern und Frauen zwar verbessert werden kann, bei partieller Gewichtsnormalisierung aber nur teilweise. Diese Autoren fanden, daß interessanterweise in Einzelfällen, in denen trotz Gewichtsabnahme eine pathologische Reaktion bestehen blieb, sich diese durch Stilböstrol-Behandlung bessern ließ. Eine Deutung dieser Beobachtungen steht aus.

Besonders eingehende Studien liegen von Ball et al. (1970b, 1972) vor. Nach Gewichtsverlusten von 28 bis 81 kg waren die mittleren Nüchtern-STH-Spiegel unverändert. Der reaktive STH-Anstieg während des Blutglukoseabfalls nach Glukosebelastungen hatte zwar zugenommen, blieb jedoch unter demjenigen der normgewichtigen Kontrollen. Insgesamt blieb bei 10 von 17 Adipösen nach Gewichtsreduktion der STH-Anstieg eindeutig erniedrigt. Bei 5 von 6 dieser Personen, die 6–12 Monate später nachuntersucht werden konnten, hatte sich zu diesem Zeitpunkt die STH-Ausschüttung aber normalisiert. Dagegen blieb die Reaktion auf Insulin-Hypoglykämie sowohl unmittelbar als auch bis zu 12 Monaten nach der Gewichtsreduktion vermindert. Das Auftreten pathologischer STH-Sekretionsmuster in Abhängigkeit vom relativen Körpergewicht ist also individuell verschieden; ebenso deren Rückbildung nach Gewichtsnormalisierung. Bisher ist es nicht gelungen, den Effekt der Gewichtsnormalisierung auf die STH-Sekretion zu anderen klinischen Daten in Beziehung zu setzen (BALL et al., 1972).

Wesentliche Befunde, die gegen eine primäre pathogenetische Bedeutung der pathologischen STH-Sekretion sprechen, wurden bei den Mastversuchen von SIMS et al. (1968) sowie SIMS u. HORTON (1968) erhoben. In diesen Versuchen ist gezeigt worden, daß bei experimenteller Adipositas die STH-Sekretion unter Glukosebelastung pathologisch wird und sich nach Gewichtsnormalisierung wieder normalisiert.

Die pathophysiologische Bedeutung des verminderten STH-Anstiegs ist unklar. Da STH eine lipolytische Wirkung besitzt (HOLLENBERG, RABEN, 1959; BURNS, HALES, 1966), die durch Steigerung der Synthese von Enzymen, die an der Aktivierung der Fettgewebslipase beteiligt sind (FAIN, 1968), bedingt ist, könnte es naheliegen, den verminderten und verzögerten Anstieg der freien Fettsäuren und Ketokörper bei Adipösen (KECKWICK et al., 1959; GRIES et al., 1964) im Fasten mit einem relativen STH-Mangel in Verbindung zu bringen. Aus in vitro Versuchen ist aber andererseits bekannt, daß das Lipolyse-Verhalten wesentlich stärker durch den Insulinspiegel bestimmt wird. Hyperinsulinismus und erniedrigte STH-Spiegel wirken synergistisch. Jedenfalls muß das Verhalten dieser und anderer Hormone (Glukagon) im Zusammenhang gesehen werden. Das gilt besonders für den erniedrigten STH-Spiegel bei adipösen Kindern und Jugendlichen, denn gerade auch bei den für ihr Alter großen adipösen Jugendlichen ist der STH-Spiegel niedrig, so daß postuliert wurde, daß der fehlende anabole Effekt des STH durch den anabolen Effekt des Insulins, das in all diesen Fällen erhöht ist, überspielt wird (THEODORIS et al., 1969).

Obwohl die Persistenz pathologischer STH-Sekretionsmuster bei Gewichtsnormalisierung nach spontaner Adipositas wiederholt zu Spekulationen darüber angeregt hat, ob es sich hier um einen primären Defekt mit pathogenetischer Bedeutung handelt, kann aufgrund der Studien mit experimenteller Mast normgewichtiger Personen von SIMS geschlossen werden, daß die Störung der STH-Sekretion auch erworben werden kann.

Zusammenfassend wird eine Verminderung der STH-Sekretion unter verschiedenen Bedingungen bei der Mehrzahl der Adipösen beobachtet. Hierbei handelt es sich wahrscheinlich nicht um eine primäre Störung sondern um eine Folge des Übergewichts bzw. der Hyperalimentation. Ihre pathophysiologische Bedeutung ist noch unklar.

7.2.4. Kortikoide

Das klinische Bild der Adipositas kann dem Morbus-Cushing ähneln. Striae distensae rubrae werden bei 12% der Adipösen gefunden. Jüngere Altersklassen sind bevorzugt, Geschlechtsunterschiede werden nicht beobachtet (SIMKIN u. ARCE, 1962). Auch die Neigung zu nichtketotischer Hyperglykämie und Hyperplasie der Inseln ist beiden Störungen gemeinsam. Die Nebennierenrindenfunktion ist deshalb bei Adipositas gründlich untersucht worden.
Die renale Ausscheidung von 17 Ketogenen und 17 Ketosteroiden ist bei Patienten mit Striae größer als bei Adipösen ohne Striae (SIMKIN u. ARCE, 1962). Sie wird aber bei Adipositas generell gesteigert gefunden, auch bei Kindern (POISNIK, DIRARMONELO, 1956; COHEN, 1958; SZENAS, PATTEE, 1959; SCHTEINGART et al., 1963; KARL, RAITH, 1961; DUNKELMAN et al., 1964). Die Exkretion ist mit Dexamethason oder Methylprednisolon normal suprimierbar, der Tagesrhythmus in der Regel unauffällig (SIMKIN, ARCE, 1962; SCHTEINGART et al., 1963; MIGEON et al., 1963; MYLNARYK et al., 1962; SIMKIN, 1961; KARL, RAITH, 1961; GRAY et al., 1956; BAIRD, 1963). Auch bei Fettsüchtigen mit subklinischem Diabetes ist die Cortisolproduktion in aller Regel durch Dexamethason zu suprimieren, nicht dagegen die Produktion von Corticosteron (HÜTHER, RITZEL, 1971). Die Mehrzahl der Autoren stimmt darin überein, daß die gesteigerte Nebennierenrindenfunktion gut zum Körpergewicht, zur Körperoberfläche und zur sogenannten lean-body-mass korreliert (MYLNARYK et al., 1962; COPINSCHI et al., 1966; JACOBSEN et al., 1965; PREZIO et al., 1964; HERBERG et al., 1969), während andere eine solche Korrelation nicht eindeutig bestätigen konnten (SCHEINGART et al., 1963; MIGEON et al., 1963; COGATE, PRUNTY, 1963; BOYER et al., 1968, 1970; VAGUE et al., 1971). Auch eine Beziehung der Harnkortikoidausscheidung unter Basalbedingungen sowie nach ACTH-Stimulation und Metopyron zum relativen Körpergewicht wurde beschrieben (HERBERG et al., 1969). KONISHI (1964) beobachtete

Tabelle 9. Charakteristika der gesteigerten Nebennierenrindenfunktion bei Adipositas (n = 11) (SCHTEINGART u. CONN, 1965)

	Adipositas	Normal
1. U 17 – OHCS (mg/24 std)	9,0	5,4
2. CSR (mg/24 std)	24,5	15,0
3. Pl 17 – OHCS (μgm/24 std)	14,4	25,2
CSR/U17 – OHCS	2,4	2,96
4. TR (K)	0,0134	0,0087

1. = 17 Hydroxycorticosteroide im Urin; 2. = Cortisolsekretionsrate; 3. = 17 Hydroxycorticosteroide im Plasma; 4. = Cortisol „turnover“ Rate

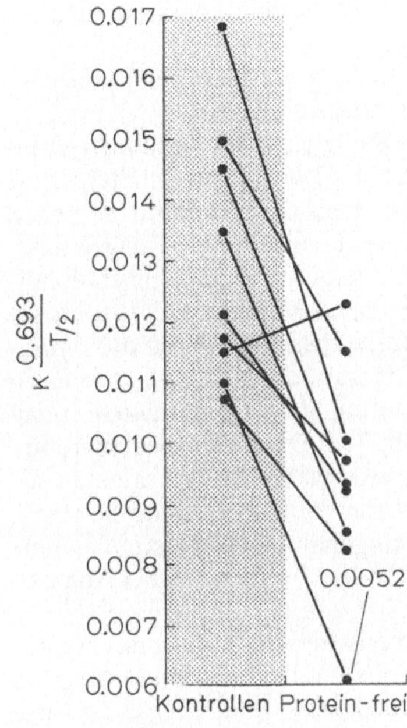

Abb. 17. Cortisol „turnover“ Raten Einfluß einer proteinfreien Ernährung bei adipösen Personen (n = 9). (SCHTEINGART u. CONN, 1965)

in einer sorgfältigen Studie unter kontrollierter Diät eine besonders enge Korrelation der Harn-17-Hydroxy-Korticoid- und Kreatinin-Ausscheidung und schloß daraus auf eine Abhängigkeit von der Muskelmasse.

Während in Übereinstimmung mit der gesteigerten Harnexkretion von Steroidmetaboliten eine gesteigerte Cortisolsekretionsrate gefunden wurde (KARL, RAITH, 1961; SCHTEINGART et al., 1963), sind Plasma-17-Hydroxy-Kortikosteroide und freies Cortisol eher niedrig (SCHTEINGART et al., 1963; SZENAS, PATTEE, 1965; SIMS, HORTON, 1968). MIGEON et al. (1963) sowie SCHTEINGART et al. (1963) schließen daraus auf einen gesteigerten Cortisol-turn-over (Tabelle 9).

Ein erhöhter nüchtern ACTH-Spiegel wird bei 1/3 der adipösen Frauen ohne Diabetes mellitus gefunden (VAGUE et al., 1974). Aus Untersuchungen der Ausscheidung von 17-Hydroxy-Kortikosteroiden im Tagesablauf schließen auch CERESA et al. (1970), daß der Hyperkortizismus bei Adipösen Folge einer gesteigerten basalen ACTH-Sekretion ist, während die ACTH-sekretorische Aktivität in den frühen Morgenstunden (Impulse activity) unauffällig ist. Auch MIGEON et al. (1963) beschreiben eine normale Tagesrhythmik. Die ACTH-Sekretion nach Insulinhypoglykämie (BELL et al., 1970; VAGUE et al., 1974) sowie nach

leichter Muskelarbeit (Vague et al., 1974) ist bei Adipösen nicht gesteigert.
Das Verhalten der Aldosteron-Ausscheidung bei Adipösen ist umstritten (Meinicke et al., 1958; Franken, Irmscher, 1959).
Verschiedene Studien liegen zur Diätabhängigkeit der Nebennierenrindenfunktion vor. Nach Dunkelman et al. (1964) kann die Steigerung der Nebennierenrindenfunktion nach Gewichtsreduktion bestehen bleiben. Schteingart, Conn (1965, 1968) beobachteten dagegen unter Reduktionskost einen bei Norm- und Übergewichtigen ähnlich deutlichen Abfall der Cortisolsekretion und der Exkretion von Cortisolmetaboliten im Urin, während sie im Kurzzeitexperiment durch proteinreiche Kost bei Normgewichtigen eine Steigerung der Nebennierenrindenfunktion induzieren konnten. Proteinzufuhr steigerte das Glomerulusfiltrat und den Cortisol-turnover (Abb. 17). Da die Cortisolexkretion eng zum Glomerulusfiltrat korreliert (Konishi, 1964), schlossen die Autoren, daß der hepatische Metabolismus des Cortisols und die renale Exkretion in Abhängigkeit vom Proteingehalt der Nahrung eine entscheidende Rolle bei der Nebennierenrindenüberfunktion bei Adipositas spiele.
Für die Frage einer primären pathogenetischen Bedeutung des Hyperkortizismus sind die Studien bei experimenteller Überernährung am Menschen wesentlich. Sie zeigen, daß die bei spontaner Adipositas vorliegenden Veränderungen induziert werden können. Die Cortisolsekretion steigt absolut und proportional zum Körpergewicht, zur Körperoberfläche bzw. zur Kreatinin-Ausscheidung an (Migeon et al., 1963; O'Connell et al., 1973), ebenso die 17-Hydroxy-Kortikosteroid-Ausscheidung (O'Connell et al., 1973). Die Plasma-Cortisol-Konzentration bleibt dagegen unverändert (O'Connell et al., 1973), der Spiegel des freien Cortisol ist erniedrigt (Sims, Horton 1968). Damit ist wahrscheinlich, daß der Hyperkortizismus bei Adipositas erworben ist. Als auslösende Ursache kommt nach den Befunden von Scheingart, Conn (1965) dem Proteingehalt der Kost die entscheidende Bedeutung zu. Aufgrund der engen statistischen Korrelationen muß aber auch die größere Körpermasse bzw. generell die kalorische Hyperalimentation in Betracht gezogen werden.
In Umkehrung der bisher referierten Studien wurde auf der anderen Seite die Frage einer glukokortikoidinduzierten Adipositas untersucht. Ein exogener Hyperglukokortizismus führt im Wachstumsalter bei Mensch und Tier nicht zur Zunahme des Körpergewichts (Blodget et al., 1956; Hollifield, Parson, 1959; Morris et al., 1968). Nach Abschluß der Wachstumsphase wird aber – auch wenn die Gewichtszunahme nicht erheblich ist – der Anteil des Körperfettes auf Kosten des Proteinanteils vergrößert (Hollifield, Parson, 1959; Isaksson et al.,

1967). Die Lipidsynthese des Fettgewebes aus Acetat ist bei 11-Dehydrocorticosteron behandelten Mäusen selbst im Fasten gesteigert (HOLLIFIELD, PARSON, 1959). Damit wird der Kaloriengehalt des Organismus erhöht. Die Veränderungen sprechen für eine Verschiebung der Energiebilanz entweder durch gesteigerte Nahrungsaufnahme oder durch verminderte körperliche Aktivität (z. B. infolge Muskelschwäche, wie bei Morbus-Cushing, FITCH, 1968). Entsprechende Studien am Menschen fehlen jedoch.

Unabhängig davon, daß eine kausale Bedeutung des Hyperkortizismus für die Entwicklung des Übergewichts unwahrscheinlich ist, muß jedoch seine mögliche Rolle im metabolischen Syndrom der Adipositas, besonders dem Kohlenhydratstoffwechsel diskutiert werden. Hyperkortizismus könnte nach HOLLIFIELD (1968) zur Steigerung der Glukoneogenese auf Kosten des körpereigenen Proteins, infolge vermehrten Anfalls von Glukose zur Inselzellhypertrophie und Hyperinsulinämie, und damit zur Steigerung der Lipidsynthese und rascher Inkorporation von Nahrungsfett in die Depots führen. Eine Steigerung der Glukoneogenese ist verschiedentlich angenommen worden (ARKI, FREINKEL, 1966; SHREEVE et al., 1968) und konnte kürzlich bewiesen werden (FELIG et al., 1974). (Vergl. „Hyperinsulinismus und periphere Insulinresistenz“).

Auch eine indirekte Glukokorticoidwirkung ist möglich. Behandlung mit Glukokorticoiden führt zu einem erhöhten basalen Glucagonspiegel und einem vermehrten Anstieg nach Argininbelastung, der von erhöhten Blutglukose- und Insulinspiegeln begleitet ist (MARCO et al., 1973). Ein erhöhter Cortisolspiegel könnte auch direkt die Kohlenhydratutilisation der Peripherie inhibieren (ZIMMERMANN, 1964; ASHMORE, 1964; KIPNIS, STEIN, 1964; MUNCK, 1971). Diesen Hypothesen steht allerdings entgegen, daß der Spiegel des freien Cortisol bei Adipositas erniedrigt ist. Ob der Hyperkortizismus überhaupt für die diabetogenen Effekte der Adipositas von Bedeutung ist, muß nach Untersuchungen von HACKENBERG et al. (1971) angezweifelt werden. Diese Autoren konnten bei Adipösen durch 5tägige Behandlung mit 6-Dehydro-16-Methylen-Hydrocortison (Stc-407) eine signifikante Hemmung der ACTH- und folglich auch der Cortisol- und Corticosteronsekretion um etwa ein Drittel erreichen. Die Abnahme der Insulinsekretion und die geringe Besserung der Glukosetoleranz waren jedoch statistisch nicht zu sichern.

Zusammenfassend wird in enger Korrelation zu anthropometrischen Maßen bei der Mehrzahl der Adipösen ein Hyperkortizismus beobachtet, der als Adaptation an die vergrößerte Körpermasse bzw. als die Folge einer (spezifischen) Hyperalimentation aufzufassen ist. Eine wesentliche und vielfältige Bedeutung des Hyperkortizismus für das metabolische Syndrom der Adipositas liegt nahe, ist jedoch bisher noch nicht befriedigenderweise nachgewiesen worden.

7.2.5. Glukagon

Glukagon als Partner des Insulins in der bihormonalen Pathogenese des Diabetes mellitus (FERNER, 1952; UNGER, ORCI, 1975) und die Tatsa-

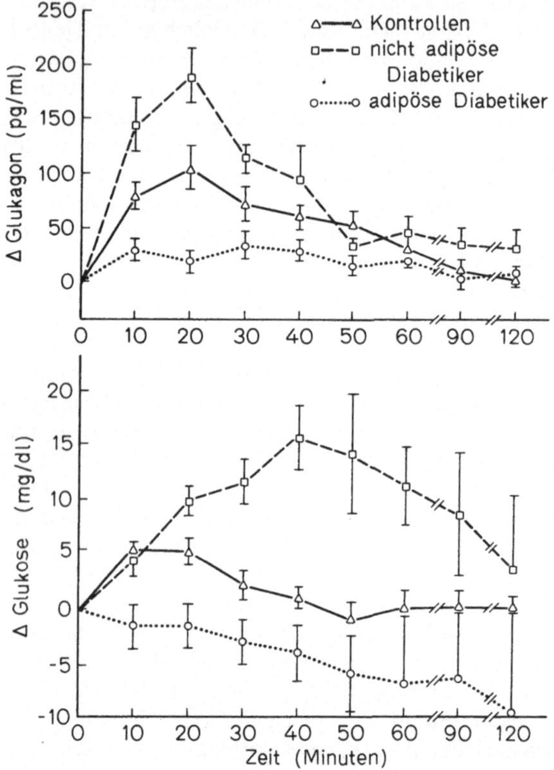

Abb. 18. Abweichung der Plasma-Glukagon- und Glukosekonzentration vom Basalwert (Mittelwert ± S.E.M.) nach Infusion von Alanin bei normalen Kontrollpersonen sowie nichtadipösen und adipösen Diabetikern in der postabsorptiven Phase.
Der Anstieg des Glukagonspiegels war bei den nichtadipösen Diabetikern signifikant größer als bei den Kontrollen (nach 10 Minuten $p < 0.05$, nach 20 Minuten $p < 0.05$). Der Anstieg des Glukagons war bei den adipösen Diabetikern signifikant geringer als bei den Kontrollen (nach 10 Minuten $p < 0.05$, nach 20 Minuten $p < 0.01$). (WISE et al., 1973)

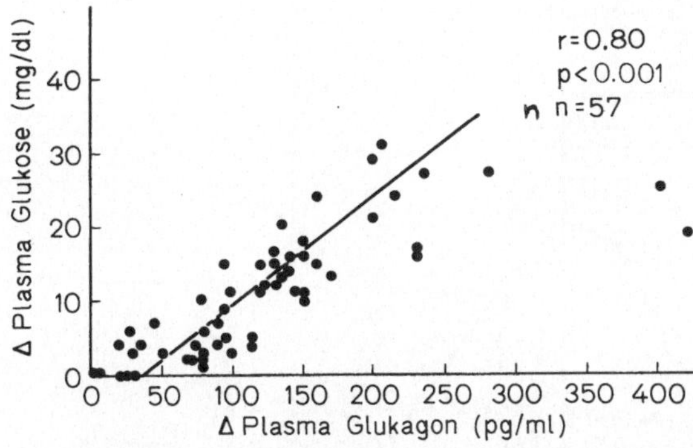

Abb. 19. Beziehung zwischen dem maximalen Anstieg der Plasma-Glukagon- und Glukosekonzentration nach Alanin-Infusion. (WISE et al., 1973)

che, daß Behandlung mit Glukagon zu einigen Veränderungen führt, wie β-Zellhyperplasie, Abnahme der Insulinbindung in der Leber, Hyperinsulinismus, Steigerungen der insulinstimulierten Glukoseaufnahme im Fettgewebe, jedoch nicht im Muskel (LAZARUS u. VOLK, 1958; SKINNER u. MADISON, 1960 a, b, 1965), die auch bei Adipositas beobachtet werden, haben Interesse an der Glukagonsekretion bei Adipositas geweckt.

Der basale Glukagonspiegel liegt bei Adipösen mit normaler Glukosetoleranz im gleichen Bereich wie bei normgewichtigen Kontrollen (SCHADE, EATON, 1974; GOSSAIN et al., 1973, 1974; KALKHOFF et al., 1973). Er ist auch bei adipösen Kindern mit normaler Glukosetoleranz in 3 von 4 Fällen nahe dem Normbereich, dagegen bei adipösen Kindern mit pathologischer Glukosetoleranz in Übereinstimmung mit Befunden bei Erwachsenen (GOSSAIN et al., 1974; UNGER et al., 1972; DROST et al., 1975) erhöht (PAULSEN u. LAWRENCE, 1968). Die Beobachtung, daß die Hyperglukagonämie bei Diabetikern durch Insulinbehandlung normalisiert werden kann (UNGER et al., 1972), weist auf eine kausale Bedeutung des relativen Insulinmangels hin.

Durch Glukose wird der Glukagonspiegel bei Adipösen rasch und in ähnlichem Maße wie bei Kontrollen supprimiert (KALKHOFF et al., 1973; GOSSAIN et al., 1974; PAULSEN, LAWRENCE, 1968; UNGER et al., 1972). Die intravenöse Belastung mit Glukose führt bei Diabetikern zu keiner signifikanten Suppression des Glukagonspiegels, jedoch ist diese bei adipösen Diabetikern deutlicher als bei normgewichtigen Diabetikern (GOSSAIN et al., 1973, 1974).

Eine Proteinmahlzeit führt bei Adipösen und Normgewichtigen mit

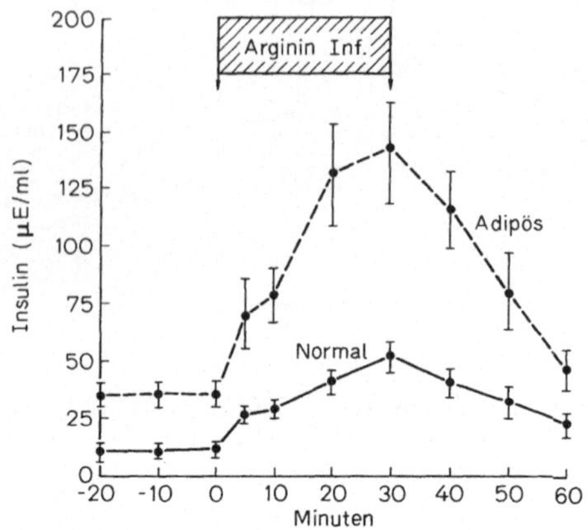

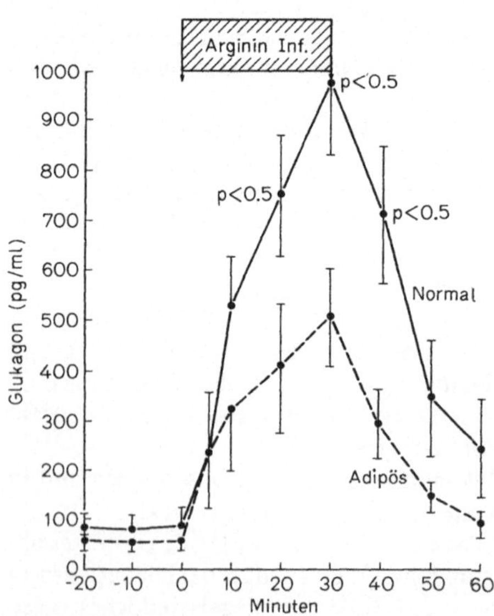

Abb. 20. Die Wirkung einer Argininfusion auf die Konzentrationen des Seruminsulins (oben) und des Plasmaglukagons (unten) bei normalgewichtigen und adipösen Personen. (Schade u. Eaton, 1974)

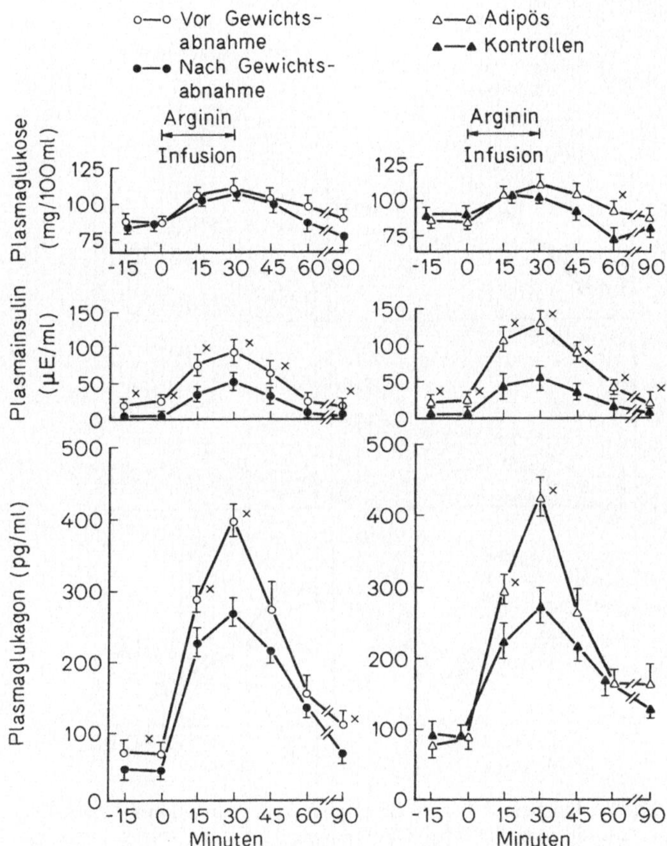

Abb. 21. Die Wirkung einer 30 min. dauernden Argininfusion auf Plasmaglukose, Plasmainsulin und Plasmaglukagon bei sechs Frauen vor und nach Gewichtsabnahme (linker Teil der Abb.) und bei neun adipösen und acht normalgewichtigen Frauen (rechter Teil der Abb.). Angegeben sind Mittelwerte ± S.E.M. Die mit Sternchen bezeichneten Wertpaare sind signifikant voneinander verschieden ($p < 0.05$). (KALKHOFF et al., 1973)

normaler oder pathologischer Glukosetoleranz zum Anstieg des Glukagonspiegels, bei pathologischer Glukosetoleranz zwar auf erhöhtem Niveau aber parallel zu den Kontrollen (GOSSAIN et al., 1973, 1974; KALKHOFF et al., 1973).

Alaninbelastung führt bei Kontrollpersonen regelmäßig zu einem Glukagonanstieg; dieser ist beim Fasten und bei normgewichtigen Diabeti-

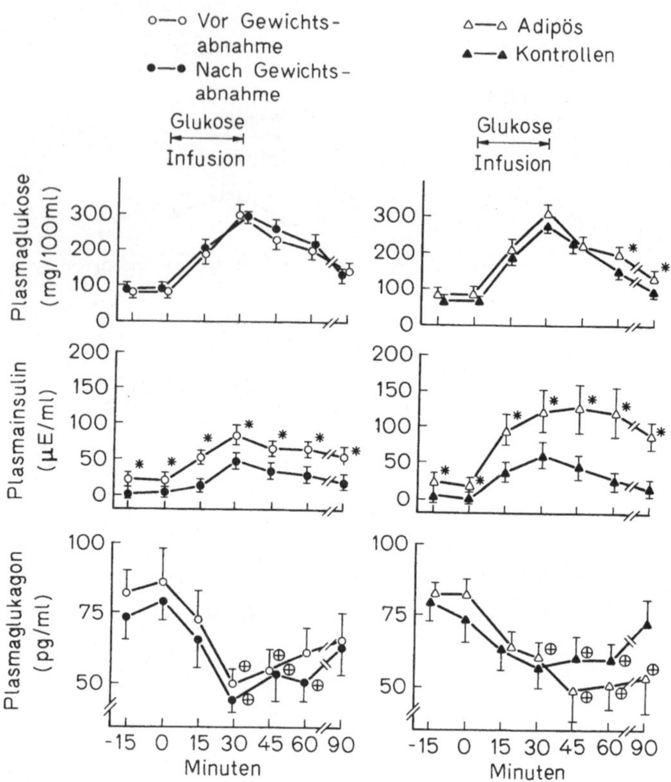

Abb. 22. Die Wirkung einer 30 min. dauernden Glukoseinfusion auf Plasmaglukose, Plasmainsulin und Plasmaglukagon bei sechs Frauen vor und nach Gewichtsabnahme (linker Teil der Abb.) und bei neun adipösen und acht normalgewichtigen Frauen (rechter Teil der Abb.). Angegeben sind Mittelwerte ± S.E.M. Die mit Sternchen bezeichneten Wertpaare sind signifikant voneinander verschieden ($p < 0.05$). Die umrandeten Pluszeichen stehen bei den Glukagonwerten, die signifikant tiefer sind als die Ausgangswerte zur Zeit 0 ($p < 0.05$). (KALKHOFF et al., 1973)

kern verstärkt (WISE et al., 1973). Bei Adipösen kommt es dagegen nur zu einem stark verminderten Anstieg selbst in den Fällen, wo gleichzeitig ein Diabetes vorliegt (WISE et al., 1972, 1973). Der Glukagonanstieg korreliert unter der Alaninbelastung stets eng zum Anstieg der Glukose (Abb. 18 u. 19).

Der Glukagonanstieg nach Arginin wies in den frühen Untersuchungen von UNGER et al. (1970) bei Diabetikern keine Beziehung zum Übergewicht auf. Er war nach SCHADE u. EATON (1974) bei Adipösen mit normaler Glukosetoleranz (ebenso wie der Anstieg der Glukose) vermindert (Abb. 20), dagegen nach KALKHOFF et al. (1973) sowie GOSSAIN et al. (1973, 1974) unabhängig von der Glukosetoleranz gesteigert (Abb. 21 u. 22). Die unterschiedlichen Befunde unter Argininbelastung können durch die Vorernährung bedingt sein. Kohlenhydratreiche Kost supprimiert die Glukagonsekretion (MÜLLER et al., 1971). Auch unterschiedliche Konzentrationen der freien Fettsäuren können von Bedeutung sein, da Hyperlipacidämie den Glukagonspiegel reduziert (LUYCKX, LEFEBVRE 1970; MADISON, 1968), ebenso Unterschiede endokriner Funktionen, da eine gesteigerte Sekretion auch bei normgewichtigen Diabetikern (GOSSAIN et al., 1974), bei aktiver Akromegalie (GOLDFINE et al., 1972) und nach Glukokortikoidtherapie (MARCO et al., 1973) beobachtet wird.

Bei 84stündigem Fasten steigt Glukagon im Gegensatz zu normgewichtigen Kontrollen bei Adipösen nicht bzw. nicht regelmäßig an (WISE et al., 1972; FLOYD et al., 1972). Eine gesteigerte Glukagonsekretion nach Arginin wird bei adipösen Frauen durch eine Gewichtsreduktion, die ausreicht, um den Hyperinsulinismus zu beseitigen, gleichfalls normalisiert (KALKHOFF et al., 1973).

Die Unterschiedlichkeit der Beobachtungen der verschiedenen Arbeitsgruppen läßt vermuten, daß außer Unterschieden des Patientengutes auch die Methoden hierfür verantwortlich sein könnten. Auch ist die Deutung einzelner Befunde divergierend. WISE et al. (1972) folgerten, daß Adipositas als Glukagonmangelzustand charakterisiert werden könne und spekulieren, daß eine erhöhte Kohlenhydrataufnahme Ursache des Hyperinsulinismus sei und dieser gemeinsam mit der gesteigerten Kohlenhydrataufnahme verantwortlich für die Suppression des Glukagon sein könne (WISE et al., 1973). KALKHOFF et al. (1973) konnten dagegen eine einheitliche Beziehung zwischen dem Hyperinsulinismus bei Adipositas und Störungen der Glukagonsekretion nicht erkennen. Diese Arbeitsgruppe kommt vielmehr zu dem Schluß, daß die α-Zellfunktion bei nichtdiabetischen Adipösen insgesamt normal sei und sich die Hyperglukagonämie nach Arginin derzeit einer Deutung entziehe (KALKHOFF et al., 1973; GOSSAIN et al., 1974). Da die Hyperglukagonämie nach Arginin durch Gewichtsreduktion reversibel ist, handelt es sich offenbar um eine erworbene Störung.

Für die Beurteilung der pathophysiologischen Bedeutung des Glukagon ist die Kenntnis des Glukagon-Insulin-Quotienten wesentlich (SAKURAI et al., 1975). Hierzu liegen leider keine systematischen Studien vor. Eine nachträgliche Berechnung des Quotienten ist auch in den Fällen, in denen beide Hormone gemessen wurden, nicht möglich, da nur Mittelwerte und Streuungen der Hormonspiegel publiziert wurden. Die Bedeutung des Glukagon für die Pathophysiologie des endokrin-metabolischen Syndroms der Adipositas ist mithin zur Zeit nicht beurteilbar. Doch unterstreicht die im allgemeinen normale Dynamik der Glukagonsekretion bei Hyperinsulinismus die Bedeutung des Insulins (SHERWIN et al., 1976; LEVINE, 1976).

7.2.6. Insulin

Aufgrund reaktiver Hypoglykämien und Inselzellhyperplasien vermutete OGILVIE schon 1935, daß Glukosetoleranzstörungen bei Fettsüchtigen nicht Folge eines Insulinmangels sein können. Der Beweis für diese Annahme wurde aber erst vor etwa einem Jahrzehnt erbracht, als KARAM in den USA, SAMAAN u. FRASER, DAWEKE u. BOTTERMANN in Europa den Seruminsulinspiegel und die Insulinsekretion bei Adipositas bestimmten. Die Beobachtungen dieser Autoren sind seitdem in bemerkenswerter Weise ergänzt und analysiert worden. Die wichtigsten Befunde kann man wie folgt zusammenfassen.

Bei Fettsucht ist der Insulinspiegel basal und nach Stimulation mit Glukose erhöht (AZERAD et al., 1969; BAGDADE, 1968; BAGDADE et al., 1967, 1969; BECK et al., 1964; BOEUF, VAGUE, 1967; BOOSHELL et al., 1968; COLWELL, LEIN, 1967; CROCKFORD et al., 1969; DECKERT, HAGERUP, 1967; FRANCKSON et al., 1966; HALES, RANDLE, 1963; HOLLOBAUGH, BOSHELL, 1969; KARAM et al., 1963; KREISBERG et al., 1967; LUYCKX, LEFEBVRE, 1969; MELANI, 1968; PERLEY , KIPNIS, 1966, 1967; ROSSELIN et al., 1971; SELTZER et al., 1967; VAGUE et al., 1970; YALOW et al., 1965; CORVILLAIN et al., 1961; PHEAR, 1962; SAMAAN et al., 1965; DAWEKE et al., 1963, 1965; LUFT et al., 1968).

Auch bei Adipösen mit subklinischem und klinischem Diabetes besteht kein absoluter Insulinmangel, häufig sogar ein Hyperinsulinismus, doch haben Adipöse mit einem klinisch manifesten Diabetes relativ niedrigere Insulinspiegel als Fettsüchtige ohne klinisch manifesten Diabetes (AZERAD et al., 1969; BAGDADE et al., 1967; BOEUF, VAGUE 1967; BOSHELL et al., 1968; COLWELL, LEIN, 1967; KARAM et al., 1963, 1965; LUYCKX , LEFEBVRE, 1969; PERLEY, KIPNIS, 1967; SELTZER et al., 1967; KREISBERG et al., 1967; SAMAAN et al., 1965; SUSSMAN, 1966; ABRAMSON, ARKY, 1967; DAWEKE et al., 1965; YALOW et al., 1965).

Daraus folgt, daß bei Adipositas die Wirksamkeit des Insulins herabgesetzt sein muß. Der Diabetes ist demnach nicht als Folge eines absoluten Insulinmangels, sondern eines relativen Insulinmangels bei Insulininsensitivität aufzufassen.

Grundlegende Beobachtungen zur Insulinsekretion wurden schon sehr früh mit biologischen Nachweismethoden des Insulins erarbeitet, von denen einige erwähnt seien:
Während bei Adipositas ohne manifesten Diabetes die durch Insulin-Antikörper hemmbare (typical) ebenso wie die nicht hemmbare (atypical) insulinähnliche Aktivität (ILA) erhöht gefunden wurde, war bei Adipösen mit manifestem Diabetes nur die atypische ILA erhöht (SAMAAN et al., 1965). Bei adipösen Diabetikern war die Gesamt-ILA basal und nach Glukose nicht erniedrigt, sondern normal oder sogar erhöht (BORNSTEIN, LAWRENCE, 1951; VALLANCE-OWEN et al., 1955; SELTZER, SMITH, 1959; STEINKE et al., 1961, 1962; DAWEKE et al., 1965). Der Anstieg nach Glukose erfolgte verzögert (KARAM et al., 1963; DAWEKE et al., 1965).
Die heutigen Vorstellungen zur Insulinsekretion wurden wesentlich durch diese frühen Studien geprägt. Die Detailkenntnisse basieren jedoch weitgehend auf späteren Untersuchungen mit radioimmunologischen Nachweismethoden. Besonderes Interesse fanden:

1. Beziehungen der Insulinsekretion zu Verlaufsformen und Schweregrad der Fettsucht,
2. Kinetik der Insulinsekretion unter verschiedenen Stimuli,
3. Beziehungen der Insulinsekretion zum basalen Insulinspiegel und der Glukosetoleranz, sowie
4. die Ursachen und die Beeinflußbarkeit des Hyperinsulinismus und
5. das Phänomen der Insulininsensitivität.

Bei der Beurteilung der nachfolgend zu schildernden Daten muß bedacht werden, daß auch die immunologischen Insulinbestimmungen nicht absolut spezifisch sind, vielmehr insulinähnliche Peptide einbeziehen können, wie Proinsulin, das etwa 10–20% des bestimmten Isulins ausmachen kann (GORDON, ROTH, 1969). Auch sind Versuche, die Sekretionsrate des Insulins direkt zu messen, kaum unternommen worden (NIKKILÄ, TASKINEN, 1971). Rückschlüsse von Plasmainsulinspiegeln auf die Sekretionsrate basieren aber auf 3 Voraussetzungen: die Schwundrate des Insulins aus dem Plasma muß unabhängig von der Insulinsekretion sein, sie muß für ein Individuum konstant bleiben und durch pathologische Zustände nicht wesentlich beeinflußt werden. Obwohl keine Hinweise dafür vorliegen, daß diese Prämissen falsch sind, können sie jedoch keineswegs als bewiesen angesehen werden und stellen möglicherweise eine ernste Fehlerquelle bei der Beurteilung der Befunde dar.

Beziehung der Insulinsekretion zu Typen, Schweregrad und Verlaufsformen der Adipositas

Von grundlegender Bedeutung ist die Erkenntnis, daß eine gesteigerte Insulinsekretion, z. B. nach Glukose oder Tolbutamid nur bei Übergewicht beobachtet wird, das durch Adipositas bedingt ist, nicht aber bei Übergewicht durch Vermehrung der Muskelmasse, wie bei Gewichthebern. Letztere weisen nach Glukose sogar eher niedrigere Insulinwerte auf als normale Kontrollen (KALKHOFF, FERROU, 1971). Diese Tatsache ist nur in wenigen Untersuchungen ausdrücklich beachtet worden und kann möglicherweise fehlende Übereinstimmungen zwischen den Befunden verschiedener Arbeitsgruppen erklären.

Basaler Insulinspiegel. Relativ unterschiedliche Beobachtungen liegen zum *basalen-Insulin*-Spiegel vor. Verschiedentlich wurden bei dem größeren Teil der Adipösen mit normaler Glukosetoleranz erhöhte Werte gefunden (FARRANT et al., 1969; DAWEKE et al., 1969). Bei fettsüchtigen Frauen wurden sie nicht bestätigt (LAMBERT et al., 1966). Beziehungen zwischen Körpergewicht und Nüchterninsulin konnten von manchen Autoren nicht nachgewiesen werden (DECKERT, HAGERUP, 1967; DAWEKE et al., 1969; STEPHAN et al., 1972), während sie von anderen eindeutig zu sichern waren (BAGDADE et al., 1967, 1969; PORTE, BAGDA-

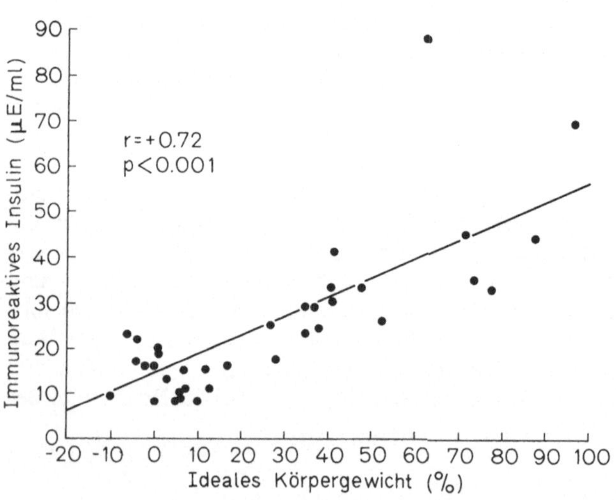

Abb. 23. Korrelation zwischen dem Seruminsulin und dem Ausmaß der Adipositas, ausgedrückt in % des idealen Körpergewichts. (BAGDADE et al., 1967)

DE, 1970; KOSAKA et al., 1972; STEPHAN et al., 1972; EL-KHODARY et al., 1972) auch wenn die Kollektive Norm- und Übergewichtiger getrennt analysiert wurden (RATZMANN et al., 1975). (Abb. 23 und 24).

Eine Korrelation zwischen dem durch antroprometrische Messungen ermittelten Grad der Adipositas und dem basalen Insulinspiegel fanden OLEFSKY et al. (1974) nur bei Männern, nicht aber bei Frauen. Die Korrelation zur Körperfettmasse wird von EL-KHODARY et al. (1972) bestätigt, jedoch ohne den Nachweis von Geschlechtsunterschieden. Eine Korrelation des basalen Insulinspiegels zum Körpergewicht ist auch bei erwachsenen Diabetikern beschrieben (GOODNER et al., 1969), aber nicht bestätigt worden (EL-KHODARY et al., 1972). Nach GIBSON et al. (1975) bestehen positive Korrelationen des Log des Nüchterninsu-

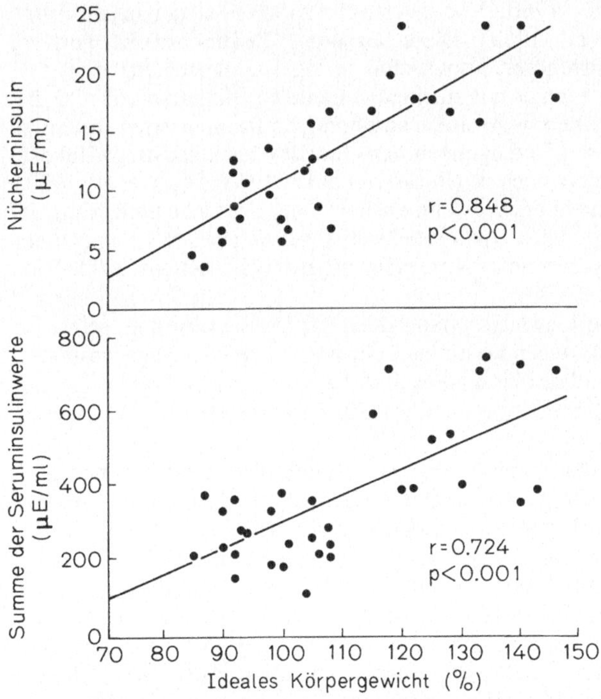

Abb. 24. Korrelationen zwischen dem Ausmaß der Adipositas, ausgedrückt in % des idealen Körpergewichts und dem Nüchterninsulin (oben) sowie der Summe der Insulinwerte während einer oralen 100 g Glukosebelastung (unten). (KOSAKA et al., 1972)

linspiegels zum ponderal index, dem prozentualen Idealgewicht, dem prozentualen Körperfett, dem Log der subscapularen Hautfaltendicke sowie dem Log der Hautfaltendicke über dem Triceps, letztere jedoch nur bei Frauen.
In Übereinstimmung mit der Annahme, daß eine renale Insulinausscheidung proportional zum Plasmaspiegel erfolgt, ist der Insulingehalt des Urins bei Adipositas um ein vielfaches gesteigert (Jörgensen, 1969; Hellier, 1970; Lowy et al., 1966, Aun et al. 1975).

Insulin nach Stimulation mit Glucose. Einheitlichere Beobachtungen liegen zur *stimulierten Insulin*-Sekretion vor. Am besten untersucht ist die Stimulation mit Glukose. Weitgehende Übereinstimmung besteht darin, daß Adipöse beiderlei Geschlechts auf Glukose mit einer gesteigerten Insulinsekretion reagieren (Stephan et al., 1972; Kosaka et al., 1972; Bagdade et al., 1967; Bagdade, 1968; Porte, Bagdade, 1970; Lambert et al., 1966; Vague et al., 1968a; Farrant et al., 1969; Danowski et al., 1969). Diese besondere Reaktionsweise wird vor allem bei intravenöser Applikation geringer Glukosemengen (1–5 g) deutlich, bei denen es nur zu einem minimalen Blutglukoseanstieg, bei Adipösen aber bereits zu einem ausgeprägten Insulinanstieg kommt, so daß unter diesen Bedingungen der Quotient-Insulinanstieg/Glukoseanstieg besonders hoch ist (Pelkonen et al., 1968; Jacot et al., 1973). (Abb. 25) Eine ähnliche, wenn auch weniger deutliche Steigerung der Insulinsekretion nach Glukosebelastung weisen auch Normalpersonen nach kohlenhydratreicher Vorernährung auf (Grey, Kipnis, 1971; Reaven, Olefsky, 1974).
Eine deutliche Gewichtsabhängigkeit der Insulinsekretion, selbst bei Nichtadipösen, zeigen kontinuierliche Messungen des Tagesprofils der Blutglukose und des Plasmainsulins, die bei Normgewichtigen im Vergleich zu Idealgewichtigen deutlich höhere Werte ergeben (Thum et al., 1975).
Bei der mathematischen Analyse von Kollektiven, die sowohl norm- als auch übergewichtige Personen ohne klinisch manifesten Diabetes umfassen, werden Korrelationen des reaktiven Insulinanstiegs nach Glukose zum (relativen) Körpergewicht (Stephan et al., 1972; Kosaka et al., 1972; El-Khodary et al., 1972; Ford et al., 1968; Bagdade et al., 1967), zur Hautfaltendicke (Ratzmann et al., 1975) bzw. zur Körperfettmasse (Olefski et al., 1974) beschrieben (Abb. 24). Die Körperfettmasse korreliert auch zum maximalen Insulinwert nach Glukose (El-Khodary et al., 1972). Auch eine Korrelation des insulinogenen Index nach Seltzer zum Körpergewicht und zum basalen Insulinspiegel ist nachgewiesen worden (Stephan et al., 1972). Die Beziehung der Insulinsekretion zum Körpergewicht war nicht mehr nachweisbar, wenn

ausschließlich Adipöse analysiert wurden (DAWEKE et al., 1969; VAGUE et al., 1966), selbst wenn Kollektive mit normaler und pathologischer Glukosetoleranz getrennt betrachtet wurden.
Die Kenntnis der Beziehungen zwischen Körpergewicht und Insulinsekretion ist durch neuere Untersuchungen zur *Fettgewebsmorphologie* vertieft worden. BJÖRNTORP et al. (1971b, e) BRAY (1972) STERN et al. (1972), sowie BROOK, LLOYD (1973) stellten fest, daß der Nüchternspiegel und die Summe der Insulinwerte nach Glukosebelastung positiv

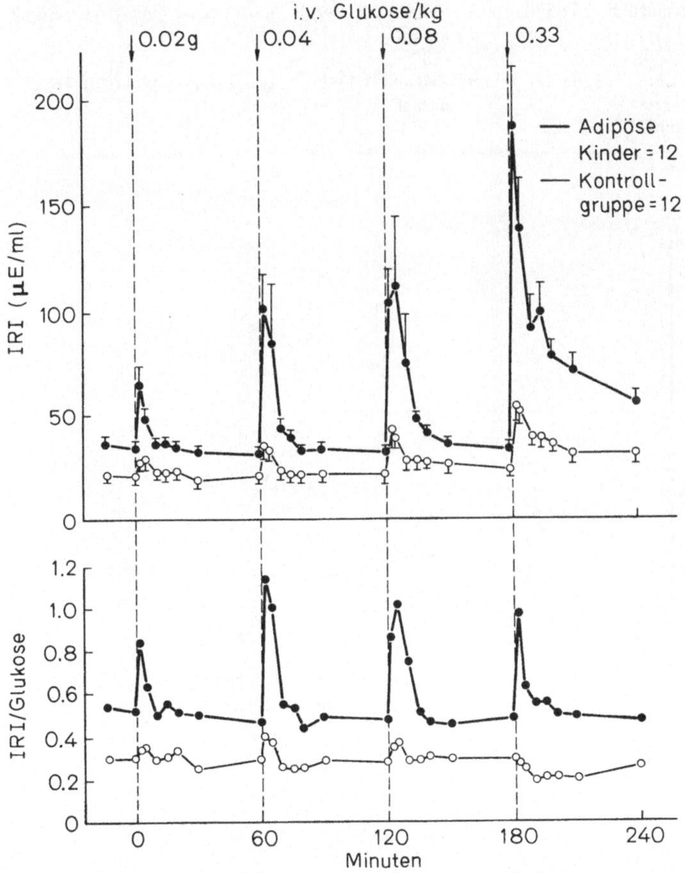

Abb. 25. Seruminsulinkonzentrationen und Insulin (µE/ml)/Glukose (mg/dl) Quotienten bei adipösen Kindern und bei einer Kontrollgruppe nach intravenöser Applikation von Glukose in zunehmender Dosis. (JACOT et al., 1973)

Tabelle 10. Lineare Regressionsgleichungen zwischen Insulin- und Glukosewerten während einer Belastung mit 100 g Glukose (oGTT) und der Fettgewebszellularität bei Männern mittleren Altes. (BJÖRNTORP et al., 1971)

x	Mittelwert ± SD	y	Mittelwert ± SD	Regressions-gleichung	Korrelations-koeffizient	p
Nüchterninsulin	10±5 μU./ml.	Fettzell-durch-messer	102±16	y= 1.61x+86	0.51	<0.001
Summe der Insulinwerte während oGTT	320±232 μU./ml.	Fettzell-durch-messer	102±16	y=0.04x+91	0.37	<0.005
Nüchterninsulin	10±5 μU./ml.	Fettzell-anzahl (10^{10})	3.3±2.0	y=0.13x+4.5	−0.38	<0.02
Summe der Insulinwerte während oGTT	320±232 μU./ml.	Fettzell-anzahl (10^{10})	3.3±2.0	y=0.002x+3.9	−0.20	n. s.

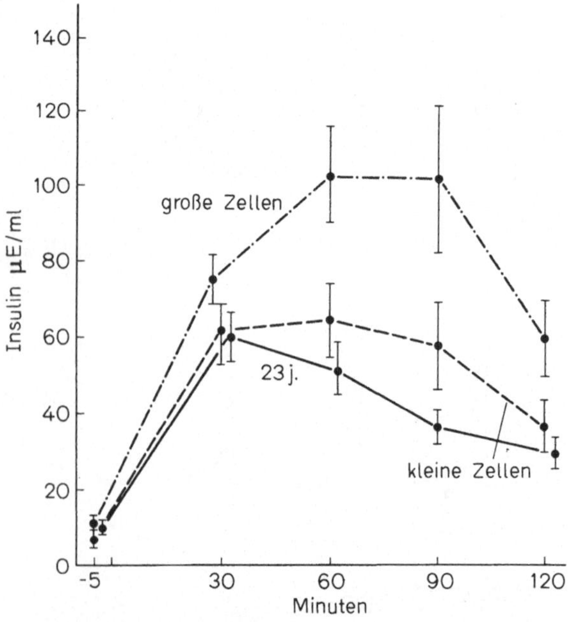

Abb. 26. Plasmainsulinspiegel nach Belastung mit 100 g Glukose oral bei Männern mittleren Alters, die entsprechend ihrer Fettzellgröße in zwei Gruppen unterteilt wurden sowie bei 23jährigen Männern. Mittelwerte ± S.E.M. (BJÖRNTORP et al., 1971)

zum Fettzelldurchmesser korrellieren, während eine negative Korrelation des Nüchterninsulinspiegels zur Fettzellzahl besteht (Abb. 26). Da der Fettzelldurchmesser nur teilweise mit dem Index des relativen Körpergewichts korreliert (BJÖRNTORP et al., 1971 b, e), könnte auch dieser Befund erklären, daß die Aussagen verschiedener Untersucher zur Korrelation zwischen Insulinsekretion und relativem Körpergewicht divergieren (vergl. KALKHOFF u. FERROU, 1971).

Die Gruppe um VAGUE mißt den *Fettsuchtstypen* relativ größere Bedeutung zu als dem Übergewicht. Sie weist darauf hin, daß der Hyperinsulinismus beim androiden Typ der Fettsucht relativ stärker

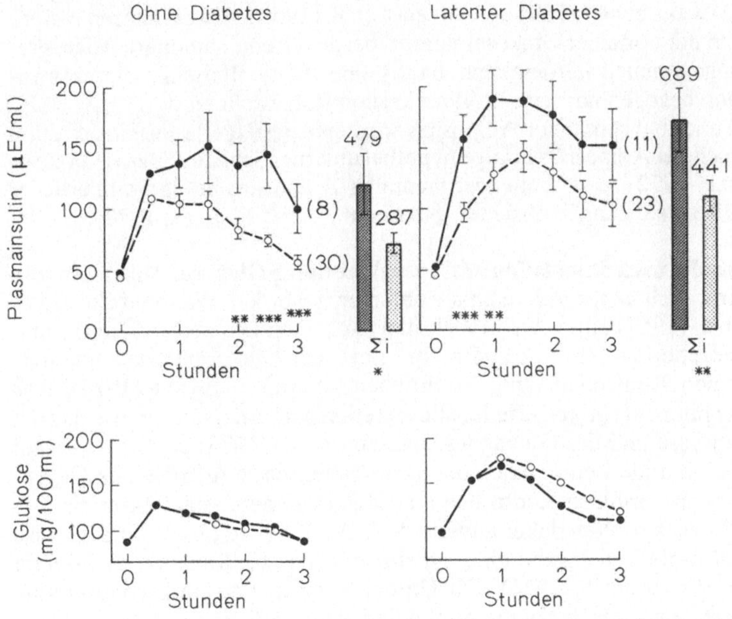

Abb. 27. Blutzuckerwerte und Plasmainsulin (Mittelwerte ± S.E.M.) während eines oralen Glukosetoleranztestes bei adipösen Patienten mit (●——●) oder ohne (○——○) livide gefärbte Striae und mit (rechts) oder ohne (links) latentem Diabetes.
Σ i = Summe der Differenzen zwischen Ausgangswert und allen anderen gemessenen Werten
Signifikanzangabe:
* $p < 0.05$
** $p < 0.01$
*** $p < 0.005$
(VAGUE et al., 1969)

ausgeprägt ist als beim gynoiden Fettsuchtstyp. Bei Adipösen mit Striae rubrae finden sie eine stärkere Insulinsekretion nach Glukose als bei Adipösen ohne Striae (VAGUE et al., 1968b) (Abb. 27). Der Hyperinsulinismus korreliert außer zum absoluten und relativen Körpergewicht auch zur Ausscheidung von 17-Hydroxykortikosteroiden im Urin (VAGUE et al., 1968b), die ihrerseits bei Patienten mit Striae vermehrt ist (SIMKIN u. ARCE, 1962). Da Striae rubrae wahrscheinlich Ausdruck einer raschen aktuellen Gewichtszunahme sind (dynamische Phase der Adipositas), und der Hyperkortizismus als Folge einer proteinreichen Überernährung angesehen werden kann (s. o.), dürfte hier ein direkter Zusammenhang mit einer besonders erheblichen Hyperalimentation zum Ausdruck kommen. Im Einklang damit steht die Beobachtung von DAWEKE et al. (1969) und SHREEVE et al. (1968), daß bei älteren Adipösen mit normaler Glukosetoleranz, bei denen eine stationäre Adipositas angenommen werden kann, häufig eine auf die Blutglukosekonzentration bezogen normale Insulinsekretion festgestellt wird.
Außer bei spontaner Adipositas wird eine gesteigerte Insulinsekretion auch bei Adipositas infolge hypothalamischer Schäden (BRAY, GALLEGHER, 1972) sowie bei experimenteller Adipositas infolge willkürlicher Überernährung beobachtet (SIMS et al., 1968; MAHLER, 1972).

Insulin nach Stimulation mit Ausnahme durch Glukose. Außer Glukose sind auch *andere Stimulantien* untersucht worden. Während COPINSCHI et al. (1967) unter Argininbelastungen keinen Unterschied der Insulinsekretion zwischen Adipösen mit normaler Glukosetoleranz und normalen Kontrollen fand, beschrieben SCHADE u. EATON (1974) nach Arginin eine gesteigerte Insulinsekretion bei vermindertem Anstieg der Glukose und des Glukagons. JOHNSON et al. (1973) beobachteten auf kleine orale Leucingaben bei nicht diabetischen Adipösen im Gegensatz zu normalen Kontrollen eine Zunahme der Insulinsekretion. Der Blutzucker blieb dabei unverändert. Auch bei adipösen Kindern wird auf orale Leucingabe eine hyperinsulinämische Reaktion beobachtet (LORIDAN et al., 1971). Ob Unterschiede in der Glukagonsekretion bestanden, wurde bei diesen Studien nicht gemessen.
Auch Glukagon induziert bei Adipösen eine gesteigerte Insulinsekretion (MELANI et al., 1967; CROCKFORD et al., 1969; BENEDETTI et al., 1967; KALKHOFF et al., 1973, RATZMANN et al., 1975), ebenso Tolbutamid (PERLEY, KIPNIS, 1966; MELANI et al., 1967; KREISBERG et al., 1967; KALKHOFF, FERRON, 1971; VAGUE et al., 1968; BAGDADE et al., 1971). Der Insulinanstieg auf Tolbutamid wurde bei Adipösen mit Striae rubrae nur erhöht gefunden, wenn die Glukosetoleranz eingeschränkt war (VAGUE et al., 1969). (Abb. 28).
RAPTIS et al. (1968) untersuchten die Wirkung von Sekretin auf die

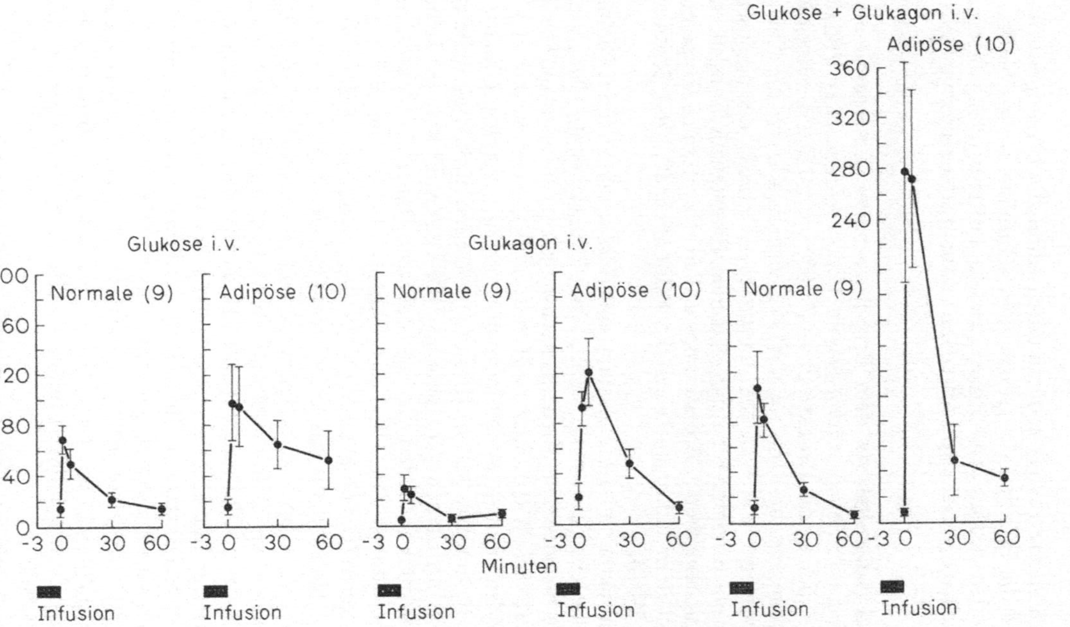

Abb. 28. Die Wirkung von kurz dauernder i.v. Infusion von Glukose, Glukagon und Glukose mit Glukagon auf das Seruminsulin bei normalen und adipösen Personen. Mit allen Stimulationstets ist eine überschießende Insulinsekretion bei Adipösen nachweisbar. (BENEDETTI et al., 1967)

Insulinsekretion und fanden mit unphysiologisch hohen Dosen eine Potenzierung des Glukoseeffektes bei Normgewicht, nicht aber bei Adipositas. Es ist aber fraglich, ob das verwandte Hormonpräparat frei von anderen, die Insulinsekretion beeinflussenden Substanzen war.

PARRA u. SCHULTZ (1969) konnten durch Adrenalin bei adipösen Jugendlichen die Protein-Glukose-stimulierte Insulinsekretion blocken, nicht aber den basalen Insulinspiegel senken, letzteres gelang dagegen durch gleichzeitige Gabe von Adrenalin und dem β-Rezeptorenblocker Propranolol.

Insulin bei Adipositas vor dem Erwachsenenalter. Eine gesonderte Betrachtung erfordert die *Adipositas* im *Vorerwachsenenalter.* Von 66 adipösen Kindern, die PAULSEN et al. (1968) untersuchten, wiesen in Übereinstimmung mit JACOT et al. (1973) nahezu alle erhöhte Nüchterninsulinspiegel auf, während VAGUE et al. (1969) bei adipösen Kindern keine erhöhten Basalspiegel fanden. Eine statistisch gesicherte Korrelation zwischen Körperfettmasse und Nüchterninsulinspiegel fehlt bei Kindern und Jugendlichen (EL-KHODARY et al., 1968; SCHULTZ u. PARRA, 1970).

Die Insulinsekretion unter Belastung mit Glukose und anderen Stimuli ist überschießend (CHIUMELLO et al., 1969; PAULSEN et al., 1968; WEBER, 1971), besonders bei Kindern mit cushingartigem Aussehen, Striae und Hypertonie (WALDHÄUSL u. HUBER, 1969). Auch VAGUE et al. (1969) fanden bei Kindern mit normaler und pathologischer Glukosetoleranz eine deutlich gesteigerte Insulinsekretion nach Glukosebelastung, wenn das Übergewicht mehr als 50% betrug. Sie konnten keine Korrelation zum absoluten Gewicht oder zur Dauer der Adipositas nachweisen, jedoch zum Grad des Übergewichts. In der Höhe der Insulinsekretion fanden sie keine Unterschiede zwischen adipösen Kindern mit normaler oder mit pathologischer Glukosetoleranz, jedoch trat bei letzteren das Maximum der Insulinsekretion verspätet auf. Bei den von PAULSEN et al. (1968) untersuchten Kindern war die Summe der Insulinwerte nach Glukose bei pathologischer Glukosetoleranz höher als bei normaler Glukosetoleranz und sowohl bei Kindern mit normaler als auch mit pathologischer Glukosetoleranz höher, wenn eine diabetische Familienanamnese vorlag als wenn diese fehlte.

Wie erwähnt, erfolgt eine hyperinsulinämische Reaktion auch auf Leucingaben (LORIDAN et al., 1971) und nach Glukagon (CUTILLO et al., 1968). Diese Beobachtungen finden Parallelen in der Adipositas des Erwachsenenalters.

Bei adipösen Jugendlichen mit normaler Glukosetoleranz und ohne familiäre Diabetesbelastung haben SCHULTZ u. PARRA (1970) aufgrund des klinischen Bildes zwei Typen unterschieden, die auch ein differentes Verhalten der Insulinsekretion aufwiesen. Bei Typ A ist die Adipositas nicht familiär, mäßigen Grades und tritt nach dem 7. Lebensjahr auf. Die Körpergröße ist altersentsprechend normal. In diesen Fällen sind die Insulinspiegel nüchtern normal oder niedrig, nach Belastung mit Protein oder Arginin normal, aber nach Belastung mit Glukose oder Glukose und Protein erhöht. Bei Typ B besteht eine starke familiäre Belastung mit Adipositas. Diese tritt im Kleinkindesalter oder frühem Kindesalter auf und ist von beträchtlichem Ausmaß. Die Körpergröße liegt über dem Durchschnitt. In diesen Fällen ist Insulin basal sowie bei allen Belastungstesten erhöht. Unterschiede im Spiegel des Wachstumshormons und der freien Fettsäuren bestehen zwischen den Gruppen nicht, jedoch bestehen Unterschiede in der Konzentration des α-Amino-Stickstoffs.

Jacot et al. (1973) haben bei adipösen Kindern zwei Gruppen aufgrund der Insulinsekretion unterschieden: während beide Gruppen bei Belastung mit 0,33 g Glukose/kg Körpergewicht i. v. signifikant erhöhte Seruminsulinspiegel produzieren, ist bei Belastung mit 0,02 g/kg in der einen Gruppe die Insulinsekretion normal, jedoch in der anderen signifikant erhöht. Letztere besitzt ein leicht höheres relatives Körpergewicht und eine signifikant erhöhte Fettgewebsmasse.

Es ist offensichtlich, daß es nicht in allen Fällen von Adipositas vor dem Erwachsenenalter möglich sein wird, eine eindeutige Zuordnung zu einem bestimmten Adipositas-Typ durchzuführen. Auch ist die prognostische Bedeutung einer derartigen Unterscheidung unklar. Folgt man der Erschöpfungstheorie des Pankreas, so wäre bei Typ B nach Schultz u. Parra eine raschere Entwicklung eines Diabetes zu erwarten als bei Typ A. Auf der anderen Seite müßte man annehmen, daß bei Typ B die hyperplastische Form der Adipositas vorliegt. Es ist aber bekannt, daß bei rein hyperplastischer Adipositas, wie sie z. B. nach Gewichtsreduktion extrem Adipöser vorliegt, das Diabetesrisiko vermindert ist (Björntorp et al., 1971).

Kinetik der Insulinsekretion

Die Insulinsekretion ist bei Adipositas nicht nur gesteigert, sondern auch in der Kinetik verändert. Das Maximum kann verspätet auftreten, die erhöhten Insulinspiegel können länger anhalten (Abb. 29). Dies geht schon aus den Daten von Karam et al. (1963) hervor, und ist auch von anderen Autoren beschrieben oder in ihren Daten dargestellt worden (Daweke et al., 1965, 1969; Yalow et al., 1965; Hales et al., 1968). Lambert et al. (1966) zeigten, daß der Anstieg des Insulins bei Adipösen mit normaler Glukosetoleranz unaufällig ist, dagegen bei diabetes-gefährdeten Adipösen (familiäre Diabetesbelastung, Geburt überschwerer Kinder, pathologische Glukosetoleranz) deutlich verzögert erfolgt. Zwischen subklinischem und klinischem Diabetes besteht diesbezüglich kein Unterschied (El-Khodary et al., 1972). Auch auf Tolbutamid erfolgt bei Adipösen mit pathologischer Glukosetoleranz eine verzögerte Insulinausschüttung (Vague et al., 1968 a). Die Bedeutung einer veränderten Kinetik der Insulinsekretion als Kennzeichen der Adipositas wird aber dadurch eingeschränkt, daß ähnliche Befunde unabhängig von der Adipositas auch bei frisch entdeckten Diabetikern vom Erwachsenentyp beschrieben worden sind (Grodsky et al., 1963).

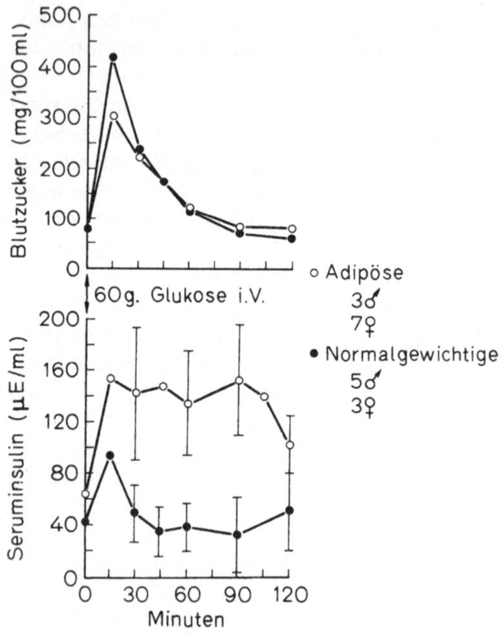

Abb. 29. Mittelwerte ± 2 S.D. von Blutzucker und Seruminsulin nach i.v. Injektion von 60 g Glukose bei normalgewichtigen und adipösen Personen. (Karam et al., 1963)

Beziehungen der Insulinsekretion zum basalen Insulinspiegel

Es wird häufig beobachtet, daß erhöhte Plasmaspiegel von Metaboliten und Hormonen unter Belastungen in direkter Beziehung zum Basalspiegel stehen. Bei der Adipositas liegt eine direkte Korrelation zwischen basalem Insulinspiegel und Insulinanstieg nach Glukose vor

(Bagdade et al., 1967; Porte, Bagdade, 1970; Bagdade, 1968; Rosselin et al., 1971; Olefsky et al., 1974; Björntorp, Sjöström, 1971) (Abb. 30). Sie ist auch bei Personen mit Herzinfarkt (Berchtold et al., 1972) und unausgewählten Männern mittleren Lebensalters (Björntorp et al., 1970, 1971b) sowie bei Frauen mit Hypertriglyceridämie (Björntorp et al., 1971c) nachgewiesen worden, fehlt aber bei unausgewählten Frauen mittleren Lebensalters (Björntorp et al., 1971a) und konnte von anderen Autoren nicht bestätigt werden (Daweke et al., 1969; Jacot et al., 1973).

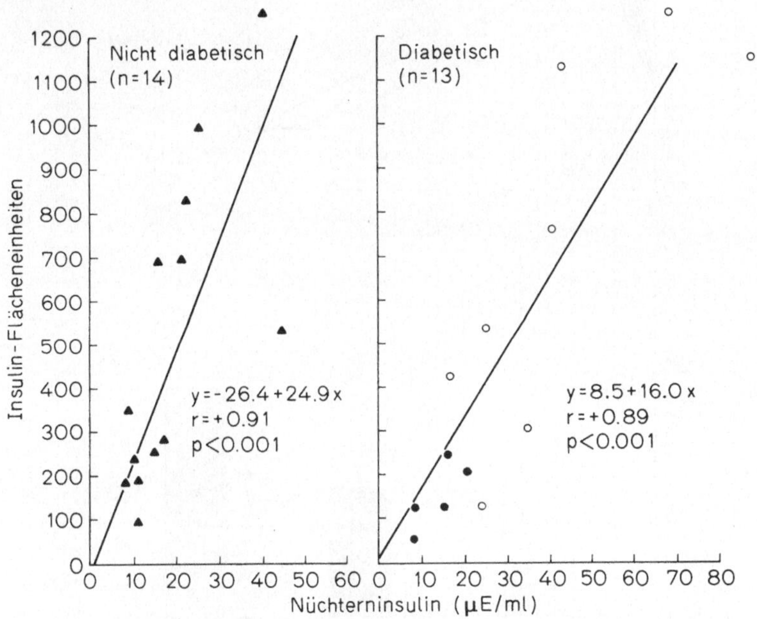

Abb. 30. Korrelation zwischen Nüchterninsulinwerten und der Fläche unter den Kurven der Insulinwerte während eines 3stündigen oralen Glukosetoleranztests mit 100 g Glukose bei normalgewichtigen (▲, •) und adipösen (△, ○) Patienten mit und ohne Diabetes. (Bagdade et al., 1967)

Beziehung der Insulinsekretion zur Glukosetoleranz

Von besonderem Interesse ist die Frage nach Beziehungen zwischen der Insulinsekretion und der Glukosetoleranz. Erstaunlicherweise wurde der Glukosetoleranz allerdings in vielen älteren Untersuchungen keine Aufmerksamkeit gewidmet; wo dies geschah, ergaben sich aufschlußreiche Beobachtungen, die wesentlich zum Verständnis der Bedeutung

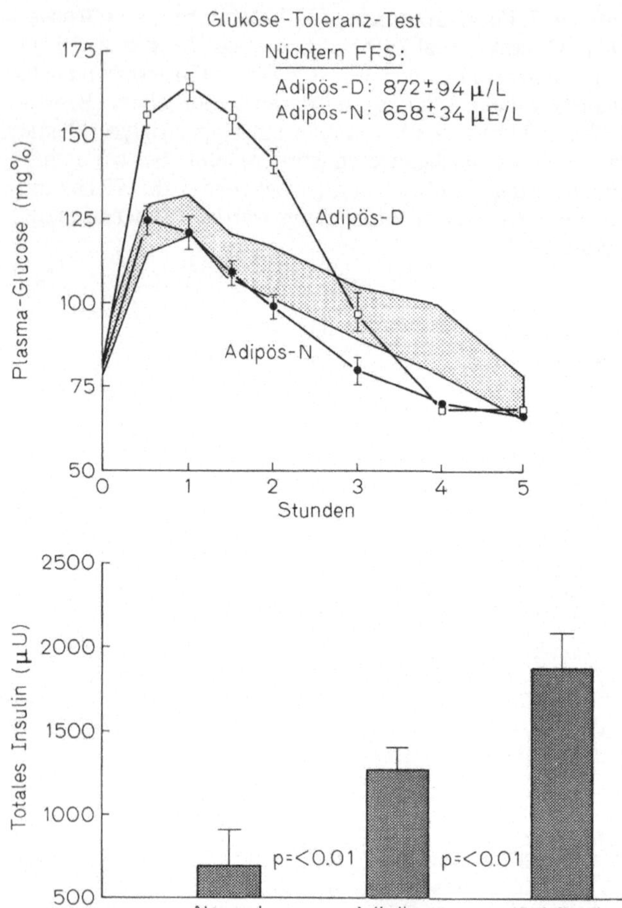

Abb. 31. Veränderungen des Blutzuckers und der Summe der Insulinwerte (totales Insulin) nach oraler Glukosegabe von 1.75 g pro kg idealem Körpergewicht. Die Versuchspersonen erhielten 3 Tage vor dem Test 300 g Kohlenhydrate in der Nahrung. Aufgezeichnet sind Mittelwerte ± S.E.M. Die gepunktete Fläche entspricht dem Normalverhalten.
N = Glukosetoleranz
D = Diabetes
(Kreisberg et al., 1967)

des Hyperinsulinismus für die Adipositas als diabetogenen Faktor beigetragen haben.
Zu differenzieren ist zwischen normaler Glukosetoleranz, pathologischer Glukosetoleranz ohne klinisch manifesten Diabetes (subklinischer Diabetes oder „chemical diabetes") und klinisch manifestem Diabetes („overt diabetes"). Erhöhte Insulinwerte werden in allen drei Stadien der Glukosetoleranz beobachtet. Die Beziehungen zwischen Adipositas und Insulinsekretion werden jedoch mit zunehmendem Schweregrad der Glukoseintoleranz schwächer. Bei klinisch manifestem Diabetes ist selbst zwischen Körperfettmasse und Insulinsekretion nach Glukose keine Korrelation mehr nachweisbar (EL-KHODARY et al., 1972).

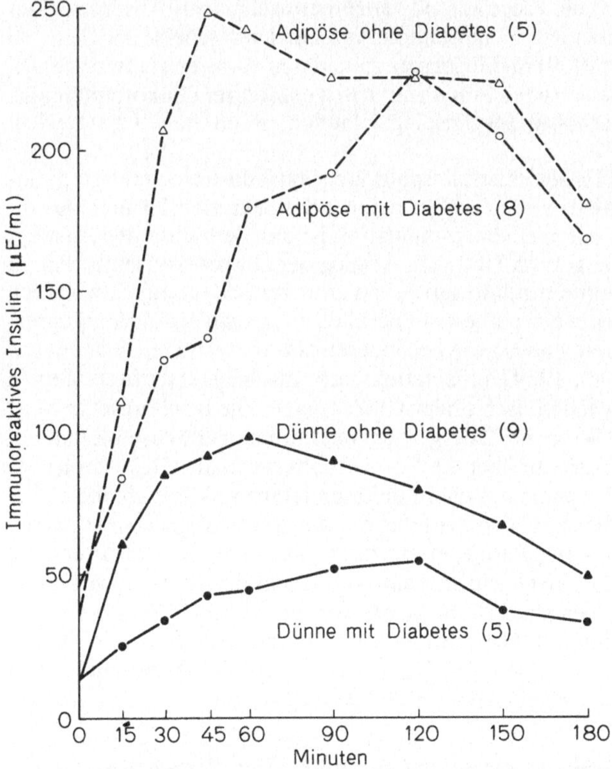

Abb. 32. Plasmainsulinspiegel während einer 3stündigen Belastung mit 100 g Glukose oral bei adipösen und dünnen Personen mit oder ohne Diabetes. (BAGDADE et al., 1967)

Die absolute Höhe der Insulinsekretion kann bei Adipösen mit pathologischer Glukosetoleranz höher sein als bei normaler Glukosetoleranz (KREISBERG et al., 1967; DAWEKE et al., 1969; EL-KHODARY et al., 1972) (Abb. 31). In einzelnen Beobachtungen wurde bei Adipösen mit manifestem Diabetes eine weitere Erhöhung der Insulinspiegel beschrieben, doch nimmt die Insulinausschüttung in der Regel ab, wenn sich eine Glukoseintoleranz entwickelt (DAWEKE et al., 1965; BAGDADE et al., 1967) (Abb. 32). Sie kann bei ausgeprägtem Diabetes subnormal werden (DAWEKE et al., 1965; SELTZER et al., 1967; MELANI et al., 1967). Eine mathematisch statistische Beziehung zwischen Glukosetoleranz und freigesetzter Insulinmenge läßt sich aber nicht erkennen (DAWEKE et al., 1969).
Die Beobachtung erhöhter Insulinspiegel bei Diabetikern vom Erwachsenentyp wirft die Frage auf, ob der Hyperinsulinismus Ausdruck einer sich entwickelnden Glukoseintoleranz ist. Dies scheint möglich, da SABEH et al. (1969) im Gegensatz zu anderen Autoren (DAWEKE et al., 1969) bei erwachsenen Frauen mit frisch entdeckter Glukoseintoleranz auch dann erhöhte Insulinspiegel fanden, wenn kein Übergewicht vorlag.
Die absolute Höhe des Insulinspiegels besitzt jedoch einen relativ geringen Informationswert. Zur Beurteilung der Sekretionsleistung des Inselapparates unter Glukosestimulation ist das Verhältnis des Anstiegs des Insulinspiegels (Δ IRI) zum Anstieg der Glukosekonzentration (Δ BG) (sogenannte Insulinreserve) von größerer Bedeutung. So zeigt sich unabhängig vom Körpergewicht bei allen von SABEH et al. (1969) untersuchten Frauen, ebenso wie bei anderen normgewichtigen Diabetikern (DAWEKE et al., 1969), eine verminderte Insulinreserve, besonders in den ersten Stunden nach oraler Glukosegabe. Die Insulinreserve weist die höchsten Werte bei Übergewicht mit normaler Glukosetoleranz auf und ist statistisch nur über die Norm erhöht, wenn die Glukosetoleranz normal ist. Bei pathologischer Glukosetoleranz sinkt sie ab und ist bei klinisch manifestem Diabetes unter die Norm erniedrigt (DAWEKE et al., 1969). Erhöhte Insulinspiegel sind beim Altersdiabetiker also nur dann nachweisbar, wenn gleichzeitig eine Adipositas besteht (DAWEKE et al., 1965; KARAM et al., 1965a, b; MELANI et al., 1967; SELTZER et al., 1967). Der absolute Hyperinsulinismus ist demnach auch kein Phänomen des sich entwickelnden Diabetes, sondern der Adipositas. Er ist kein Beweis für eine ausreichende Insulinsekretion.

7.2.7. Hyperinsulinismus und periphere Insulinresistenz

Die Frage nach der Bedeutung und den Ursachen des Hyperinsulinismus bei Adipositas ist auch heute noch Gegenstand der Diskussion.

Morphologie der Langerhans-Inseln

Die Kenntnis der Inselmorphologie bei Adipositas stützt sich auf OGILVIE (1935), der die Hyperplasie beschrieb. Angaben zur Feinstruktur und Morphometrie der heute bekannten Zelltypen fehlen naturgemäß. Die Inselmorphologie bei Adipositas hat seitdem offenbar kein Interesse mehr gefunden. Immerhin erscheint einleuchtend, daß die Vermehrung des Inselgewebes zu einer gesteigerten Insulinsekretion führt. Unbekannt ist jedoch, in welcher zeitlichen Reihenfolge sich beim Menschen Adipositas und Inselhyperplasie entwickeln. Kohlenhydratreiche Kost induziert eine Zunahme der β-Zellmasse (GREY, KIPNIS, 1971).

Bedeutung des Hyperinsulinismus für die Entwicklung der Adipositas

Bei Tieren kann man durch regelmäßige tägliche Insulingaben eine Fettsucht mit Verdoppelung des Körpergewichtes induzieren (MACKAY et al., 1940). Zerstörung der nuclei ventro mediales (Sättigungszentren) des Hypothalamus führt rasch und bereits vor einer gesteigerten Nahrungsaufnahme zur Hyperinsulinämie (BERNARDIS, FROHMAN, 1971). Verhindert man die Hyperinsulinämie durch Vorbehandlung mit Streptozotocin, so entwickelt sich keine Fettsucht (BERNARDIS, FROHMAN, 1971; YORK, BRAY, 1972).

Auch bei Menschen mit Fettsucht infolge hypothalamischer Schäden besteht ein deutlicher Hyperinsulinismus, der im Gegensatz zur spontanen Adipositas in der Regel durch Fasten nicht oder nur vermindert suprimierbar ist (BRAY, GALLAGHER, 1972).

Die tierexperimentellen Beobachtungen stehen in Übereinstimmung mit der klinischen Erfahrung, daß das Vorhandensein von Insulin die Voraussetzung für die Entwicklung einer Adipositas ist und Insulinmangel zu raschem Gewichtsverlust führt.

Der Schluß, daß ein nichtmetabolisch gesteuerter autonomer oder möglicherweise zentral ausgelöster Hyperinsulinismus zwangsläufig zur Adipositas führe, ist aber nicht gerechtfertigt. Von Patienten mit β-Zelltumoren weiß man, daß trotz Hyperinsulinismus Adipositas zwar häufig vorkommt, aber nicht obligat ist. Regelmäßig tritt sie nur in den Fällen auf, in denen die Patienten gelernt haben, die Hypopglykämie-Symptomatik durch gesteigerte Nahrungsaufnahme zu lindern.

Hyperinsulinismus als erworbene Störung

Bei Adipositas ist der Inselapparat hyperplastisch, die Insulinsekretion basal und auf stimulatorische Reize erhöht. Zahlreiche Gründe für diese Phänomene sind denkbar (Tabelle 11). Diesbezügliche Überlegungen stützen sich jedoch vorwiegend auf Beobachtungen an Nagern

Tabelle 11. Mögliche Ursachen für eine Inselzellhyperplasie und überschießende Reaktion der β-Zellen bei Adipositas (MAHLER, 1974, ergänzt) (s. auch Abb. 33)

A. Genetisch veränderte Inseln
B. Hormonelle Regulation
 a) erhöhte Stimulation durch Wachstumshormon
 b) erhöhte Stimulation durch Nebennierenrindenhormone
 c) erhöhte Stimulation durch Glukagon
 d) erhöhte Stimulation durch gastrointestinale Hormone
 e) erniedrigte Hemmung durch Adrenalin
 f) erniedrigte Hemmung durch andere Hormone
C. Substratregulation
 a) erhöhter Glukosetransport und/oder „Turnover"
 b) erhöhter „Turnover" der freien Fettsäuren
 c) erhöhter Transport und/oder „Turnover" (?) der Aminosäuren
D. Regulation durch das zentrale Nervensystem (Hypothalamus?)
E. Physische Inaktivität

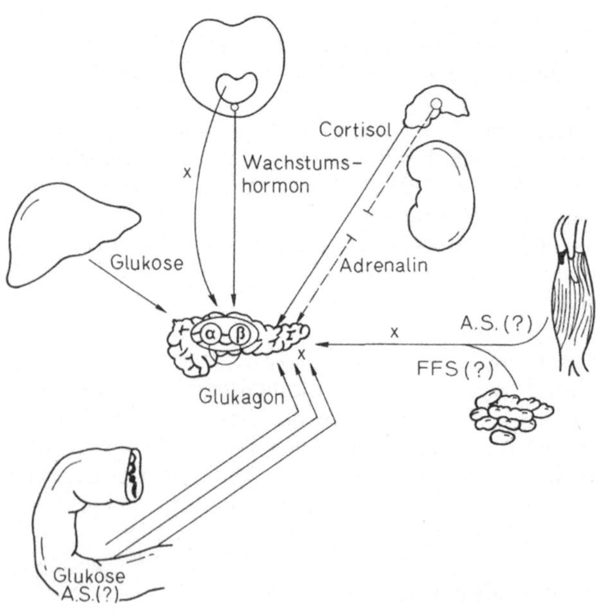

Abb. 33. Schema zu Tabelle 11 (MAHLER, 1974)
AS = Aminosäuren
FFS = freie Fettsäuren

mit genetisch determinierter, spontaner Adipositas. Beim Menschen liegen nur wenige Beobachtungen vor.
Die entscheidende Frage lautet, ob der Hyperinsulinismus primär auftritt, also der Adipositas bzw. der sie verursachenden Überernährung vorausgeht, oder, sofern dies verneint wird, ob bei Adipositas Mechanismen wirksam sind, die eine Insulinhypersekretion bzw. einen gesteigerten Insulinbedarf erzwingen.
Es ist nicht bekannt, ob die Hyperplasie des Inselapparates mit der gesteigerten Hormonsekretion zwangshaft verknüpft ist (TÄLJEDAL, 1970). Die Frage, wann und wodurch die Inselhyperplasie ausgelöst wird, trägt beim derzeitigen Erkenntnisstand nicht zur Lösung des Problems bei. Eine Autonomie der Insulinproduktion besteht bei spontaner Adipositas nicht.
Zur Erklärung der funktionellen Überempfindlichkeit der β-Zelle, z. B. durch einen veränderten Stoffwechsel der Zellen, Änderungen der „Glukoserezeptoren" der β-Zelle oder ähnliches liegen bisher nur hy-

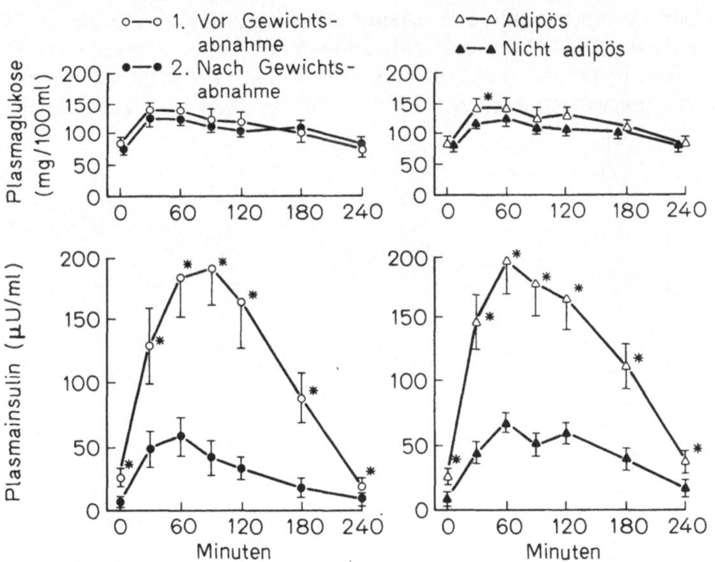

Abb. 34. Blutzucker und Plasmainsulin während oraler Glukosetoleranzteste bei sechs Frauen vor und nach Gewichtsabnahme (linker Teil der Abb.) und bei neun adipösen und acht normalgewichtigen Frauen (rechter Teil der Abb.). Angegeben sind Mittelwerte ± S.E.M. Die mit Sternchen bezeichneten Wertpaare sind signifikant voneinander verschieden ($p < 0.05$). (KALKHOFF et al., 1973)

pothetische Vorstellungen vor. Wie dargelegt wurde, ließen sich hormonale Einflüsse als Ursache des Hyperinsulinismus nicht wahrscheinlich machen (MAHLER, 1974). Eine neurogene Ursache des Hyperinsulinismus ist in Einzelfällen beschrieben worden (s. o.). Die direkte zentralnervöse Auslösung eines Hyperinsulinismus ist aber eine absolute Ausnahme; das hierbei beschriebene Fehlen einer Suppression der Insulinsekretion durch Fasten (BRAY, GALLAGHER, 1972) wird bei spontaner Adipositas nicht beobachtet.

Eher ist ein mittelbarer neurogener Einfluß durch Steigerung der Nahrungsaufnahme möglich.

Bedeutung des aktuellen und chronischen Ernährungszustandes. Die Frage, ob der Hyperinsulinismus eine erworbene Störung darstellt, ist durch eindrucksvolle Ernährungsexperimente geklärt worden. Bei statischer Adipositas (Gewichtskonstanz) ist der Insulinspiegel niedriger als bei dynamischer Adipositas (Gewichtszunahme) (SHREEVE et al., 1968, DAWEKE et al., 1969) (Abb. 35).

Gewichtsabnahme führt bei diabetischen und nichtdiabetischen Adipösen zur Verminderung der basalen und stimulierten Insulinsekretion (BERKOWITZ, 1964; JACKSON, et al., 1964; YALOW et al., 1965; KARAM et al. 1965 a, b; SALANS et al., 1968; BAGDADE et al.; 1968; SHREEVE et al., 1968; LIEBERMEISTER et al., 1968 a, 1969 a; FARRANT et al., 1969;

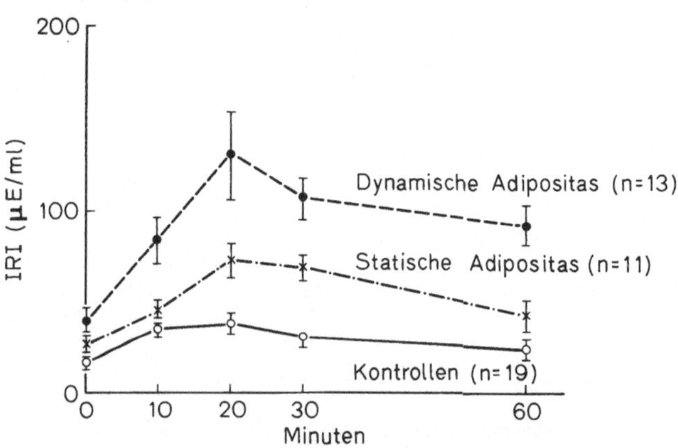

Abb. 35. Seruminsulinveränderungen nach i. v. Injektion von Glukose (0.3 g/kg) in der dynamischen und in der statischen Phase der Adipositas und bei Kontrollen (Japaner beiderlei Geschlechts). K-Wert: dynamische Adipositas 3.6; statische Adipositas 2.1; Kontrollen 3.6. (SHREEVE et al., 1968)

Grodsky, Benoit, 1969; Kalkhoff et al., 1971, 1973; Björntorp et al., 1971 e; Kosaka et al., 1972; El-Khodary et al., 1972; Knittle, Ginsburg-Fellner, 1972; Hewing et al., 1973; Neumann et al., 1974; Schneider et al., 1974; Forget et al., 1975 (Abb. 34).

In Übereinstimmung mit der beobachteten Abhängigkeit der Insulinsekretion von der Körperfettmasse fanden El-Khodary et al. (1972) bei Adipösen, deren Körperfett auf 16,4 ± 3,8 kg reduziert worden war (Körperfett der normalen Kontrollen 11,8 ± 1,2 kg) eine Senkung des basalen Insulinspiegels, der maximalen Insulinkonzentration und der Summe der Insulinkonzentrationen bis 6 Std. nach 100 Gramm Glukose oral in den Normbereich. Bei Nachuntersuchungen nach 6–12 Monaten entsprachen der weiteren Abnahme bzw. erneuten Zunahme des Körpergewichtes gleichsinnige Veränderungen der Insulinsekretion. Eine partielle Verminderung des Übergewichtes, selbst wenn diese maximal 61 kg ausmacht, führt nur zu einer partiellen Normalisierung der Insulinsekretion nach Glukose. Der Nüchternspiegel bleibt erhöht, wenn sich die Patienten in einer Phase der Gewichtskonstanz befinden (normale Spiegel der freien Fettsäuren) (Farrant et al., 1969). In einer anderen Beobachtung wurden nach einem durchschnittlichen Gewichtsverlust von 85 Pfund zwar die Insulinspiegel nüchtern und nach oraler Glukosebelastung erniedrigt, blieben aber noch signifikant über die Norm erhöht, wenn vor dem Test kohlenhydratreich ernährt wurde (Kalkhoff et al., 1970). Ähnliche Beobachtungen machten Crockford und Salmon (1970) unter Glukosebelastungen nach drastischer Gewichtsreduktion durch intestinalen Bypass. Andererseits trat eine signifikante Abnahme der Insulinsekretion bei Adipösen bereits nach einem Gewichtsverlust von 5–10 kg ein (Kosaka et al., 1972), auch wenn das relative Körpergewicht noch 15–36% über der Norm lag.

Die Untersuchungen bei Gewichtsreduktion werden durch Studien zur Insulinsekretion bei Experimenten ergänzt, in denen durch willkürliche Überernährung eine experimentelle Mast erreicht wurde. Unter einer auf etwa das Doppelte gesteigerten Kalorienzufuhr kam es zur Zunahme des Körperfettes und zu einem Anstieg des Nüchterninsulinspiegels und der Insulinsekretion nach intravenöser und oraler Glukosezufuhr, wobei gleichzeitig die intravenöse und orale Glukosetoleranz herabgesetzt waren (Sims et al., 1968).

Die Beobachtung, daß ein Hyperinsulinismus sowohl durch Gewichtsabnahme spontan Adipöser beseitigt, als auch durch Mast Gesunder induziert werden kann, zeigt, daß es sich in der Regel um eine erworbene Störung handelt. Zahlreiche Beobachtungen weisen aber darauf hin, daß die aktuelle Ernährung unabhängig vom relativen Körpergewicht (chronischer Ernährungszustand) eine entscheidende Rolle spielt. Kalorische Überernährung, die zu geringer Gewichtszunahme von 3,5–

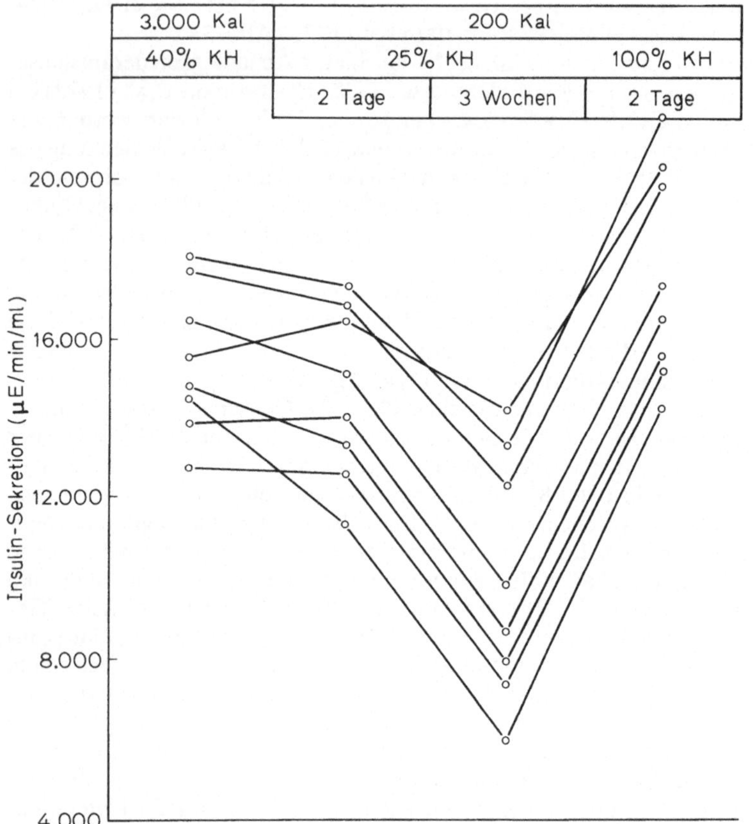

Abb. 36. Effekt der voraufgehenden Ernährung auf die Insulinsekretion Adipöser nach 50 g Glukose oral.
Eine niedrig kalorische Kohlenhydrat(KH)-arme Diät führt zu Gewichtsverlust und Abnahme der Insulinsekretion. Die Insulinsekretion erreicht erneut die bei Adipösen üblichen hohen Werte, wenn der Kohlenhydratgehalt der niedrig-kalorischen Kost gesteigert wird. Der Effekt tritt ein, obwohl sich Körpergewicht und Blutglukosespiegel nur gering ändern.
Die Insulinsekretion unter Glukosebelastung ist als Anstieg über den Nüchternwert ausgedrückt. (MAHLER, 1972)

7 kg führt, wobei das relative Körpergewicht mit 80–108% im Bereich der Norm bleibt, führt zu einem signifikanten Anstieg der Insulinkonzentration basal und nach Glucose (KOSAKA et al., 1972).
MAHLER's (1972) führte mehrwöchige Fütterungsversuche mit einem Kalorienüberschuß von etwa 50% durch, die er entweder als eine Mahlzeit abends (guzzling) oder auf zahlreiche einzelne Mahlzeiten über den Tag verteilt (nibbling) zuführte. Beim „guzzling" kam es innerhalb von 2 Wochen zu einer gesteigerten Insulinsekretion, die bei den ursprünglich schlanken Personen stärker war als bei den zuvor relativ dickeren Personen. Überernährung durch „nibbling" steigerte die Insulinsekretion dagegen nicht. GREY u. KIPNIS (1971) hatten die Bedeutung der Nahrungszusammensetzung nachgewiesen und gezeigt, daß die Insulinsekretion auf definierte Stimuli unter kohlenhydratreicher Kost gesteigert ist. In den Versuchen MAHLER's (1972) kam es unter einer Reduktionskost von 200 kcal mit geringem Kohlenhydratgehalt zu einer starken Abnahme der Insulinsekretion, während die Umstellung auf eine kohlenhydratreiche 200 kcal Kost innerhalb von 3 Tagen zu einem dramatischen Anstieg der Insulinsekretion nach Glukose führte. Dabei wurden die Werte vor dem Diätversuch wieder erreicht, obwohl das Körpergewicht inzwischen um mehr als 5 kg abgenommen hatte (Abb. 36). Ähnliche Beobachtungen machten LAUBE et al. (1972b, 1973).

Andererseits senkt akuter Nahrungsentzug den Insulinspiegel, selbst wenn das Übergewicht kaum beeinflußt wird. BECK et al. (1964) beobachteten beim Fasten unter einer durchschnittlichen Gewichtsabnahme von nur 0,97 kg (0,67–1,64 kg) einen signifikanten Abfall des Nüchterninsulinspiegels um 50%. Auch die Insulinsekretion nach Glukose war bei allen Adipösen (nicht insulinbehandelten) Diabetikern sowie bei 2 von 4 Adipösen ohne Diabetes vermindert. Im Gegensatz zu YALOW et al. (1965), die im Fasten keine deutliche Änderung der Insulinsekretion beobachteten, fanden GENUTH (1966) und CAHILL et al. (1966) bei Adipösen während des Fastens einen kontinuierlichen Abfall des basalen Insulinspiegels über mehrere Tage. Die Insulinsekretion auf kleine Glukosedosen nimmt im Fasten ab, bleibt aber noch längere Zeit gegenüber der Norm erhöht (PELKONEN et al., 1968).
Aus Untersuchungen, die mit dem Ziel durchgeführt wurden, den Einfluß des relativen Körpergewichts und der aktuellen Ernährung auf die Insulinsekretion zu differenzieren, schlossen DRENICK et al. (1972), daß die Hyperalimentation mit einem hohen Kohlenhydratanteil unabhängig vom Grad des Übergewichtes einen wichtigen Faktor in der Genese des Hyperinsulinismus darstellt. Bei ausgeprägter statischer Adipositas war die Insulinsekretion geringer und in ihrer Kinetik der Norm ähnli-

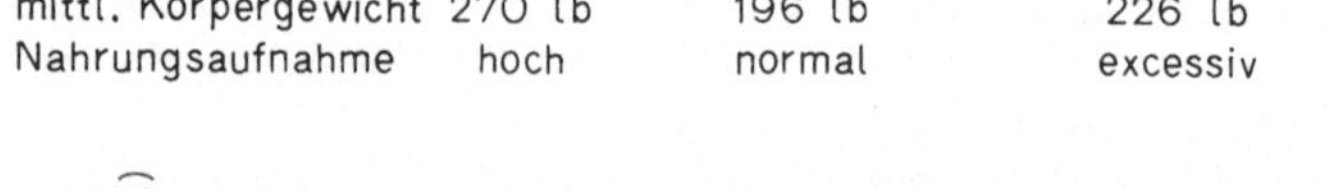

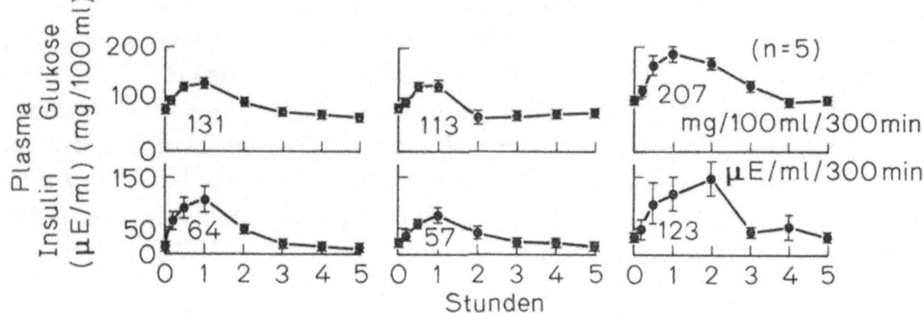

Abb. 37. Modifikation der Beziehungen zwischen Adipositas und Insulinsekretion durch Reduktionsdiät und Überernährung – Beispiel 1.
Normale Glukosetoleranz und Insulinsekretion während der spontanadipösen und gewichtsreduzierten Phase. Bei akuter Überernährung wird die Glukosetoleranz pathologisch und die Insulinsekretion über die ursprünglichen Werte gesteigert, obwohl das Körpergewicht im Vergleich zum Ausgangsgewicht deutlich erniedrigt ist. Angegeben sind Mittelwert ± S.E.M. Die Zahlen unter den Kurven geben das Flächenintegral an. 1 lb = 453 g (Drenick et al., 1972)

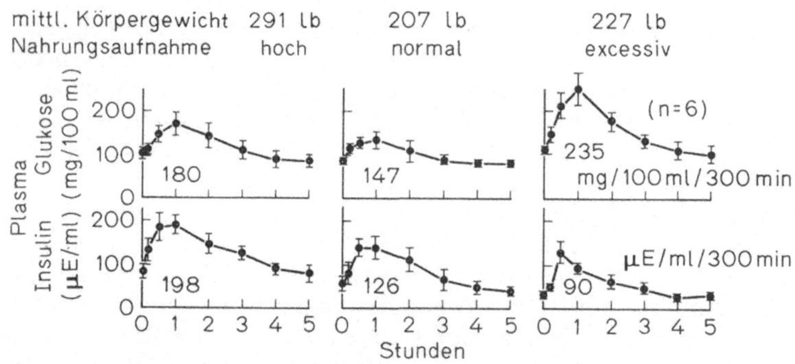

Abb. 38. Modifikation der Beziehungen zwischen Adipositas und Insulinsekretion durch Reduktionsdiät und Überernährung – Beispiel 2.
Pathologische Glukosetoleranz und Hyperinsulinismus bei spontaner Adipositas. Unter normaler Nahrungsaufnahme nach Gewichtsreduktion ist die Glukosetoleranz gebessert, die Insulinsekretion vermindert. Bei Hyperalimentation verschlechtert sich die Glukosetoleranz, während die Insulinsekretion weiter abnimmt.
Zeichenerklärung vergl. Abb. 37. (Drenick et al., 1972)

cher als bei Hyperalimentation, selbst wenn diese bei reduziertem Körpergewicht (und verkleinerten Fettzellen) erfolgte (Abb. 37).
Diese Beobachtungen weisen eindrücklich daraufhin, daß sich die Beziehung zwischen Adipositas und Insulinsekretion nicht in einfacher Weise durch die Zunahme der Sekretion bei steigendem Übergewicht bzw. eine Abnahme der Sekretion bei gesenktem Körpergewicht beschreiben läßt. Der aktuelle Ernährungszustand besitzt eine dominierende Bedeutung für die Insulinsekretion. Überernährung führt, besonders wenn sie kohlenhydratreich ist und in Form weniger Mahlzeiten zugeführt wird, selbst bei Normgewicht zum Hyperinsulinismus. Kalorienbegrenzung hat eine Senkung des Hyperinsulinismus auch dann zur Folge, wenn eine erhebliche Adipositas besteht.
Diese Abhängigkeit der Insulinsekretion von der aktuellen Ernährung erklärt aber nicht allein die Beobachtungen bei Änderungen des Körpergewichts, sondern auch bei statischer Adipositas.
Bei Gewichtskonstanz ist die Nahrungszufuhr in der Regel um so größer, je höher das Körpergewicht ist. Sieht man die Kalorienzufuhr, die bei einem Individuum das Normgewicht aufrecht erhält, als normal an, so ist Übergewicht nur durch Hyperalimentation aufrecht zu erhalten. Das relative Übergewicht ist unter der Bedingung der Gewichtskonstanz mithin ein indirektes Maß der Hyperalimentation. Alle beschriebenen Beziehungen zwischen relativem Körpergewicht, Körperfettmasse, Hautfaltendicke etc. und Insulinsekretion können demnach auch als Beziehung zwischen Insulinsekretion und relativer Hyperalimentation verstanden werden.
Dennoch ist das Ausmaß der Insulinsekretion selbstverständlich nicht allein durch die Stärke stimulatorischer Reize zu erklären. Die Funktionsfähigkeit des Inselapparates ist ebenso wichtig. In Verlaufsstudien beobachteten Drenick et al. (1972) bei einigen adipösen Patienten, die bei Gewichtskonstanz lediglich einen relativen Insulinmangel mit pathologischer Glukosetoleranz aufwiesen unter Hyperalimentation ein zunehmendes Versagen der Insulinsekretion mit Entwicklung eines klinischen Diabetes (Abb. 38), während sich bei gewichtskonstanten Adipösen mit klinischem Diabetes ohne Hyperinsulinismus unter Kalorienreduktion eine Erholung der Insulinsekretion einstellte (Abb. 39). Ähnliche Beobachtungen teilten kürzlich Jahnke et al. (1976) mit.
Aus solchen Verläufen läßt sich ein Modell ableiten, das alimentäre Sekretionsreize und funktionelle Reserve des Inselapparates zur Insulinsekretion und Glukosetoleranz in Beziehung setzt. (Abb. 40).

Bedeutung der peripheren Insulinresistenz. Eine andere Argumentation geht davon aus, daß der Hyperinsulinismus im Sinne eines kompensatorischen oder Erfordernis-Hyperinsulinismus als Anpassung an einen erhöhten Bedarf bei peripherer Insulinresistenz anzusehen sei (RABINOWITZ, ZIERLER, 1961; SALANS et al., 1968; LIEBERMEISTER et al., 1969; SALANS, WISE, 1970; BRAY, YORK, 1971; BUTTERFIELD et al., 1965; KARAM et al., 1963; SUSSMANN, 1966; PERLEY, KIPNIS, 1967; LUFT et al., 1968; PORTE et al., 1970).

Diese Vorstellung verlangt Signale, die der β-Zelle den erhöhten Insulinbedarf der Peripherie mitteilen. Verschiedene Überlegungen sind endogenen Metaboliten gewidmet worden.

Die Glukosetoleranzstörung mit Hyperglykämie ist eine häufige Komplikation der Adipositas. Dennoch kann die Hyperglykämie zur Erklärung der gesteigerten Insulinsekretion nicht befriedigen, da Hyperinsulinismus auch bei normaler Glukosetoleranz vorkommt, wie PERLEY u. KIPNIS schon 1967 beobachteten. Ein gesteigerter Glukoseumsatz als Ursache des Hyperinsulinismus ist zu diskutieren. Vorbedingung hierfür ist eine gesteigerte Glukoneogenese.

ARKY u. FREINKEL (1966) schlossen aus dem weitgehenden Fehlen einer

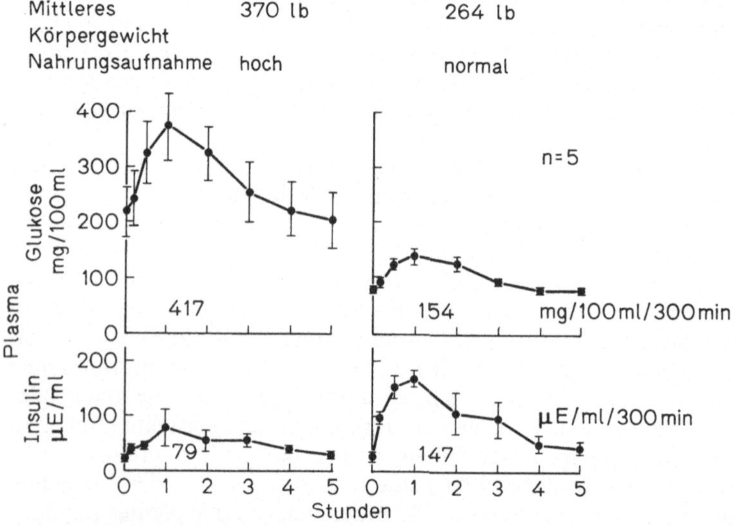

Abb. 39. Modifikation der Beziehungen zwischen Adipositas und Insulinsekretion durch Reduktionsdiät und Überernährung – Beispiel 3.
Eindeutig diabetische Glukosetoleranz mit unzureichender Insulinsekretion bei spontaner Adipositas. Nach Gewichtsreduktion deutliche Besserung der Glukosetoleranz bei gleichzeitiger Steigerung der Insulinsekretion.
Zeichenerklärung vergl. Abb. 37. (DRENICK et al., 1972)

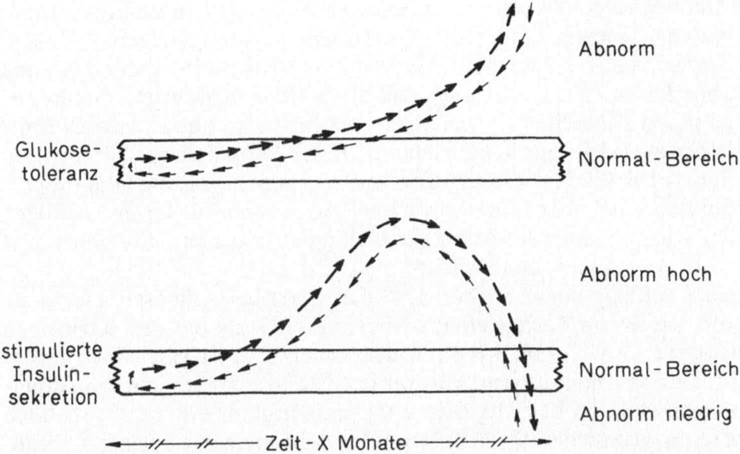

Abb. 40. Hypothetisches Schema möglicher Änderungen der Glukosetoleranz und Insulinsekretion während beliebiger Zeitspannen.
Die kräftigen Pfeile zeigen, daß sich bei Überernährung die Glukosetoleranz verschlechtert. Gleichzeitig erfolgt zunächst ein kompensatorischer Anstieg der Insulinsekretion, der später von einem Abfall (Erschöpfung) gefolgt ist. Mit Normalisierung der Nahrungsaufnahme (dünne Pfeile) bessert sich die Störung in umgekehrter Richtung. (Drenick et al., 1972)

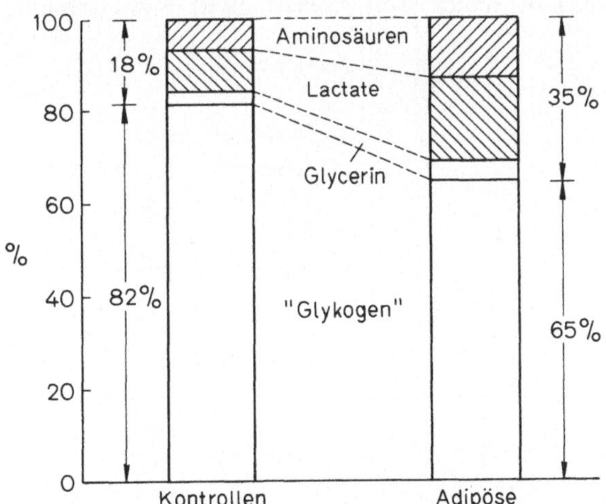

Abb. 41. Erhöhter Anteil der Glukoneogenese an der Glukoseabgabe aus dem Splanchnikusgebiet. (Felig, Wahren, 1975)

Alkohol-Hypoglykämie bei Adipösen auf eine gesteigerte Glukoseneubildung. SHREEVE et al. (1968) beschrieben einen gesteigerten basalen Einbau von ^{14}C-Pyruvat und Laktat in Glukose bei Adipösen mit und ohne Diabetes und schlossen, daß die Bildung markierter Glukose bei adipösen Diabetikern 3 mal höher, bei Adipösen ohne Diabetes 2 mal höher als bei Kontrollpersonen sei. Dieser Befund wurde kürzlich von FELIG et al. (1974) bestätigt. Die Autoren fanden, daß die Glukoseproduktion der Leber postabsorptiv bei Adipösen und Normgewichtigen ähnlich ist, jedoch der Anteil der Glukoneogenese um 70% höher liegt als bei den Kontrollen (Abb. 41).

Eine auffällig negative Stickstoffbilanz liegt bei Adipösen aber nicht vor, sie ist im Fasten eher weniger negativ als bei den Kontrollen (CAHILL et al., 1966, 1968a, b; KECKWICK et al., 1959). Auch war in Studien mit markiertem Substrat der Glukoseumsatz und die Glukoseendoxydation bei Adipösen eher erniedrigt als erhöht. Dabei blieb allerdings unsicher, ob diese Befunde unabhängig von einer Einschränkung der Glukosetoleranz waren (SHREEVE et al., 1971; KREISBERG, 1968; KREISBERG et al., 1970; BORTZ, 1968, 1969; PAUL, BORTZ, 1969; FRANCKSON et al., 1966).

Freie Fettsäuren vermögen die Insulinsekretion in vitro zu stimulieren (SANBAR, MARTIN, 1967).

Der Plasmaspiegel der freien Fettsäuren wird durch die Fettmobilisation aus den Depots bestimmt (s. Lipidmobilisation). Der Abfall der freien Fettsäuren ist unter Insulininfusion (0,1 E/kg) vermindert (HEALD et al., 1965), bei oraler Glukosebelastung ist er zwar absolut

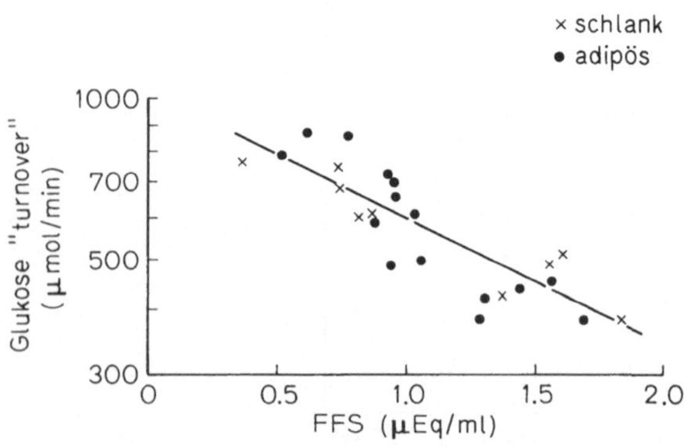

Abb. 42. Korrelation zwischen dem Spiegel der freien Fettsäuren (FFS) und dem Logarithmus des Glukose-»turnover«. (PAUL u. BORTZ, 1969)

und prozentual stärker ausgeprägt, doch bleibt die Plasmakonzentration stets höher als bei den normalen Kontrollen (Gries et al., 1964). Die Bedeutung dieser Hyperlipacidämie als Ursache der gesteigerten Insulinsekretion ist aber fraglich. Typische Zustände mit erhöhten Plasmakonzentrationen der freien Fettsäuren (Hunger, Phasen nach Arbeitsbelastung) gehen nicht mit erhöhten, sondern erniedrigten Insulinspiegeln einher. Bei Adipösen mit normaler Glukosetoleranz konnten Vague et al. (1968) keine Beziehungen zwischen dem Spiegel der freien Fettsäuren und der Insulinsekretion nachweisen.
Es besteht dagegen eine negative Korrelation zwischen dem Spiegel der freien Fettsäuren und der Glukoseutilisation. (Abb. 42)
Mahler (1974) hat überdies darauf hingewiesen, daß als Sekretionsreiz für die β-Zelle nur der arterielle Spiegel der freien Fettsäuren in Frage kommt, unsere Kenntnis der Hyperlipacidämie bei Adipositas aber allein auf Messungen im venösen Blut beruht.

Eine Stimulation der Insulinsekretion durch Aminosäuren ist vielfach beschrieben worden (FLOYD et al., 1966). Es ist deshalb von Interesse, daß FELIG et al. (1969, 1970) bei Adipositas eine erhöhte Plasmakonzentration verschiedener Aminosäuren nachwiesen Tabelle 12). Die Autoren vermuteten in diesem Befund eine mögliche Ursache des Hyperinsulinismus.

Tabelle 12. Konzentration der Plasma Aminosäuren bei nichtadipösen und adipösen Personen und Korrelation zum Nüchterninsulinspiegel. (FELIG et al., 1969)

Aminosäure D	Nicht-adipöse (μMol/Liter)[1]	Adipöse (μMol/Liter)[1]	p[2]	R[3]	p[4]
Taurin	51.1± 2.9	58.4± 8.0	N.S.	0.10	N.S.
Threonin	133.5± 9.5	119.8± 5.2	N.S.	−0.25	N.S.
Serin	109.2± 7.1	111.0± 8.0	N.S.	0.16	N.S.
Prolin	175.3±13.2	171.7±14.6	N.S.	−0.45	N.S.
Citrullin	30.3± 2.5	25.8± 1.9	N.S.	−0.24	N.S.
Glycin	214.7± 8.3	169.7± 9.1	<0.005	−0.29	N.S.
Alanin	343.5±28.8	364.6±26.1	N.S.	0.36	N.S.
α-amino-Buttersäure	20.2± 1.9	25.4± 2.8	N.S.	0.43	N.S.
Valin	211.5± 8.2	258.2± 9.4	<0.005	0.63	<0.01
1/2 Cystin	98.3± 4.6	108.1± 5.4	N.S.	0.14	N.S.
Methionin	23.6± 0.9	27.9± 1.9	N.S.	0.45	N.S.
Isoleucin	58.9± 1.9	73.2± 4.7	<0.02	0.59	<0.01
Leucin	112.3± 4.3	137.5± 9.3	<0.025	0.54	<0.02
Tyrosin	53.8± 4.4	67.7± 2.5	<0.02	0.48	<0.05
Phenylalanin	48.5± 2.0	57.8± 2.1	<0.01	0.53	<0.025
Ornithin	67.1± 8.7	72.1± 7.6	N.S.	0.42	N.S.
Lysin	163.6± 9.4	188.4± 9.9	N.S.	0.21	N.S.
Histidin	72.6± 3.9	75.9± 6.1	N.S.	0.11	N.S.
Tryptophan	39.1± 6.3	45.5± 4.0	N.S.	−0.06	N.S.
Arginin	68.7± 7.5	59.1± 4.9	N.S.	−0.28	N.S.

[1] Mittelwert ± S.E.M.
[2] Signifikanz des Unterschiedes zwischen nichtadipösen und adipösen Personen
[3] Korrelationskoeffizient der Beziehung zwischen Plasmaaminosäuren und Nüchterninsulinspiegel (beide Personengruppen)
[4] Signifikanz der Korrelation.

Die Überlegungen zur Auslösung einer Insulinübersekretion durch erhöhte Plasmakonzentrationen endogener Substrate sehen den Substratspiegel als vorgegeben an. Die Plasmaspiegel der Glukose, freien Fettsäuren und Aminosäuren sind jedoch durch Insulin regulierte Größen.

Wird die Konzentration dieser Metabolite durch exogene Zufuhr erhöht, so stellt dies einen unmittelbaren Stimulus der Insulinsekretion dar. Ist der Substratspiegel dagegen endogen erhöht, so muß bei gleichzeitig bestehendem Hyperinsulinismus eine verminderte periphere Insulinwirkung auf den Stoffwechsel dieser Substrate angenommen werden. Der erhöhte Plasmaspiegel stellt mithin nur eine mittelbare mög-

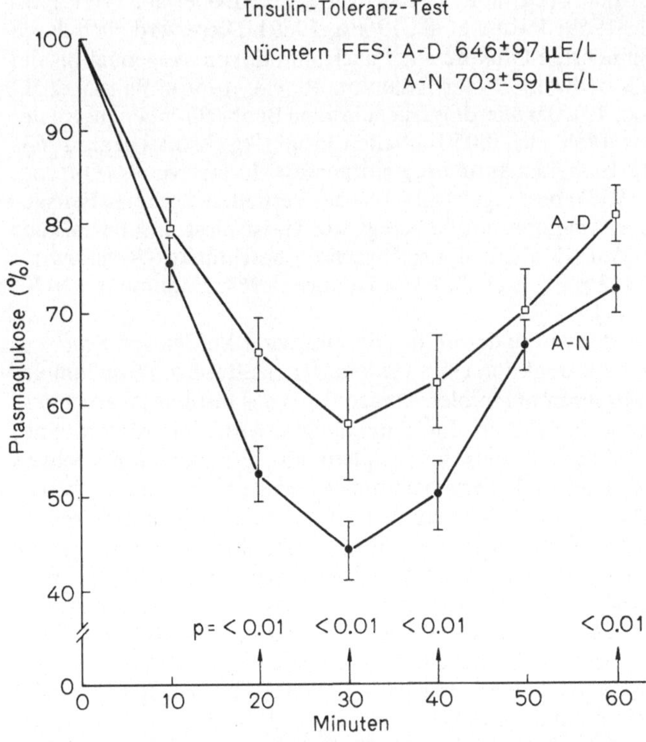

Abb. 43. Änderungen der Plasmaglukose nach i.v. Injektion von Insulin (0.1 E/kg Idealgewicht) bei adipösen Diabetikern (AD) und adipösen Nichtdiabetikern (AN). Die Plasmaglukosewerte sind in Prozent des Nüchternwertes angegeben. Mittelwert ± S.E.M. (KREISBERG et al., 1967)

liche Ursache der gesteigerten Insulinsekretion dar, deren primäre Ursache die periphere Insulinresistenz ist.

Periphere Insulinresistenz

An dem Vorliegen einer peripheren Insulinresistenz bei Adipositas besteht kein Zweifel. Wenn die Glukosetoleranz trotz Hyperinsulinismus pathologisch ist, muß die Insulinwirkung vermindert sein. Für diese bei Adipösen typische Situation wurde das Konzept eines relativen Insulinmangels formuliert (KARAM et al., 1963; DAWEKE et al., 1965; BOTTERMANN et al., 1966; YALOW et al., 1965; PERLEY, KIPNIS, 1966; VAGUE et al., 1966; BAGDADE et al., 1967; COLWELL, LEIN, 1967; SELTZER et al., 1967; CHIUMELLO et al., 1969) und schon früh eine Insulininsensitivität des adipösen Organismus gegenüber endogenem Insulin postuliert (BENEDETTI et al., 1967; DAWEKE et al., 1965; FARRANT et al., 1969; VAGUE et al., 1968a, 1969). Diese wird auch durch einen verminderten Glukoseabfall nach Zufuhr von exogenem Insulin gestützt (GODLOWSKY, 1946; AHRENDT, PATTEE, 1956a; FRASER et al., 1962) (Abb. 43), der allerdings nicht in allen Beobachtungen (normaler Blutglukoseabfall nach 0,05 Einheiten Insulin/kg (KARAM et al., 1963) bzw. 0,025 Einheiten Insulin/kg Körpergewicht intravenös (OHLSON, NUETZEL, 1950)) bestätigt wurde. Wie am Verhalten der freien Fettsäuren und der Aminosäuren dargelegt wurde, ist diese Insulinresistenz nicht auf den Kohlenhydratstoffwechsel beschränkt (RABINOWITZ, ZIERLER, 1962a; FELIG et al., 1970; GORDON, 1964; RABINOWITZ, 1970; CAHILL, 1971).

Als Gründe der verminderten Insulinsensitivität wurden von KARAM et al. (1963) die Produktion eines veränderten, ineffektiven Insulinmoleküls, das Vorliegen humoraler Antagonisten des Insulins (Wachstumshormon, freie Fettsäuren, Insulinbindung an zirkulierende Proteine) oder eine zelluläre Störung des peripheren Kohlenhydratstoffwechsels (wie bei fettsüchtig-hyperglykämischen Mäusen) genannt. MAHLER (1974) diskutiert zusätzlich neurale Einflüsse und Faktoren, die aus der pankreatischen Übersekretion resultieren: Das Insulin selbst, das eine Tachyphylaxie auslösen könnte, oder einen unbekannten Faktor x. Eine weitere Möglichkeit wäre die Steigerung des Insulin-Turnovers, den HOLLOBAUGH u. BOSHELL (1969) bei Adipositas basal und nach Glukosebelastung beschrieben haben. Die Beobachtung dieser Autoren sind aber in Umsatzstudien mit 131 J Insulin bei Adipositas nicht bestätigt worden (WELSH et al., 1956).

Hinweise auf die Produktion eines veränderten Insulins, das zwar bei der immunologischen Hormonbestimmung erfaßt würde, aber biologisch teilweise oder völlig unwirksam ist, ließen sich bisher nicht finden. Zwar sind im Blut physiologischerweise Substanzen nachgewiesen wor-

den (big insulin, proinsulin), die im Radio-Immuno-Assay Kreuzreaktionen mit Insulin aufweisen (Steiner, Cunningham, 1967, Steiner et al., 1968, Roth et al., 1968) nicht aber dessen volle biologische Aktivität besitzen (Shaw, Chance, 1968). Sie können bis zu 20% des immunoreaktiven Insulins ausmachen, doch ist die Plasmakonzentration des Proinsulins bei Adipösen nicht erhöht (Melani et al., 1970). Diese Substanzen erklären also weder die häufig über 20% erhöhten Insulinspiegel, noch die Resistenz gegenüber exogenem Insulin. Darüberhinaus haben die frühen Studien gezeigt, daß auch die Blutspiegel der im Fettgewebe und am Muskel nachweisbaren biologischen insulinähnlichen Aktivitäten erhöht sind.
Die mögliche Bedeutung hormonaler Antagonisten des Insulins wurde schon oben diskutiert. Sie läßt sich nicht wahrscheinlich machen. Zirkulierende Antkörper gegen Insulin oder eine abnorme Insulinbindung an zirkulierende Proteine wurden bisher bei nicht mit Insulin behandelten Adipösen nicht nachgewiesen.

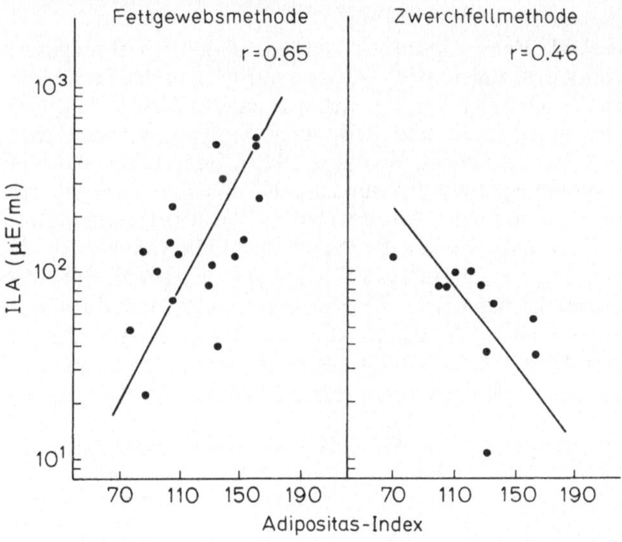

Abb. 44. Korrelation zwischen der insulinähnlichen Aktivität (ILA) im Nüchternserum und dem Grad des Übergewichts bei Japanern beiderlei Geschlechts mit normaler intravenöser Glukosetoleranz (0.3 g/kg).
Die ILA wurde durch $^{14}CO_2$ Bildung aus l-^{14}C Glukose am epididymalen Fettgewebe bzw. der Glukoseaufnahme durch das Zwerchfell der Ratte gemessen.
Adipositasindex =
Körpergewicht (kg) × 100
Körpergröße (cm–100) × 0.9
(Shreeve et al., 1968)

In der frühen Literatur werden Konzentrationsunterschiede verschiedener Formen insulinähnlicher Aktivität im Serum (Shreeve et al., 1968) (Abb. 44), ein Insulin antagonistischer „Synalbumin faktor" (Vallance-Owen u. Lilley, 1961) und erhöhte Konzentration der A-Kette des Insulins (Meek et al., 1968) beschrieben, ohne daß deren biologische Bedeutung gesichert werden konnte.
Die Bedeutung metabolischer Antagonisten, besonders der freien Fettsäuren im Sinne des Glukose-Fettsäuren-Zyklus von Randle et al. (1963) wird widersprüchlich beurteilt (Kipnis, Schalch, 1964; Nestel et al., 1964; Felber, Vanotti, 1964; Garland et al. 1964; Randle et al., 1965; Flatt, 1972; Berger et al., 1976e; Paul, Bortz, 1969) (Abb. 42).
Das Interesse konzentriert sich deshalb auf Störungen der Insulinwirksamkeit an insulinsensitiven Geweben. Die Insulinsensitivität des Gesamtorganismus wird durch alle insulinabhängigen Gewebe mitbestimmt. Von quantitativ größter Bedeutung für die Glukosehomöostase ist die Leber.

Leberstoffwechsel. Beim Gesunden werden in der postabsorptiven Phase von 100 g oral zugeführter Glukose nur 40 g in der Peripherie metabolisiert, 55 g werden von der Leber retiniert (Tabelle 13). Das Verhältnis der hepatischen und peripheren Stoffwechselraten wird durch Insulin gesteuert (Felig, Wahren, 1975). Beim Diabetiker mit absolutem Insulinmangel werden nur 25–50% des Glukoseangebotes von der Leber aufgenommen (Andres et al., 1956). Die Hemmung der hepatischen Glukoseabgabe betrifft sowohl die Glykolyse als auch die Glukoneogenese (Felig, Wahren, 1971; Felig et al., 1975). Bei Adipositas ist jedoch die hepatische Glukoseabgabe trotz Hyperinsulinismus nicht eingeschränkt, die Glukoneogenese sogar erhöht (Felig et al., 1974). Vergleichbare Erhöhung des systemischen Insulinspiegels führt bei Adipösen zu einer gerigeren Hemmung der Glukoseabgabe als

Tabelle 13. Verwertung von 100 g oral zugeführter Glukose bei Normalpersonen (Felig et al., 1975)

	%
Glukose, die nicht metabolisiert im Glukoseverteilungsraum bleibt	<5
Gesteigerte periphere Glukoseutilisation (insulinabhängig)	15
Hepatische Verwertung, Glykogen sparend (nicht insulinabhängige periphere Aufnahme)	25
Hepatische Aufnahme	
Glykogensynthese, Triglyceridbildung	
Glykolyse	55

bei den Kontrollen; um eine ähnliche Hemmung der Glukoseabgabe zu erreichen, sind stärkere Erhöhungen der Insulinspiegel erforderlich (Abb. 45). Die Leber des Adipösen ist insulinresistent.
Analoge Schlüsse müssen auch aus Untersuchungen des Muskel- und Fettgewebsstoffwechsels gezogen werden.

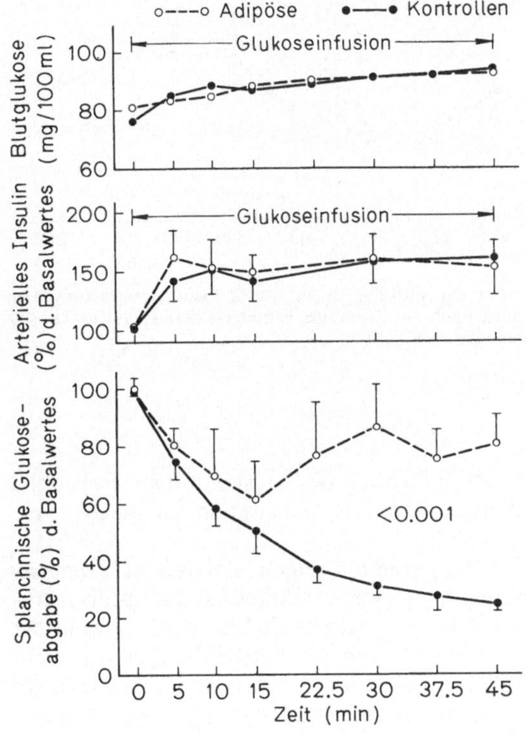

Abb. 45. Änderung der Glukoseabgabe des Splanchnikusgebietes nach Erhöhung der Plasmaglukose und der arteriellen Insulinkonzentration bei Adipösen und nichtadipösen Kontrollpersonen.
Trotz ähnlicher Anstiege des Glukose- und Insulinspiegels fällt die Glukoseabgabe des Splanchnikusgebietes bei Adipösen um nicht mehr als 40%, dagegen bei den Kontrollpersonen um 75 bis 80% ab.
Die Glukagonspiegel blieben in beiden Gruppen unverändert. (Felig, Wahren, 1975)

Muskelstoffwechsel. Eine wesentliche Rolle des Muskels an der peripheren Insulinresistenz ist schon aufgrund seines großen Anteils am Gesamtkörpergewebe zu erwarten. Sie wird durch Beobachtungen

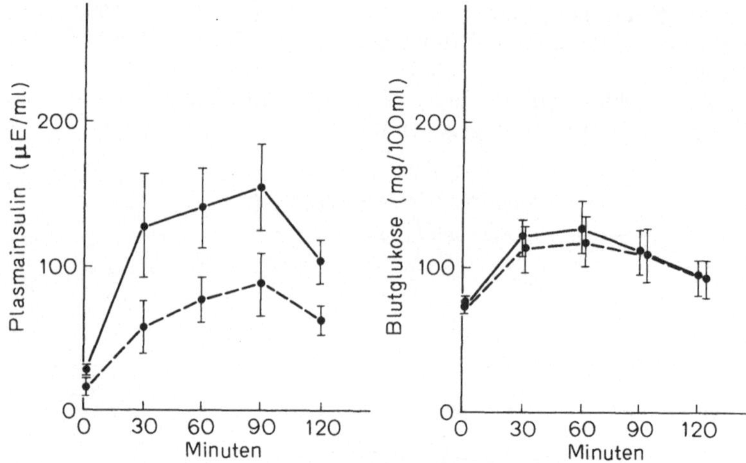

Abb. 46. Plasmainsulin und Blutglukose unter oraler Glukosebelastung vor (durchgezogene Linien) und nach (gestrichelte Linien) Körpertraining bei 10 adipösen Patienten. (Mittelwert ± S.E.M.) (BJÖRNTORP et al., 1970)

gestützt, in denen eine Beeinflussung des Muskelstoffwechsels ohne Beeinflussung der Adipositas die Insulinsekretion zu ändern vermochte.

BJÖRNTORP et al. (1970, 1973) konnten zeigen, daß durch ein 6monatiges effektives Muskeltraining bei extrem Adipösen die Insulinsekretion bei unveränderter Glukosetoleranz erniedrigt wird, obwohl die Fettgewebsmasse nicht verringert und der Fettzelldurchmesser nicht verändert sind (Abb. 46). Der Effekt hält nach erfolgreichem Training tagelang an (FAHLEN et al., 1972) und ist unabhängig von der enteropankreatischen Achse, da er sowohl bei oraler als auch intravenöser Glukosebelastung beobachtet wird (BJÖRNTORP et al., 1973; vergl. auch BJÖRNTORP et al., 1971 d).

In Übereinstimmung mit REINHEIMER et al. (1968) sowie DAVIDSON (1972) schloß die schwedische Arbeitsgruppe, daß der Muskelstoffwechsel ein bestimmender Faktor für die Insulininsensitivität und den Hyperinsulinismus des Adipösen sei. Immobilität als mögliche Ursache des gestörten Muskelstoffwechsels ist in der Literatur an verschiedenen Beispielen belegt (s. o.).

Direkte Hinweise auf die Insulinresistenz des Muskels geben Untersuchungen am Unterarm. In Studien von RABINOWITZ (FRASER et al.,

1962; RABINOWITZ, ZIERLER, 1962a; RABINOWITZ, 1968) wurde der Gewebsstoffwechsel vor und nach Infusion von Insulin in die Brachialarterie gemessen, wobei Plasmainsulinkonzentrationen von 200–700 µE/ml erreicht wurden. Die Glukose- und Kaliumaufnahme war bei Adipösen geringer als bei normgewichtigen Kontrollen und betraf sowohl den vorwiegend muskulären Gewebsanteil, als auch die fettgewebsreichen subkutanen Bezirke. BUTTERFIELD et al. (1965) verfolgten die Glukoseaufnahme unter Glukosebelastung. Die Deutung ihrer Befunde ist erschwert, weil die Messungen nicht im "steady state" erfolgten, jedoch nehmen auch diese Autoren an, daß die Glukoseaufnahme durch den Unterarm vermindert ist, und zwar in negativer Korrelation zur Hautfaltendicke.
Die interessante Frage, ob die Insulinsensitivität des Muskels durch Ernährungseinflüsse (Nährstoffrelationen, Kaloriengehalt) verändert werden kann, ist bisher nicht ausreichend untersucht.

Fettgewebe

Die Vermehrung des Körperfettes bei der Adipositas beruht vorwiegend auf einer vermehrten Speicherung in den Fettzellen des Fettgewebes. Fettzellen sind durch eine typische Form, Enzymausstattung und spezifische Funktionen charakterisiert (RENOLD, CAHIL, 1965a; GALTON, BRAY, 1967; SHRAGO et al., 1967; ENGLHARDT et al., 1968; JEAN-

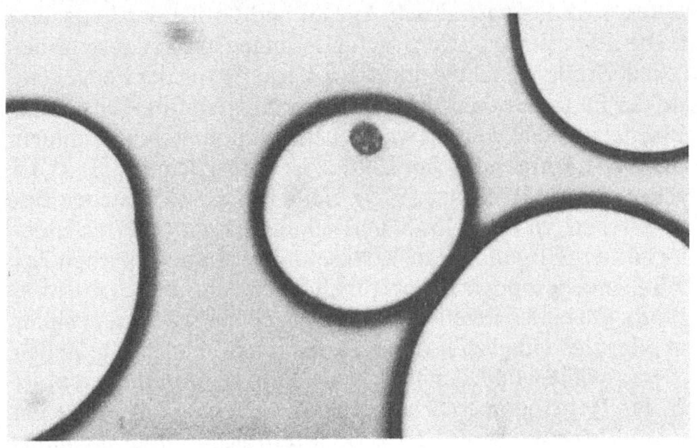

Abb. 47

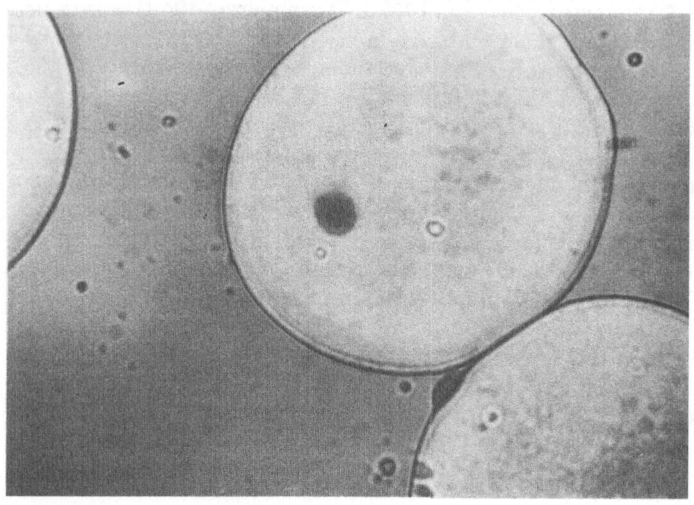

Abb. 48

RENAUD, HEPP, 1970; GRIES, 1970; GALTON, 1971; GALTON, WILSON 1971; BJÖRNTORP, 1972a; BRAY, 1975). Sie bestehen aus einem zentralen Fettspeichertröpfchen, das vorwiegend Triglyceride enthält und von einem schmalen Plasmasaum umgeben ist (ENGLHARDT et al.; 1971). Nach Isolierung aus dem Zellverband verlieren die Fettzellen ihre polygonale Form und nehmen Kugelgestalt an (Abb. 47, 48). Die Menge des Speicherfettes wird demnach durch Anzahl und Größe der Fettzellen bestimmt. Die adipositastypischen Veränderungen am Fettgewebe bestehen in einer Größenzunahme und/oder Vermehrung der Fettzellen. Die Anzahl der Fettzellen wird durch verschiedene Einflüsse bestimmt. Geschlechtsunterschiede werden wahrscheinlich pränatal determiniert (KARLBERG, 1968). Ein genetischer Einfluß ist wahrscheinlich. Er ist bei Tieren nachgewiesen (HERBERG, 1975). Beim Menschen bestehen Beziehungen zwischen der Fettzellzahl und genetisch kontrollierten anderen Eigenschaften (BJURULF, 1959). Wesentlicher sind wahrscheinlich nutritive Einflüsse, besonders in der frühen Wachstumsphase (KNITTLE, HIRSCH, 1968). Ob eine Fettzellvermehrung auch im Erwachsenenalter möglich ist oder sich lediglich noch leere, nicht mit Fett gefüllte Zellen (Präadipozyten) füllen und dann als neue Fettzellen imponieren, ist umstritten. Im Tierexperiment kann eine Vermehrung der Fettzellen durch Insulin (KAZDOVA et al., 1974) oder fettreiche Fütterung induziert werden (s. Ausmaß und Typisierung der Fettsucht).

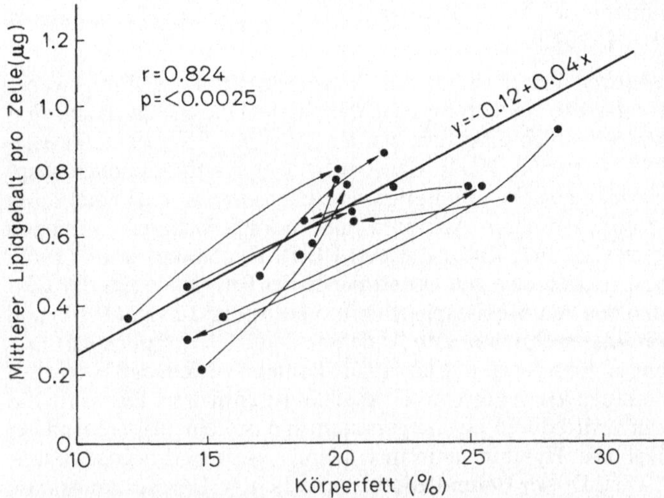

Abb. 49. Beziehungen zwischen dem mittleren Lipidgehalt der Fettzellen des Fettgewebes der Glutäalregion und dem prozentualen Fettgehalt des Körpers bei 9 freiwilligen Versuchspersonen.
Die Pfeile zwischen den Symbolen kennzeichnen wiederholte Biopsien bei der gleichen Versuchsperson. (SIMS et al., 1968)

Eine Fettgewebshyperplasie ohne Hypertrophie kommt bei spontaner Adipositas praktisch nicht vor. Experimentelle Überernährung führt zur Zellvergrößerung (SIMS et al., 1969), Reduktionskost zur Zellverkleinerung (HIRSCH et al., 1966; SIMS et al., 1969; BJÖRNTORP et al., 1971e), durch die Änderungen des Körpergewichtes weitgehend erklärt werden können (GRIES et al., 1969) (Abb. 49; Tabelle 2).
Die Lipidzusammensetzung des Speicherfettes ist abhängig vom Übergewicht (INSULL et al., 1966; BJÖRNTORP, SJÖSTRÖM, 1972; ANGEL, 1975). Der Stoffwechsel des Fettgewebes weist bei Adipösen Abweichungen von der Norm auf, die von der Zellgröße, dem aktuellen Ernährungszustand und der endokrinen Sekretion abhängig sind. Der Glukosestoffwechsel der Fettzellen ist zu gering, um eine entscheidende Rolle in der Glukosehomöostase des Organismus zu spielen (RABINOWITZ, 1970; GRIES, OBERDISSE, 1970). Das Studium des Fettzellstoffwechsels hat jedoch wesentliche Gesichtspunkte zum Verständnis des metabolischen Syndroms der Adipositas beigetragen. Die Beziehungen zwischen Fettzellgröße, Energiestoffwechsel, Insulinsekretion und Plasmatriglyceriden sind in anderem Zusammenhang beschrieben worden. Darüber hinaus sind Unterschiede im Enzymmuster, der Lipidmobilisation, Lipogenese und Insulinsensitivität bekannt. Neuere Über-

sichten finden sich bei BJÖRNTORP (1972a, b), BRAY (1975b), SALANS, CUSHMAN (1975).

Enzymmuster. Unterschiede der Enzymausstattung des Fettgewebes und ihre mögliche Bedeutung als metabolische Ursache der Adipositas sind verschiedentlich diskutiert worden (MAYER, 1957, 1971; TEPPERMAN, 1958; ASTWOOD, 1962). Bei verschiedenen, wahrscheinlich adaptiven Enzymen bestehen im Fettgewebe ebensowenig wie in der Leber Unterschiede zwischen Adipösen und normgewichtigen Personen (SHRAGO et al., 1967; ZINDER, BRAY, 1975). ENGLHARDT et al. (1969, 1971) beschrieben dagegen Unterschiede des Enzymmusters der Glykolyse und des Pentosephosphatshunts. GALTON und BRAY (1967) und BRAY (1969a) beschrieben eine Abnahme der α-Glycerophosphat-Dehydrogenase. KOSCHINSKY et al. (1971) konnten zeigen, daß Fettzellen des subkutanen Gewebes eine Glycerokinase enthalten. Die Aktivität des Enzyms wird durch Insulin gesteuert und ist dementsprechend bei Adipositas mit Hyperinsulinismus adaptiv gesteigert (KOSCHINSKY, GRIES, 1971). Dieser Befund könnte zur erhöhten Reveresterungsrate der freien Fettsäuren bei der Lipolyse beitragen.

Lipidmobilisation – in vivo-Studien: Freie Fettsäuren und Glyzerin des Plasmas entstammen überwiegend dem Fettgewebe. Die Konzentration der freien Fettsäuren im Nüchternplasma ist der basalen Fettsäurefreisetzung des Fettgewebes in vitro direkt proportional (PREISS et al., 1968). Bei Männern mittleren Alters korreliert die Plasmaglyzerinkonzentration zur Fettzellzahl, nicht jedoch zur Fettzellgröße (BJÖRNTORP et al., 1970a). Die Umsatzraten von freien Fettsäuren und Glyzerin sind konzentrationsabhängig und unterschiedlich, jedoch bestehen keine Differenzen zwischen Normgewichtigen und adipösen Personen (BJÖRNTORP et al., 1969a). Die Plasmaspiegel beider Metabolite lassen deshalb Rückschlüsse auf das Stoffwechselgeschehen im Fettgewebe und dessen Besonderheiten bei Adipositas zu.

Die Mehrzahl der Autoren findet im Nüchternplasma adipöser Personen erhöhte Konzentrationen der freien Fettsäuren (DOLE, 1956; GORDON, 1960, 1964; CORVILAIN et al., 1961; MEHNERT et al., 1961; OPIE, WALFISH, 1963, GRIES et al., 1964, 1970b; JAHNKE et al., 1964, MORSE, MAHABAR, 1964; ISSEKUTZ et al., 1967a, b; LIEBERMEISTER et al., 1968a; BJÖRNTORP et al., 1969a, b), während andere Autoren normale oder niedrige Plasmaspiegel (BAGDADE et al., 1967, 1969; KLEIN et al., 1965, HEALD et al., 1965) bzw. erhöhte Werte nur bei gleichzeitig gestörter Glukosetoleranz beobachteten (BAGDADE et al., 1969). Auch der Glyzerinspiegel wurde mit einer Ausnahme (BAGDADE et al., 1969) erhöht gefunden (GRIES et al., 1964; BOTTERMAN et al., 1965, 1966; LIEBERMEISTER et al., 1968a; BJÖRNTORP et al., 1969b). Beziehungen zwischen der

Körperfettmasse und dem „turnover" der freien Fettsäuren wurden nachgewiesen (NESTLE, WHYTE, 1968; BJÖRNTORP et al., 1969a).

Bei Nahrungskarenz steigen die freien Fettsäuren bei Adipösen verzögert an (GORDON, 1960; OPIE, WALFISH, 1963, GRIES et al., 1964; REITSMA, 1967; PINTER, PATTEE, 1968b; BORTZ, 1969). Auch der Anstieg des Glyzerins erfolgt verzögert und etwa 8 Stunden später als der Anstieg der freien Fettsäuren. GRIES et al. (1964) schlossen daraus, daß die vermehrte Mobilisation der Fettsäuren zunächst durch Hemmung der Rückveresterung der bei der Lipolyse gebildeten freien Fettsäuren erfolgt und die Stimulation der Lipolyse erst später einsetzt. Eine verminderte Reaktion auf lipolytische Reize als Ursache der trägen Fettmobilisation konnte in vivo nicht wahrscheinlich gemacht werden (ORTH, WILLIAMS, 1960; PINTER, PATTEE, 1968b; WILLMS et al., 1969).

Unter Körperarbeit ist der Anstieg der freien Fettsäuren bei Adipösen vermindert (OPIE, WALFISH, 1963; KLEIN et al., 1965). Der „turnover" ist nicht herabgesetzt (ISSEKUTZ et al., 1967a, 1968; BJÖRNTORP et al., 1969a). Die Ketoseneigung ist herabgesetzt (KECKWICK et al., 1959; BLOOM, 1962; GRIES et al., 1964; BLOOM et al., 1965).

Lipidmobilisation – in vitro-Studien. Lipolysestudien am Fettgewebe in vitro haben zu unterschiedlichen Ergebnissen geführt, die teilweise durch die Wahl der Bezugssysteme erklärt werden können. Bezogen auf das Feuchtgewicht oder den Fettgehalt des Gewebes ist die Fettsäurefreisetzung in vitro bei Adipösen vermindert (LASZLO et al., 1961). Bezieht man die Lipolyse auf die Einzelzelle, so zeigt sich eine Erhöhung der basalen Lipolyse, die zur Fettzellgröße korreliert (FAULHABER et al., 1969; LISCH et al., 1970; GOLDRICK, MCLOUGHLIN, 1970; SMITH, 1970a; GRIES et al., 1972; ÖSTMAN et al., 1973). Diese Beziehung läßt sich nicht nur bei einem Vergleich von Fettzellen verschiedener Personen zeigen, sondern auch beim Studium von Fettzellen, die von einer Person in Phasen unterschiedlichen relativen Körpergewichtes gewonnen wurden (BRAY, 1975b) (Abb. 50).

Die Stimulierbarkeit der Lipolyse des mesenterialen (MOSINGER et al., 1965) und subkutanen (GALTON, BRAY, 1966) Gewebes durch Katecholamine ist bei Adipositas nicht vermindert. Die Dosis-Wirkungskurven der Stimulation der Lipolyse durch Epinephrin, Norepinephrin, Theophyllin und Dibutyryl-Cyclo-AMP verlaufen am Fettgewebe norm- und übergewichtiger Personen weitgehend parallel (GRIES, 1970).

Die absolute Metabolitfreisetzung pro Zelle ist nach Stimulation in Abwesenheit wie in Gegenwart von Glukose direkt zum Zelldurchmesser korreliert (NEUMANN, 1970; NEUMANN et al., 1970; GRIES et al., 1972) (Abb. 51, 52), während Korrelationen zum Zellvolumen bzw.

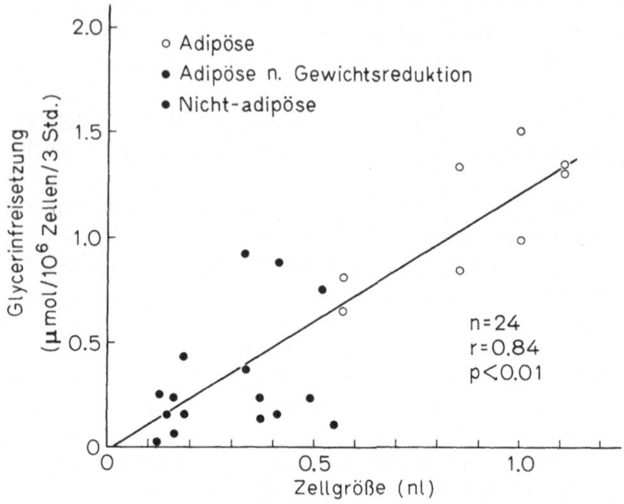

Abb. 50. Glycerinfreisetzung und Fettzellgröße.
Die Freisetzung von Glycerin aus Fettzellen 8 adipöser Personen vor und nach Gewichtsabnahme sowie 8 nichtadipöser Personen in Beziehung zum Fettzellvolumen ist dargestellt. Es besteht eine signifikante positive Korrelation. (BRAY, 1975)

der Zelloberfläche (GOLDRICK, MCLOUGHLIN, 1970) nicht bestätigt wurden. Die Zunahme der lipolytischen Aktivität steht in Einklang mit der Zunahme des Zellplasmas bei der Zellhypertrophie (ENGLHARDT et al., 1971). Sie kann nicht nur bei Vergleich der Zellen verschiedener Spender, sondern auch beim Vergleich großer und kleiner Zellen eines Spenders nachgewiesen werden (BJÖRNTORP, SJÖSTRÖM, 1972).
Zur Steigerung der Lipolyse in % des Basalwertes liegen unterschiedliche Daten vor. In den Studien BRAY's (1975b) ergab die Stimulation durch Dibutyryl-Cyclo-AMP keine Unterschiede der Glyzerinfreisetzung zwischen großen und kleinen Fettzellen, bei Stimulation mit Isoproterenol aber eine Steigerung der Glyzerinfreisetzung großer Zellen. Andere Autoren beobachteten dagegen eine verminderte prozentuale Lipolysesteigerung großer Zellen bei Stimulation mit Norepinephrin (PREISS et al., 1968; GRIES et al., 1972; ÖSTMAN et al., 1973), Theophyllin und Dibutyryl-Cyclo-AMP (GRIES et al., 1972), die als Folge der hohrn basalen Lipolyserate anzusehen ist (Abb. 51, 52).
Die Fettzellen verschiedener Körperregionen unterscheiden sich hinsichtlich der Größe, basalen Lipolyse (MOSINGER et al., 1965) und Reaktion auf α- und β-adrenerge Stimuli. Diese Problematik wird bei BRAY (1975b) ausführlich diskutiert, doch scheinen keine Unterschiede

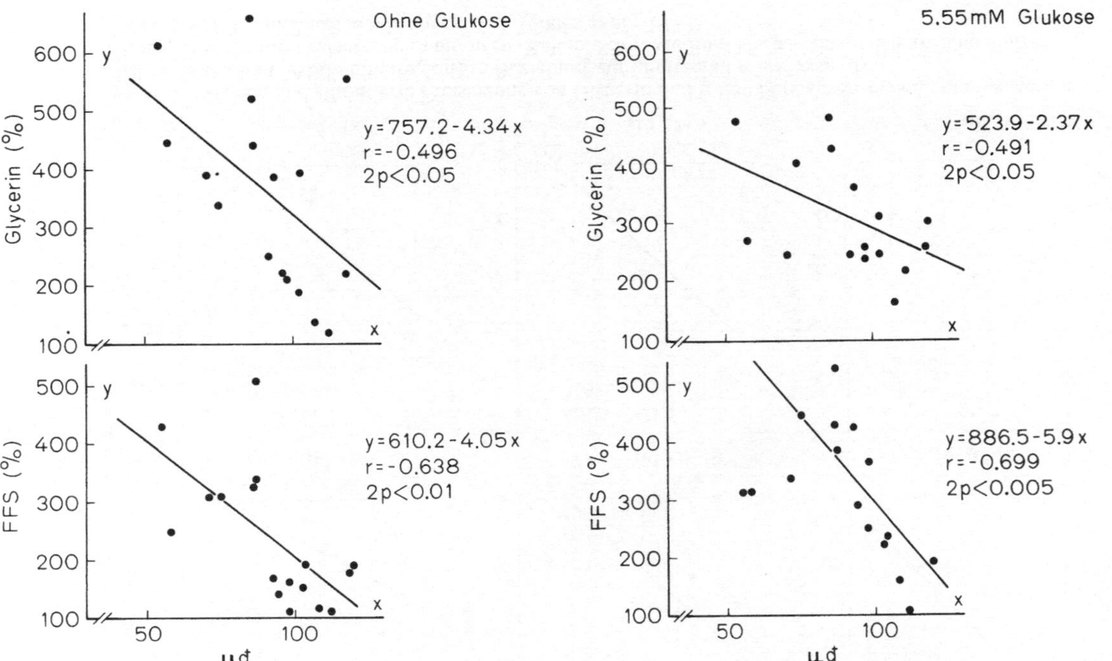

Abb. 51. Beziehung zwischen Durchmesser subcutaner menschlicher Fettzellen (Abdominalregion) und der Dibutyryl-Cyclo-AMP (10^{-3} M) stimulierter Lipolyse in vitro.
Angegeben ist der Anstieg der Freisetzung von Glycerin bzw. freien Fettsäuren (FFS) in % des Basalwertes (vergl. auch Abb. 50). (Gries et al., 1972)

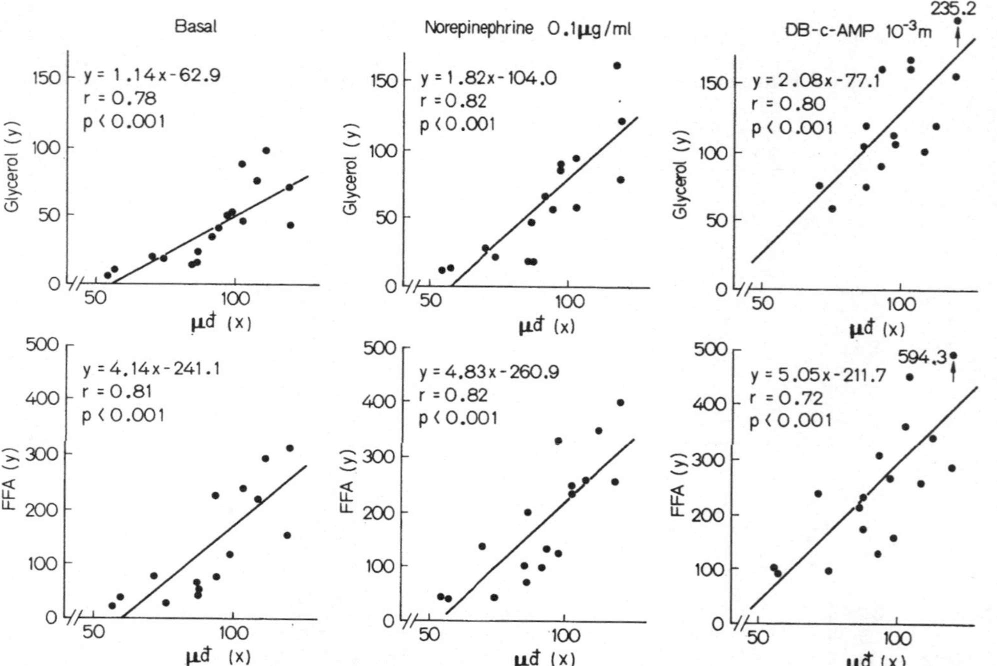

Abb. 52. Basale und stimulierte Freisetzung von Glycerin und freien Fettsäuren aus subcutanen menschlichen Fettzellen (Abdominalregion) in Beziehung zum Fettzelldurchmesser (d).
Angegeben ist die Freisetzung in nmol/10^5 Zellen/2 Std. Medium Krebs-Ringer-Bikarbonat-Puffer, 4 g Albumin/100 ml, Zusätze wie angegeben. (Gries et al., 1972)

zwischen den Zellen adipöser und normgewichtiger Personen zu bestehen, vielmehr ist sowohl bei Norm- als auch bei Übergewicht die Fettzellgröße der wesentliche determinierende Faktor (LISCH et al. 1970).

Die bei der Lipolyse gebildeten freien Fettsäuren werden nicht vollständig aus der Fettzelle freigesetzt, sondern teilweise innerhalb der Zelle zu Glyzeriden rückverestert. Die Fettsäuremobilisation wird durch die Bilanz von Lipolyse und Rückveresterung bestimmt. Die Rückveresterungsrate ist in großen Fettzellen gesteigert (BERGER, 1968; FAULHABER et al., 1969; BJÖRNTORP, SJÖSTRÖM, 1972; BRAY 1975b), die Fettmobilisation bezogen auf die Lipolyserate also vermindert, doch konnte diese Beobachtung nicht immer bestätigt werden (PREISS et al., 1968; NEUMANN et al., 1970).

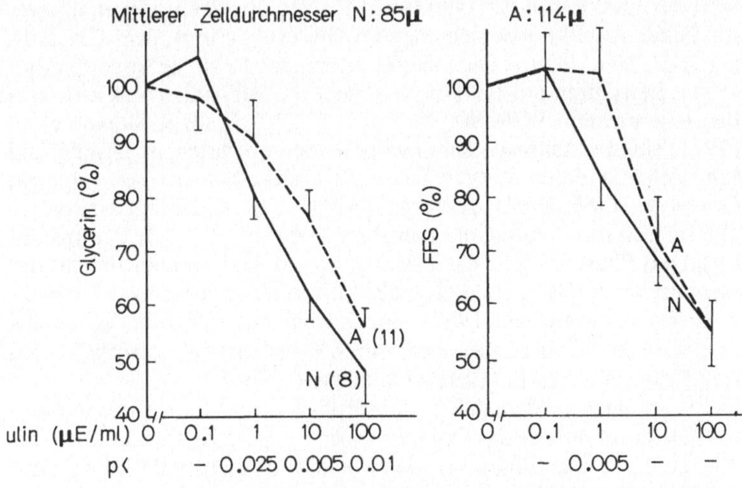

Abb. 53. Insulineffekt auf die Noradrenalin (0.1 μg/ml) stimulierte Lipolyse bei Normalpersonen (N) und Adipösen (A) T = MW ± S.E.M. (GRIES et al., 1972)

Insulin hemmt die Lipolyse unabhängig vom Glukosestoffwechsel (BURNS, HALES, 1966; BJÖRNTORP, 1967; GOLDRICK, 1967; GRIES et al. 1968). Der antilipolytische Effekt des Insulins ist nach ÖSTMAN et al. (1975) bei großen Fettzellen gesteigert, jedoch wurde von anderen Autoren am Fettgewebe Adipöser eine abgeschwächte Lipolysehemmung beobachtet (GRIES et al., 1972) (Abb. 53). Da der Abfall des Insulinspiegels als wichtigster Stimulus der Fettmobilisation im Fasten gilt, könnte durch die abgeschwächte Lipolysehemmung durch Insulin der verzögerte Anstieg der Lipolyse bei fastenden Adipösen erklärt werden.

Glukosestoffwechsel und Lipogenese. Einen insulinabhängigen Glukosestoffwechsel des menschlichen Fettgewebes wiesen RABINOWITZ und ZIERLER schon 1962a durch arteriovenöse Differenzmessungen in vivo nach und beobachteten bei Adipositas eine Steigerung der basalen Glukoseaufnahme sowie eine verminderte Insulinempfindlichkeit. Die entscheidenden Beobachtungen verdanken wir jedoch in vitro-Studien.

Insulin vermag den Glukosestoffwechsel des Fettgewebes normgewichtiger Personen in vitro zu stimulieren (GOLDRICK, 1967; OWEN et al., 1967a; GRIES, STEINKE, 1967). Der Effekt ist abhängig von der Insulinkonzentration. Signifikante Stimulationen sind bereits in Gegenwart von etwa 6 µE Insulin/ml Inkubationsmedium nachweisbar, also bei Konzentrationen, die dem physiologischen Plasmaspiegel entsprechen. Bei Fettzellen, die in der postabsorptiven Phase gewonnen wurden, wird der größte Teil der Glukose in Kohlendioxyd eingebaut, ein wesentlicher Anteil findet sich auch im Glyceridglycerol, dem Glyceridanteil der Neutralfette. Die Fähigkeit der Fettzelle zur de Novo-Synthese von Fettsäuren aus Glukose und anderen Substraten ist kontrovers beurteilt worden. Während SALANS et al. (1968) sowie SHRAGO et al. (1971) eine Fettsäuresynthese nicht erkennen konnten, ist sie aufgrund zahlreicher anderer Studien heute als gesichert anzusehen (HIRSCH, GOLDRICK, 1964; GRIES, STEINKE, 1967; KUO et al., 1967; OWEN et al., 1967a; GALTON, 1968; GOLDRICK, MCLOUGHLIN, 1970). In der postabsorptiven Phase ist sie relativ gering, da ein limitierendes Enzym der Synthesekette, das „citrate-cleavage" Enzym, nur in geringer Aktivität vorliegt (SHRAGO et al., 1967). Durch kohlenhydratreiche Vorernährung wird die Synthese gesteigert, durch Kalorienreduktion bzw. Fasten zum Erliegen gebracht (GOLDRICK, HIRSCH, 1964).

Es ist geschätzt worden, daß postabsorptiv weniger als 10% der gesamten Fettsäuresynthese des Organismus im Fettgewebe ablaufen (BJÖRNTORP et al., 1971c; SJÖSTRÖM, 1972), während der Anteil bei Hyperalimentation auf 25% gesteigert werden kann (BRAY, 1972). Diese Schätzungen erscheinen aber im Lichte neuerer Untersuchungen auch dann noch zu hoch, wenn man die Lipogenese aus Acetat und Pyruvat mit in Betracht zieht (HOOD, BJÖRNTORP, 1966; PATEL et al., 1975; LÖHREN, 1975; GRIES, LÖHREN u. NIKOLAUS unveröffentlicht). Es besteht jedenfalls kein Zweifel, daß die de novo-Fettsäuresynthese der Leber die Fettsäuresynthese des Fettgewebes quanitativ an Bedeutung übertrifft. Dagegen besitzt das Fettgewebe eine große Kapazität zur Speicherung exogener, alimentärer Fettsäuren.

Zum Glukosestoffwechsel des Fettgewebes bei Adipositas liegen teilweise gegensätzliche Befunde vor. Während einige Autoren keine Unterschiede des basalen Glukosestoffwechsels fanden (GOLDRICK,

Hirsch, 1964, Salans et al., 1968; Bray, 1972), beschrieben andere am Fettgewebe adipöser Personen einen gesteigerten basalen Stoffwechsel (Björntorp, 1966; Zinder et al., 1967; Goldrick, McLoughlin, 1970; Davidson, 1972, Löhren, 1975). Dieser Befund wird durch analoge tierexperimentelle Beobachtungen gestützt und kann heute als gesichert angesehen werden. Die Abhängigkeit des basalen Stoffwechsels von der Zellgröße kann auch gezeigt werden, wenn große und kleine Zellen eines Spenders verglichen werden (Björntorp, Karlsson, 1970; Björntorp, Sjöström, 1972). Die Gründe für dieses Phänomen sind nicht geklärt, doch spielt möglicherweise die Zunahme der Zelloberfläche eine Rolle.

Zusätzlich zu quantitativen Unterschieden der Glukosestoffwechselraten ist bei Adipösen das Verhältnis der Glukoseoxydation zum Glukoseeinbau in die Neutralfette zugunsten des Einbaus in die Neutralfette verschoben (Gries, 1970; Salans, Cushman, 1975).

Wesentlich komplexer sind die Befunde zur Insulinsensitivität. Björntorp (1966) fand bei Stimulation mit 10000 µE Insulin/ml ebenso wie Davidson (1972) keine Unterschiede des Glukosestoffwechsels zwischen norm- und übergewichtigen Personen. Eine Korrelation zwischen relativem Körpergewicht bzw. Fettzellvolumen und Insulineffekt auf die Lipogenese war nicht nachweisbar (Goldrick, McLoughlin, 1970). Demgegenüber machten Salans et al. (1968) die später wiederholt bestätigte Beobachtung, daß die Insulinempfindlichkeit des Glukosestoffwechsels (Gries, 1970; Smith 1971a, b; Horton et al., 1972) bzw. der Glukoseaufnahme (Kasperek et al., 1970) der Fettzellen Adipöser vermindert ist. Die Insulininsensitivität war bei Gewichtsabnahme mit Zellverkleinerung reversibel (Salans et al., 1968) bzw. durch experimentelle Mast induzierbar (Salans et al., 1972).

Die unterschiedlichen Beobachtungen lassen vermuten, daß die Zellgröße nicht die einzige Determinante der Insulinsensitivität ist. Auf die Bedeutung der Ernährung vor der Gewebsentnahme ist wiederholt hingewiesen worden (vergl. Gries, Steinke 1967a, Salans et al., 1974). Auch das Lebensalter spielt eine Rolle (Gries, Steinke, 1967b, Berger et al., 1971a, b; Salans, Dougherty, 1971). Tierexperimente zeigen darüber hinaus, daß die Zellhypertrophie gar keine direkte Bedeutung für die Insulinsensitivität besitzen kann. Trennt man isolierte Fettzellen einer Gewebsprobe durch Flotationsverfahren in Populationen unterschiedlicher Größenklassen, so läßt sich zeigen, daß große Fettzellen nicht nur einen erhöhten basalen Glukosestoffwechsel, sondern auch eine gesteigerte Insulinempfindlichkeit besitzen (Nielsen et al., 1974, Gries et al., 1974, Chlouverakis, Hojnicki, 1974). Gleiche Schlüsse zogen auch Björntorp u. Sjöström (1972), Glieman u. Vinten (1972) aus Tierversuchen sowie Björntorp u. Karlsson (1970) aus Studien an menschlichen Adipozyten.

Die Hypertrophie der Fettzelle ist demnach nicht die Ursache ihrer Insulininsensitivität. Die Insulininsensitivität muß vielmehr durch andere der Adipositas immanente Einflüsse bedingt sein.

Insulinresistenz als Folge veränderter Insulinrezeptoreigenschaften. Wie die voraufgehenden Erörterungen gezeigt haben, ist die periphere Insulinresistenz bei Adipositas nicht auf den Stoffwechseldefekt eines einzelnen Gewebes zurückzuführen. Vielmehr ist das Phänomen an verschiedenen, möglicherweise an allen insulinempfindlichen Geweben nachweisbar. Die Vermutung liegt daher nahe, daß ein gemeinsamer ursächlicher Mechanismus besteht.

Die Entdeckung, daß der erste Schritt der Insulinwirkung an der Zelle die Bindung des Hormons an einen spezifischen Rezeptor der Zellmembran ist, hat der Klärung dieser Frage neue Impulse gegeben. Nachdem zahlreiche indirekte Beobachtungen auf eine spezifische Insulinbindung an eine Proteinstruktur der Zellmembran hingewiesen hatten (Pastan et al., 1966; Crofford, 1968; Kono, 1969; Fain, Liken, 1969; Cuatrecasas, 1969), sind in den letzten Jahren Methoden entwickelt worden, die eine direkte Untersuchung der Interaktionen zwischen Insulin und seinem Rezeptor ermöglicht haben (vergl. Cuatrecasas, 1971a, b, 1972, 1974; Roth, 1973; Kahn et al., 1975; Tell et al., 1975). Sie haben ergeben, daß die Bindung an Strukturen der Plasmamembran erfolgt. Sie ist hormonspezifisch, rasch und reversibel. Die Zahl der Bindungsstellen ist begrenzt. Es besteht eine Beziehung zwischen der Hormonbindung und der biologischen Wirkung, die durch die Anzahl der Rezeptoren und die Affinität der Hormonbindung bestimmt wird. Die Rezeptoren unterliegen einem relativ raschen Stoffwechsel. Neben der Insulinbindung als erstem Schritt seiner biologischen Wirkung erfolgt auch eine Bindung mit nachfolgendem Insulinabbau.

Nachfolgend soll lediglich auf die Rezeptoreigenschaften bei Adipositas eingegangen werden. Die Befunde bei der Adipositas des Menschen sind noch begrenzt, deshalb müssen trotz wahrscheinlicher speziesspezifischer Unterschiede auch tierexperimentelle Beobachtungen herangezogen werden.

Erstmals an der fettsüchtigen ob/ob Maus wurde gezeigt, daß die Insulinbindung von Leberzellmembranen nur etwa 25% der Bindung von Zellmembranen gesunder Kontrolltiere beträgt (Kahn et al., 1972, 1973) und ähnliche Bindungsdefekte auch an Fettzellmembranen (Freychet et al., 1972) und Thymuslymphozyten (Goldfine et al., 1973) vorliegen. Die Unterschiede wurden auf eine Abnahme der Rezeptorzahl, weniger auf eine Abnahme der Bindungsaffinität zurückgeführt. Die praktische Konsequenz dieser veränderten Rezeptoreigenschaften besteht darin, daß zur Erzielung gleicher Insulinwirkungen bei ob/ob Tieren 10–20fach höhere Insulinkonzentrationen erforderlich sind als bei den Kontrollen. Eine Verminderung der Rezeptoren wird auch bei anderen Formen spontaner und experimenteller Adipositas von Laboratoriumstieren beobachtet (KAHN et al., 1973a, b; BAXTER et al., 1973). Bei der experimentellen durch Goldthioglucose ausgelösten Adipositas besteht eine negative Korrelation zwischen Körpergewicht und Rezeptorzahl. Diese ließ sich jedoch nicht bei der altersabhängigen Gewichtszunahme gesunder oder spontanadipöser Tiere nachweisen (KAHN et al. 1975). Auch bestehen keine Unterschiede der Insulinbindung (Rezeptorzahl und/oder Affinität) großer und kleiner Fettzellen normaler Ratten unterschiedlichen Alters und Körpergewichtes, obwohl deren Insulinsensitivität verschieden ist (LIVINGSTONE et al. 1972). Ebenso konnten BENNETT u. CUATRECASAS (1972) bei verschiedenen Zuständen mit Insulinresistenz keine Abnahme der Insulinbindung großer Fettzellen nachweisen, während OLEFSKY und REAVEN (1975) eine Abnahme der Insulinbindung menschlicher Adipozyten in Abhängigkeit von der Adipositas beschrieben, der nach ihrer Ansicht ursächlich eine Abnahme der Rezeptorzahl zugrunde liegt.

Von theoretischer wie praktischer Bedeutung sind Studien, in denen eine Abhängigkeit der Rezeptoren von der Ernährung und vom Insulinspiegel nachgewiesen wurde (KAHN et al., 1973a, c). Hält man das

Tabelle 14. Effekte der Ernährung und Insulinbehandlung auf die Insulinbindung (KAHN et al., 1975)

Tiere	Fütterungs-bedingungen	^{125} I-insulin Bindung[1] (fmoles/mg Membran-protein)
Normgew. Wurfge-schwister	ad lib	32 ± 3
	ob/ob	11 ± 2
ob/ob	24 Std. Fasten	22 ± 2
ob/ob	24 Std. Fasten + 24 Std. Insulin [2]	12 ± 1
ob/ob	24 Std. Fasten + 1 Std. Insulin [3]	18 ± 2

[1] Spezifische Insulinbindung an Leberzellmembranen (fmoles/mg Membranprotein ± S. D.)
[2] Insulinbehandlung mit 12–14 E (0,5–10 mg) NPH Insulin/Maus/12 Std. Seruminsulin bei Versuchsende 1–4 μg/ml
[3] Insulinbehandlung mit 12 E (0,5 mg) Insulin s.c. 1 Std. vor dem Töten. Seruminsulin bei Versuchsende etwa 7 μg/ml

Körpergewicht fettsüchtiger Mäuse durch Begrenzung des Futters im Normbereich, so sind die Insulinbindung und Insulinempfindlichkeit gesteigert. Selbst 24stündiges Fasten steigert die Insulinbindung, jedoch kann der Effekt aufgehoben werden, wenn man den Insulinspiegel durch exogene Zufuhr dauernd hochhält, während einmalige Insulingabe 1 Stunde vor der Untersuchung ohne Wirkung ist (Tabelle 14). Daraus wurde geschlossen, daß ein chronischer Hyperinsulinismus die Insulinbindung im Sinne einer negativen Feedback-Regulation erniedrigt.

Im gleichen Sinne sprechen auch Tierversuche, in denen Alloxan- (Solomon, Mayer, 1962) und Streptozotocin-behandelte Tiere (Mahler, Szabo, 1971), deren Insulinsekretion durch Zerstörung der β-Zellen reduziert ist, insulinempfindlicher werden. Durch Insulinbehandlung diabetischer Ratten wird die erhöhte Insulinbindung an Plasmamembranen wieder normalisiert (Davidson, Kaplan, 1975). Auch beim insulinresistenten adipösen Menschen nimmt die Insulinempfindlichkeit zu, wenn man die endogene Insulinsekretion durch Diazoxid hemmt (Mahler, 1973). Dagegen kann die Erhöhung des Insulinspiegels durch Infusion über 33 Std. die Glukosetoleranz verschlechtern (Fineberg, Merimee, 1974). Schließlich konnte an Kulturen menschlicher Lymphozyten gezeigt werden, daß die Zahl der Insulinrezeptoren abnimmt, wenn man dem Kulturmedium Insulin zusetzt (Gavin et al., 1973). Aufgrund von Untersuchungen an menschlichen Adipozyten kommen jedoch Olefsky und Reaven (1975) zu der Aussage, daß die Insulinbindung komplexen Einflüssen unterliegt und nicht nur durch Insulin bestimmt werden kann. Die Annahme einer Regulation der Rezeptoren durch den Insulinspiegel findet auch in Untersuchungen anderer Arbeitsgruppen keine Stütze.

Bennett u. Cuatrecasas (1972) fanden bei streptozotocin-diabetischen und fastenden Ratten, deren Insulinspiegel erniedrigt ist, keine Zunahme der Rezeptoren. Armatruda et al. (1975) konnten an großen (∅ 124 μ) und kleinen (∅ 78 μ) Fettzellen adipöser und normgewichtiger Personen mit normaler Glukosetoleranz, deren basaler Insulinspiegel sich um den Faktor 3 unterschied, keine Unterschiede der Rezeptorzahl oder Bindungsaffinität feststellen. Lockwood et al. (1975) folgern deshalb, daß der initiale Schritt der Insulinwirkung, die Bindung des Insulins an seinen Rezeptor, an der Insulinresistenz hypertropher Fettzellen nicht beteiligt sei. Wie die Diskussion des Fettzellstoffwechsels gezeigt hat, ist das Problem der Insulinsensitivität der Fettzellen bei Adipositas aber vielschichtiger und nicht allein von der Größe abhängig.

Die Untersuchungen an Zellmembranen und Zellen, die aus dem Gewebeverband isoliert wurden, sind in Zweifel gezogen worden, weil diese Präparationen proteolytischen Enzymaktivitäten ausgesetzt sind, die möglicherweise die Rezeptoreigenschaften verändern. Dieser Störfaktor wird bei der Untersuchung isolierter Leukozyten vermieden. GAVIN et al. (1972, 1973) zeigten, daß menschliche Lymphozyten des zirkulierenden Blutes Insulinrezeptoren besitzen, die denen der Leber und der Fettzellen gleichen. ARCHER et al. (1973a, b) schlossen aus ihren Untersuchungen, daß menschliche Lymphozyten adipöser Personen einen ähnlichen Rezeptordefekt aufweisen, wie er vom spontanfettsüchtigen Tier schon bekannt war. Aus der Verschiebung der Insulinbindungskurve schlossen sie, daß besonders die Rezeptoren hoher Bindungsaffinität vermindert seien. Reduktionsdiät steigerte die Zahl der Rezeptoren parallel zur Zunahme der Insulinempfindlichkeit des Organismus (KAHN et al., 1975).

Diesen Befunden, die im Einklang mit einer Regulation der Rezeptoren durch Insulin gesehen werden können, steht jedoch entgegen, daß die Zahl der Rezeptoren bei normgewichtigen unbehandelten Diabetikern erniedrigt ist (OLEFSKY, REAVEN, 1974), obwohl diese Patientengruppe in der Regel niedrige Insulinspiegel aufweist (PERLEY, KIPNIS, 1967). Die Insulinbindung peripherer Lymphozyten ist gering (OLEFSKY, REAVEN, 1974; GAVIN et al., 1972). Ihre physiologische Bedeutung ist schwer verständlich, da Insulineffekte auf ihren Stoffwechsel nicht sicher nachweisbar sind. Doch könnten die Lymphozytenbefunde Modellcharakter für ubiquitäre Veränderungen an den Insulinrezeptoren besitzen.

Neuerdings wurde aber in Zweifel gezogen, daß nicht-transformierte Lymphozyten überhaupt Insulinrezeptoren besitzen, und vermutet, daß der Rezeptorennachweis auf Verunreinigung mit Zellen hoher Insulinbindung (Monozyten) beruht (CUATRECASAS, 1974). Auch die Annahme von Rezeptoren unterschiedlicher Bindungsaffinität ist noch Gegenstand der Diskussion, da die Möglichkeit besteht, daß die Bindung von Insulin die Eigenschaften der Rezeptoren verändert (negative Kooperativität; DE MEYTS et al., 1973). Auf die Diskussion dieser noch nicht abschließend geklärten Problematik wird hier verzichtet. Viele der für das Adipositasproblem wichtigen Befunde sind am Tier erhoben worden. Bei einer Verallgemeinerung der daraus abgeleiteten Hypothesen ist zu bedenken, daß möglicherweise speziesspezifische Besonderheiten bestehen.

8. Klinik und Verlauf der Adipositas

8.1. Anamnese

Die Anamnese des Patienten ist wie bei jedem Krankheitsbild wichtig und soll den Beginn der Fettsucht festlegen. Die Fettsucht kann sich schon bei Kindern und Jugendlichen manifestieren. Zur zeitlichen Lokalisation des Beginns der Fettsucht hilft eine photographische Dokumentation, die vom Patienten selbst zu Verfügung gestellt werden kann; noch besser sind Längen- und Gewichtsangaben zu verschiedenen Zeiten, die zumeist aus der schulärztlichen Betreuung erhältlich sind.

8.1.1. Familienanamnese

VETTER et al. (1964) fanden bei 24 Fettsüchtigen keine Häufung von Fettsucht, Diabetes oder Gicht in der Familie. In der Düsseldorfer Studie (SCHLEGEL et al., 1975) waren bei 50 adipösen Frauen in 10% beide Eltern und in 36% ein Elternteil übergewichtig, während in 44% ein Diabetes mellitus in der Familie angegeben wurde. MEYER und TUCHELT-GALLWITZ (1967) fanden signifikant häufiger fettsüchtige Eltern in den Familien von 68 Adipösen als bei 34 Kontrollen (59% der Mütter und 33% der Väter von Fettsüchtigen, gegen 30% der Mütter und 10% der Väter bei Kontrollen). Ähnliche Zahlen der familiären Fettsuchtbelastung geben auch andere Autoren an: 58,4% gegen 11% der Kontrollen (KAEDING, ROHMANN, 1967); 36% gegen 11% der Kontrollen (MADDOX et al., 1966). BAUER (1945) fand bei 100 Adipösen in 73% ein oder zwei Elternteile adipös, und RONY (1940) fand bei 250 Adipösen 69% der Eltern fettsüchtig. Viele andere Studien ergeben ähnliche Zahlen, sie schwanken zwischen 35–87% (Übersicht bei CRADDOCK, 1973), so daß kein Zweifel besteht, daß die Adipositas familiär vorkommt.

8.1.2. Eigen-Anamnese

Fettsüchtige Patienten geben auf Befragung ein nicht weiter definiertes Unwohlsein an, das bei mäßiger Fettsucht noch nicht als Krankheitsgefühl gewertet wird. Dies kann in eine verminderte Leistungsfähigkeit, mit dem subjektiven Gefühl des Nicht-Fit-Seins, der physischen Reservelosigkeit übergehen. Bei einer Studie einer Fettsuchtambulanz (Berger et al., 1976, unpubl.) wurde mit einem Fragebogen die Anamnese von 500 fettsüchtigen Patienten (mittleres Alter 36 ± 14 Jahre, mittleres Übergewicht nach Broca 50 ± 26%) erhoben. Dabei wurden folgende Beschwerden angegeben (Tabelle 15). Die Tabelle zeigt, daß am häufigsten die Leistungsfähigkeit beeinträchtigt ist, und daß sich ebenso oft Beschwerden von seiten des Kreislaufs, der Atmung und des Bewegungsapparates manifestieren. Diese Symptomatologie ist in der Literatur bestätigt. So geben Hochrein und Schleicher (1955) bei 80% der Fettsüchtigen Arbeitsdyspnoe, in 75% leichte Ermüdbarkeit, in 65% Stenokardie, Beklemmung und Herzklopfen und in 30% Schwindelgefühl und Kopfschmerzen an. Silverstone und Solomon (1965) fanden allerdings überraschend wenig subjektive Symptome bei 31 fettsüchtigen Frauen (21–55 J.). In weniger als 50% wurden Rückenschmerzen, Müdigkeit, geschwollene Knöchel, schmerzhafte Füße, Atemlosigkeit oder Krampfaderbeschwerden gefunden. Bei 50 Patienten von Alexander et al. (1962) war Anstrengungsdyspnoe in 84% das Leitsymptom, gefolgt von 72% Gelenkbeschwerden, meist im Rücken oder in den Knien.

Subjektive Angaben zum Wissen über die Adipositas und der Gründe für den Besuch der Fettsuchtambulanz sowie über den Verlauf der Fettsucht wurden bei 500 Adipösen mit einem Fragebogen (Berger et al., 1976, unpubliziert) erhoben und sind in Tabelle 16 aufgeführt. Daraus geht hervor, daß häufig typische, vom Hausarzt diagnostizierte

Tabelle 15. Beschwerden bei Adipositas n = 500 (146 ♂, 354 ♀) (Berger et al., 1976, unpubliziert)

Art der Beschwerden	% ♂	% ♀
Verminderung der körperlichen Leistungsfähigkeit	64	57
Atemnot	55	52
Herzbeschwerden (anginöse Beschwerden, Herzrasen)	47	50
Einschlafen im Sitzen tagsüber	20	14
Schmerzen an Wirbelsäule oder Gelenken	46	53
Konzentrationsschwierigkeiten	38	48
Stuhlverstopfung	17	39

Begleiterkrankungen der Adipositas, den Patienten bekannt waren. Die Ursache der Adipositas wurde vermehrt in einer familiären Belastung (49% der Männer und 57% der Frauen) oder in einer „Drüsenstörung" (28% der Männer und 34% der Frauen) gesehen. Andererseits akzeptierten jedoch etwa zwei Drittel der Patienten eine Polyphagie bzw. Polydipsie zumindest als eine Teilursache ihrer Adipositas. 59% der Frauen gaben an, daß die Adipositas im Anschluß an eine

Tabelle 16. Anamnestische Angaben von 500 Fettsüchtigen (146 ♂ und 354 ♀) (Berger et al., 1976, unpubliziert)

	% ♂	% ♀
– Durch den Hausarzt diagnostizierte Krankheiten:		
Diabetes	12	11
Hypertonie	55	42
Herzinfarkt	11	2
Hyperlipaemie	38	18
Gicht	9	5
Gallensteine	3	14
Hernien	15	4
Varicosis	14	38
Thrombosen	5	11
Herzschwäche	21	15
Durchblutungsstörungen der Beine	21	25
Arthrosen	15	18
Ischialgie	2	27
Fettleber	21	7
Menstruationsstörungen	–	39
– Ursachen der Adipositas:		
familiäre Veranlagung	49	57
„Drüsenstörung"	28	34
zu vieles Essen	50	51
zu vieles Trinken	63	34
– Zeitpunkt des Beginns der Adipositas:*)		
vor der Einschulung	16	26
im Schulalter	32	31
im späteren Lebensalter	77	78
– Auftreten der Adipositas nach besonderen Ereignissen:		
Schwangerschaft	–	48
Wechseljahre	–	17
Operationen	21	29
Unfälle	12	7
Ehescheidung	2	4
Berufswechsel	7	3
Wohnungswechsel	1	9
Tod von Angehörigen	4	11
sonstige seelische Belastungen	11	21

*) bzw. Hauptschübe

Schwangerschaft aufgetreten sei. 67% der Frauen und 43% der Männer gaben an, daß sich das Übergewicht bei ihnen subjektiv störend auswirke.

8.2. Klinik

Klinisch präsentiert sich der adipöse Patient zunächst durch seinen Habitus, der nach dem Augenschein als überdimensioniert gegenüber dem „Normalen" wahrgenommen wird. Dieser Augenschein trügt praktisch nie. Er ist aber kein Maß für die Adipositas.
Übergewicht und Adipositas sollen voneinander unterschieden werden. Unter Adipositas sollte man ausschließlich eine Vermehrung des Körperfettes verstehen (Bray, 1972). Es gibt bei Athleten ein muskuläres Übergewicht. Solche Übergewichtigen unterscheiden sich im Stoffwechselverhalten wesentlich von Adipösen (Kalkoff, Ferrou, 1971). Übergewicht kann zudem durch pathologische Einlagerung von Flüssigkeit (Ödeme, Ascites, Anasarka, Elephantiasis) oder Riesentumoren und -cysten zustandekommen. Das größte in der Literatur beschriebene Pseudo-muzincystom des Ovars wog immerhin 149 kg (Kepp, Staemmler, 1974). Nicht nur das Fettgewebe sondern auch die parenchymatösen Organe sind bei Adipositas vergrößert. Die folgenden Organe wurden in einer Autopsiestudie bei Adipösen größer als bei Kontrollen gefunden (Naeye, 1969): Herz (140%), Nieren (125%), Pankreas (145%), Leber (145%). Gehirn und Milz waren in beiden Gruppen gleich. Die Organvergrößerung wurde durch Vermehrung der Zellzahl und der Zellgröße bedingt: Herz (Zellzahl 121%, Zellgröße 116%), Leber (125%, 116%), acinäre Zellen des Pankreas (113%, 131%), Inselzellen des Pankreas (Zellgröße 113%).
Klinisch können nach dem Verlauf zwei Typen der Adipositas voneinander unterschieden werden (Albrink, Meigs, 1964; Bierman, Glomset, 1974): Der erste Typ entspricht einer „lebenslangen" Adipositas. Meist ist das Geburtsgewicht dieser Patienten normal, aber das Körpergewicht ist im kindlichen Alter höher als bei normalen Gleichaltrigen. Während der Pubertät tritt eine starke Gewichtszunahme auf, und bei Frauen treten in den Schwangerschaften weitere nicht spontan reversible Gewichtssteigerungen auf. Oft haben diese Patienten alle Arten der Gewichtsreduktionsmethoden durchlaufen und nehmen, trotz zwischenzeitlich erfolgreicher Gewichtsabnahmen, später wieder bis zum ursprünglichen Gewicht oder darüber hinaus zu. Meist sind diese Patienten sehr adipös (> 150% Übergewicht). Dies dürfte dem heutigen hyperplastischen (-hypertrophischen) Fettsuchttyp entsprechen (Bjurulf, 1959; Björntorp et al., 1971), mit vor allem vermehrter Fettzell-

zahl (Abb. 54). Der zweite Typ entspricht der Adipositas, die im mittleren Alter entsteht. Diese Patienten sind normalgewichtig bis zum Alter von 20–40 Jahren. Im zeitlichen Zusammenhang mit einer dann auftretenden Gewichtszunahme kann man häufig abnehmende körperliche Bewegung oder Umgebungsfaktoren eruieren. Dieser Typ der Adipositas ist extrem häufig und entspricht der hypertrophischen oder erworbenen Fettsucht, mit vergrößertem Fettzelldurchmesser bei meist normaler Fettzellzahl.

Diese beiden Typen der Fettsucht wurden klinisch schon von Brugsch (1919) und Grafe (1958) unterschieden. Sie sprechen von Fettsucht,

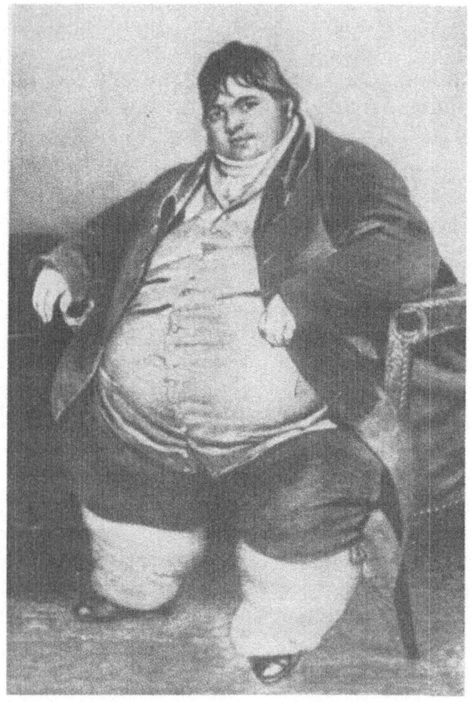

Abb. 54. Hyperplastische Fettsucht mit generalisierter Verteilung (Stamm und Extremitäten).
Die Abb. stellt Daniel Lambert (1770–1809) aus Stamford dar.
Auf seinem Grabstein steht:
He measured three feet one inch (94 cm) round the leg, nine feet four inches (284 cm) round the body and weighed fifty two stone eleven pounds (335 kg) (Scheugl, Adanos, 1975)

die durch Überkost (surmenage) und Trägheit (exogen) entsteht, und andererseits von der konstitutionellen Fettsucht (endogen).
Vom klinischen Aspekt her wurden früher Einzelformen von zonaler Adipositas unterschieden. Die Genese dieser eher lokalisierten Fettablagerungen ist nicht bekannt, und eine klinisch wichtige Bedeutung, außer der Beschreibung, kann ihnen nicht mehr beigemessen werden. Bahner (1955) erwähnt Fettgesicht, Pausbackengesicht, Vollmondgesicht, Fettrundgesicht, Hamsterbacken (eventuell vergesellschaftet mit Parotisschwellung), Ptosis adiposa (Fettvermehrung der Augenlider), Fettlippen, Fett-, Speck- oder Fettrundkopf, Madelungscher Fetthals (Madelung, 1888; Grivaux et al., 1966) mit symmetrischer Fettansammlung am Hals und Kinn (früher auch als Fettkropf, Struma adiposa oder Obesitas colli bezeichnet), Beutelhals, Stiernacken, Specknacken (eventuell vom Büffeltyp wie beim Cushing-Syndrom), Oberrumpf- und Oberarmtyp als Übertreibung des Blusentyps der Fettverteilung, Fettbrust (Steatomastie, Pseudohypertrophia mammae, Makromastia adiposa), Fettbauch, Gürteltyp der Fettvermehrung (Adipositas circumpelvica, Schlüpfertyp), Fettsteiß (Steatopygie, Speckgesäß), Reithosentyp, Rotdickschenkel (Fettansatz am Bein mit Akrozyanose), Fetthände, Fettfüße, Fettknöchel (Blumentopfbeine).
Eine klinische Unterteilung der Fettsucht bei Kindern nach äußeren morphologischen Kriterien wurde von Huber (1962) vorgeschlagen, sie hat sich jedoch in der klinischen Umgangssprache nicht eingebürgert: unterschieden wird ein Hadrosomatismus (= kompensierte Fettsucht, Fettleibigkeit) von einem Liposomatismus (= dekompensierte Fettsucht). Beide können hypo-, normo- oder hypermetrisch sein.

8.2.1. Kardiovaskuläres System

Fettsüchtige leiden häufig an kardiovaskulären Krankheiten (Micheels, 1965). Man neigt heute zu der Auffassung, daß es sich um Begleitkrankheiten der Adipositas handelt, die ihrerseits später zu Komplikationen führen.

Hypertonie

Die Kontroverse der Blutdruckmessung beim Adipösen soll hier nicht abgehandelt werden. Die Kommission der deutschen Gesellschaft für Kreislaufforschung (1971) empfiehlt, 13–14 cm breite, bei Adipösen 18 cm breite Manschetten zu benützen. Offensichtlich ist es wichtig, daß die aufblasbare Manschette den adipösen Arm umgibt, d. h. mindestens 42 cm lang ist (Mann, 1974). Damit entsprechen die Werte der indirekten Blutdruckmessung ohne Korrekturtafeln gut den direkt intraarteriell gewonnenen Meßwerten (ALEXANDER, 1965; JAHNEKE, 1974).

Die Hypertonie ist die häufigste Begleitkrankheit der Adipositas (ROBINSON et al., 1940; WALKER, 1954). Es kann bei der häufigen Koexistenz von Hypertonie und Adipositas sogar ein kausaler Zusammenhang vermutet werden. Es ist möglich, daß eine Gewichtszunahme eine genetische Prädisposition zur Hypertonie zur Manifestation bringt (CHIANG et al., 1969), und daß der mit der Überernährung zwangsweise erhöhte Kochsalzkonsum, der in der Bundesrepublik ohnehin hoch ist (LOEW, MENG, 1975) eine Rolle spielt (GOLDMAN et al., 1972; JOOSSENS, 1973). Für einen Kausal-Zusammenhang zwischen Adipositas und Hypertonie spricht auch die Tatsache, daß nicht nur der Blutdruck sondern auch die hypertensiven Fundusveränderungen des Auges mit der Hautfaltendicke zunehmen (TIBBLIN et al., 1965; TIBBLIN, 1967). In einer großen Zahl von epidemiologischen Studien konnte belegt werden, daß insbesondere bei Männern der Blutdruck mit dem Übergewicht korreliert (Übersicht bei CHIANG et al., 1969; SIVE et al., 1970; KAPELL, 1971 a; STAMLER et al., 1975 a, b). Eigene Untersuchungen bei 240 Adipösen ergaben eine Hypertonieprävalenz von 69% (BERCHTOLD et al., 1975), wobei sich mit steigendem Übergewicht die Hypertonie verstärkte. Die Framingham-Studie zeigte bei 5 127 erwachsenen Männern und Frauen bei Eintritt in die Studie eine signifikante Korrelation zwischen Übergewicht und Blutdruck. Waren die Probanden bei Eintritt in die Studie normotensiv, so entwickelten sie entsprechend ihrem Übergewicht in einer 8jährigen Verlaufsbeobachtung vermehrt eine Hypertonie. Je höher also das Übergewicht, umso größer die Hypertoniemorbidität (KANNEL et al., 1967 a).

Nachdem in der Framingham-Studie weiter nachgewiesen wurde (KANNEL et al., 1972), daß die Hypertonie der stärkste Risikofaktor für die Entwicklung der dekompensierten Myokardinsuffizienz ist, muß die Assoziation Adipositas-Hypertonie klinisch aufmerksam verfolgt werden.

Auch die jugendliche Adipositas ist bereits mit einer Hypertonie vergesellschaftet (KOTCHEN et al., 1974). Von 74 hypertensiven Kindern war bei 69 keine Ursache für die Hypertonie zu erkennen. Von diesen Kindern waren 53% adipös (LOUDE et al., 1971). Schon BARTA u. ROSTA (1961) haben bei 100 adipösen Kindern erhöhte Blutdruckwerte gefunden, ein Befund, der kürzlich von COURT et al. (1974) erneut bei 209 adipösen Kindern bestätigt wurde, wobei hochsignifikante Korrelationen zwischen verschiedenen Methoden der Übergewichtsbestimmung und dem Blutdruck gefunden wurden. 114 Kinder (> 50%) zeigten definitiv hypertensive Werte ($\geqq$ 90 mmHg diastolisch oder $\geqq$ 135 mmHg systolisch). Gewichtsreduktion bewirkt eine Abnahme des Blutdrucks (s. Abb. 55) (ROSE, 1922; TERRY, 1923; ADLERSBERG et al., 1946; MARTIN, 1952; FLETCHER, 1953).

Herz

Der Stoffwechsel des vermehrten Körperfettes, sowie der durch Übergewicht bedingte erhöhte Arbeitsaufwand bei der Atmung und Fortbewegung, erhöhen den Sauerstoffverbrauch (ÅSTRAN, 1960; TURELL et al., 1964; SCHWALB, SCHIMERT, 1970), insbesondere bei Arbeit (PRODGER, DENNIG, 1932). Totales Blutvolumen, Minutenvolumen (LAUTER, BAUMANN, 1928) und Schlagvolumen sind entsprechend dem Übergewicht erhöht. Das totale Blutvolumen kann um fast 2 Liter zunehmen (ROCHESTER, ENSON, 1974). Es besteht eine signifikante Korrelation zwischen totalem Blutvolumen und Übergewicht (ALEXANDER et al., 1962), nach neueren Untersuchungen auch zwischen Körpergewicht, Blutvolumen, extrazellulärer Flüssigkeit und totalem Körperwasser (HAEFS, 1972). Der Herzdurchmesser nimmt mit zunehmendem Übergewicht zu, unabhängig davon, ob der Patient normo- oder hyperton ist. Alle massiv fettsüchtigen Patienten, auch Kinder (CERMAK, 1965), zeigen eine Herzvergrößerung, deren Ursache noch nicht geklärt ist. Am Wahrscheinlichsten handelt es sich um eine regulative Dilatation infol-

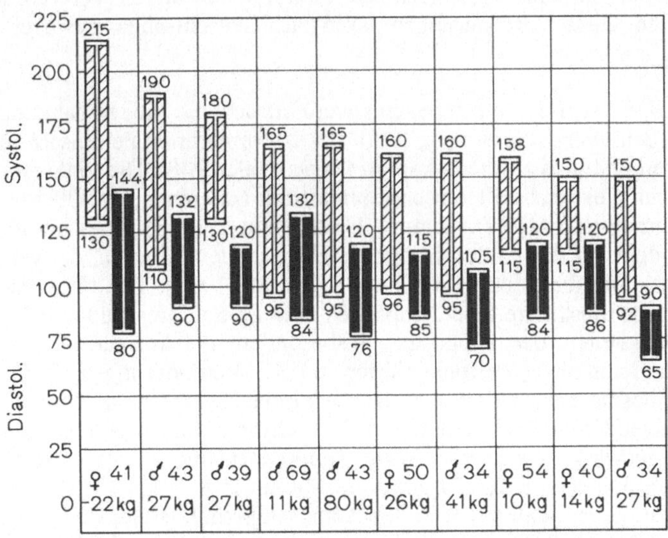

Abb. 55. Blutdruckwerte vor und nach Gewichtsreduktion adipöser Patienten. Die unteren beiden Zeilen der Abb. geben Geschlecht und Alter, sowie den Gewichtsverlust in kg an (HEYDEN S., 1971)

ge stetig erhöhter Volumenbelastung (ALEXANDER, 1964; CERMAK, 1965). Die bei Fettsucht auftretende Herzhypertrophie ist nicht nur durch epikardialen Fettansatz oder fettige Infiltration des Myokards bedingt (SCHWALB, SIMM, 1970), vielmehr liegt ihr eine echte muskuläre Myokardhypertrophie (AMAD et al., 1965; ALEXANDER, 1969) zugrunde, die nach Gewichtsabnahme bis zu einem gewissen Grad reversibel ist (ALEXANDER, PETERSON, 1972; ALEXANDER, 1975). Bei massiv adipösen Patienten besteht eine linksventrikuläre Dysfunktion mit erhöhtem enddiastolischem Druck in Ruhe oder bei Arbeit. Daraus kann eine globale Herzinsuffizienz resultieren (ALEXANDER, 1975), und es ist belegt, daß Herzinsuffizienz eine häufige Todesursache bei massiv adipösen Patienten darstellt (ALEXANDER, PETTIGROVE, 1967). Bei Arbeitsbelastung ergibt sich für den Adipösen eine geringere Leistungsfähigkeit, gemessen am Sauerstoffpuls (Sauerstoffaufnahme pro Pulsschlag) und dem Herzvolumenleistungsquotient (Quotient Herzvolumen/Sauerstoffpuls) (SCHWALB, SCHWENDEMANN, 1973), es besteht ein Mißverhältnis zwischen kardialem Leistungsvermögen und der durch die Adipositas geforderten Mehrleistung.
Dies wurde kürzlich auch von SLANY et al. (1975) belegt, die unter Belastung beim Adipösen einen abnormen Anstieg des pulmonalen Kapillardruckes und des Pulmonalarteriendruckes feststellten und dies als Hinweis für eine verschlechterte Funktion des linken Ventrikels auffaßten. Diese Veränderungen waren nach Gewichtsabnahme reversibel.

EKG-Befunde. Bekannt ist bei massiver Fettsucht die Niederspannung in den Brustwandableitungen, die durch den vermehrten Fettansatz im Ableitungsbereich zustande kommt (JAFFE et al., 1948). Die Linksdrehung der elektrischen Herzachse nimmt mit zunehmendem Übergewicht zu (SHORT, 1939; GUBNER, UNGERLEIDER, 1943). Dies beruht nicht allein auf der Änderung der Herzlage sondern auch auf der vermehrten Linksbelastung (SCHLOMKA, BLANKE, 1938). Die oben beschriebene muskuläre Hypertrophie ist auch im EKG feststellbar. Begleitkrankheiten der Adipositas, insbesondere die koronare Herzkrankheit und die Hypertonie, führen zu EKG-Veränderungen, die für die Adipositas unspezifisch sind. Da die kardiale Symptomatik ohnehin mit steigendem Alter zunimmt, wird es schwierig, die Auswirkungen der Adipositas an sich von Begleitkrankheiten und altersbedingten Veränderungen im EKG abzugrenzen (MICHEL et al., 1968). Man kann davon ausgehen, daß ca. 30% der Adipösen pathologische EKG-Befunde aufweisen. Die Angaben in der Literatur sind wechselnd und liegen zwischen 10% und 55% (JOHNSON, 1940; GREEN, BECKMAN, 1948; KREBS, MANGER, 1965).

Koronare Herzkrankheit

Der Begriff der koronaren Herzkrankheit umfaßt in epidemiologischen Untersuchungen im wesentlichen drei Manifestationskategorien: 1. Myokardinfarkt, 2. plötzlicher Tod, 3. Angina pectoris. Oft wird als 4. die elektrokardiographisch diagnostizierte Koronarinsuffizienz angegeben. Die Framingham-Studie (KANNEL et al., 1967b; KANNEL, GORDON, 1973; KANNEL, GORDON, 1975) zeigte einen Zusammenhang zwischen Übergewicht und der koronaren Krankheit insgesamt. Teilt man nach den oben angegebenen Manifestationskategorien auf, so finden sich zwischen Übergewicht und Angina pectoris, Übergewicht und plötzlichem Tod signifikante Korrelationen, nicht aber zwischen Übergewicht und Myokardinfarkt. Dieses vorerst frappierende Ergebnis wird aber durch viele Studien, so in der Evans-County-Studie (HEYDEN et al., 1971), der Minnesota-Studie (KEYS et al., 1971), der Tecumseh-Studie (OSTRANDER et al., 1974), der Los Angeles-Studie (CHAPMAN, MASSEY, 1964) einer niederländischen Studie (VAN BUCHUM, 1970) und der Du-Pont-Studie (PELL 1974) bestätigt. In der prospektiven 8,5 Jahre dauernden Studie der Western Collaborative Group (ROSENMAN et al., 1975), wurde bei 3524 Männern im Alter von 39–59 Jahren nur ein Zusammenhang zwischen Übergewicht bei Eintritt in die Studie und koronarer Herzkrankheit, nicht aber mit der Gewichtszunahme während der Studie gefunden.

In einer multinationalen Autopsiestudie (MONTENEGRO, SOLBERG, 1968), konnten keine Zusammenhänge zwischen Körpergewicht und Körpergröße einerseits und arteriosklerotischen Veränderungen der Koronararterien oder der Aorta andererseits nachgewiesen werden.

So fand KEYS et al. (1972a) in der 7-Länder-Studie an 11400 Männern keine Beziehung des Übergewichtes mit der koronaren Krankheit, wenn Alter, Blutdruck, Cholesterin und Rauchen ausgeklammert wurden. Das Übergewicht wirkt sich aber bei den genannten Risikofaktoren additiv aus.

MANN (1974) kommt zum Schluß, daß der Beitrag der Adipositas zur koronaren Herzkrankheit entweder klein oder überhaupt nicht vorhanden ist. Dies hat zu Kontroversen geführt, ob eine Adipositas unter dem Gesichtspunkt des koronaren Risikos überhaupt behandelt werden soll oder nicht. In eigenen Untersuchungen wurde aber nachgewiesen (BERCHTOLD et al., 1975), daß nur 10% von 240 Adipösen keine zusätzlichen anerkannten Risikofaktoren (Hypertonie, Hyperlipämie, Hyperuricämie, pathologische Glukosetoleranz) aufweisen. Diese 10% ohne Risikofaktoren rekrutierten sich aus den jungen und weniger adipösen Patienten, so daß geschlossen werden kann, daß jede Adipositas direkt oder indirekt, früher oder später, insbesondere durch ihre oben genannten Begleitkrankheiten, zum Risikofaktor für die koronare Herzkrank-

heit wird (HAMMOND, GARFINKEL, 1969; BERCHTOLD, 1974b; BLACKBURN, 1974; KANNEL, GORDON, 1974; DYER et al., 1975; KEYS, 1975; OSTRANDER, LAMPHIEAR, 1976).
Zusammenfassend manifestiert sich die Adipositas am Herzen einerseits selbständig durch die Lipomatose und myokardiale Hypertrophie. Eine verminderte Leistungsfähigkeit der Adipösen ist nachgewiesen. Andererseits wirken sich die Begleitkrankheiten der Adipositas, wie die Hypertonie und die koronare Krankheit, schädlich auf das Herz aus. Da altersabhängige und pulmonale (siehe unten) Veränderungen dazukommen, ist es schwierig, eine adipositasspezifische Herzpathologie zu beschreiben. Pathologische EKG-Befunde sind bei Adipösen häufiger als bei Normalgewichtigen.

Periphere Gefäße

Adipöse ohne entsprechende Begleitkrankheiten wie Diabetes, Hyperlipämie oder Hypertonie zeigen keine besondere Tendenz zu peripheren arteriellen Erkrankungen. Dies geht aus älteren (JUERGENS et al., 1960) wie neueren Untersuchungen deutlich hervor (WOLLENWEBER et al., 1971; GORDON, KANNEL, 1973; VOGELBERG et al., 1975).

Zerebrale Gefäße

Übergewicht und starke Gewichtszunahme nach dem 20. Lebensjahr führen zu zerebro-vaskulären Störungen. Wahrscheinlich führt vor allem die das Übergewicht begleitende Hypertonie zur Vermehrung cerebro-vaskulärer Zwischenfälle (HEYDEN et al., 1971). Dies ergab auch die Framingham-Studie (GORDON, KANNEL, 1973); allerdings war die Korrelation zwischen der Inzidenz an cerebro-vaskulären Zwischenfällen und Übergewicht nur bei Frauen, nicht aber bei Männern statistisch signifikant.

Venöse Durchblutung

Über den Zusammenhang von Adipositas und Varicosis werden unterschiedliche Resultate berichtet.
Die Häufigkeit der Varicosis war bei 300 Übergewichtigen und 300 Normalgewichtigen gleich (KIMMEL, 1963). DUCHOSAL et al. (1968) konnten bei 3000 Fällen keine Häufung der Varicosis bei Adipositas nachweisen. Andere Untersucher fanden vermehrt Varizen bei Adipösen (HANZLICOVA et al., 1967), so auch WAHREN (1975d), der bei 18988 Frauen und 14230 Männern eine statistisch signifikante Häufung der Varicosis und des Ulcus cruris bei Übergewichtigen beschrieb, die bei den oberen Körpergrößen noch vermehrt war. Vor allem soll der gynoide Typ der Adipositas betroffen sein. KOCH (1963) fand bei 66 Patien-

ten mit venösen Durchblutungsstörungen deutlich mehr Übergewichtige als Normal- oder Untergewichtige.
Auch SIGG (1962) betont, daß 80% der venösen Unterschenkelgeschwüre bei Fettleibigen und nur 20% bei Patienten mit Normalgewicht zu finden sind. Die Befunde sind also uneinheitlich, und eine abschließende Beurteilung dieses Problems ist noch nicht möglich.

8.2.2. Atemfunktion

Beim Adipösen kommt es durch den abdominellen und mesenterialen Fettansatz zur Hochdrängung des Zwerchfelles (SCHIMERT, 1974). Die Verminderung der Atemexkursion durch den thorakalen Fettansatz und die fettige Infiltration der Atemmuskulatur führt bei deutlicher Adipositas zu einer Verminderung der Vitalkapazität (PRODGER, DENNIG, 1932; BARRERA et al., 1967). Die Vitalkapazität nimmt durch Reduktion des inspiratorischen und exspiratorischen Reservevolumens ab. Die Reduktion des inspiratorischen Reservevolumens kommt durch Abnahme der Compliance (Dehnbarkeit) oder Schwäche der Atemmuskulatur zustande. Es besteht eine signifikant negative Korrelation zwischen Compliance und Gewicht (SHARP et al., 1964a). Störungen der Zwerchfellaktivität bei Adipositas wurden beschrieben (LOURENCO, 1969). Die Reduktion des exspiratorischen Reservevolumens (CULLEN, FORMEL, 1962) ist durch die Abnahme der funktionellen Residualkapazität bei wenig verändertem oder steigendem Residualvolumen bedingt (BÜHLMANN, 1973; ROCHESTER, ENSON, 1974). Bei mittlerer Adipositas kann die Lungenbelüftung und die Atemarbeit entsprechend der Körperoberfläche normal sein (ALEXANDER et al., 1962). Andere Autoren berichten aber bereits bei mittlerer Adipositas von erhöhter Atemarbeit gegen extrapulmonale elastische Widerstände (KAUFMANN et al., 1959; GILBERT et al., 1961; SHARP et al., 1964b; ROCHESTER, ENSON, 1974), die mit der erhöhten mechanischen Arbeit für die Bewegung des schweren Thorax und des nach oben gedrängten Zwerchfelles zusammenhängt (WILSON, WILSON, 1969). Eine bei Adipösen häufig vorkommende Kyphose kann weiter zur Ineffizienz des Atmungsapparates beitragen. Im Liegen verschlechtert sich die Atemsituation, da in dieser Position die Thoraxwand noch weniger ausgedehnt werden kann (NAIMARK, CHERNIAK, 1960). SCHERRER u. LIECHTI (1974) berichten über die Lungenfunktion von 183 Adipösen (> 100 kg) und finden in 68% ein broncho-obstruktives Syndrom. Die Patienten ohne obstruktiven Befund weisen eine Erniedrigung der Vitalkapazität und ein erniedrigtes Residualvolumen auf. Je mehr die Atemarbeit und die Obstruktion zunimmt, umso weniger wird der dyspnoische Patient sich bewegen, die körperliche Aktivität nimmt ab. Dies begünstigt die Entwicklung der Adipositas weiter (WILSON, WILSON, 1969). Das pulmonale Blutvolumen nimmt entsprechend der Adipositas zu, hingegen ist der Quotient pulmonales/totales Blutvolumen unverändert (ROCHESTER, ENSON, 1974).

Abb. 56 gibt eine Übersicht über Lungenfunktionswerte bei Adipositas.

Alle diese genannten Störungen können, ohne daß die pathogenetischen Mechanismen restlos geklärt sind, zur Hypoxie, einem charakteristischen Symptom der Adipositas, führen (BEDELL et al., 1958; SAID, 1960; BARRERA et al., 1967; KRONENBERG et al., 1975). Besonders

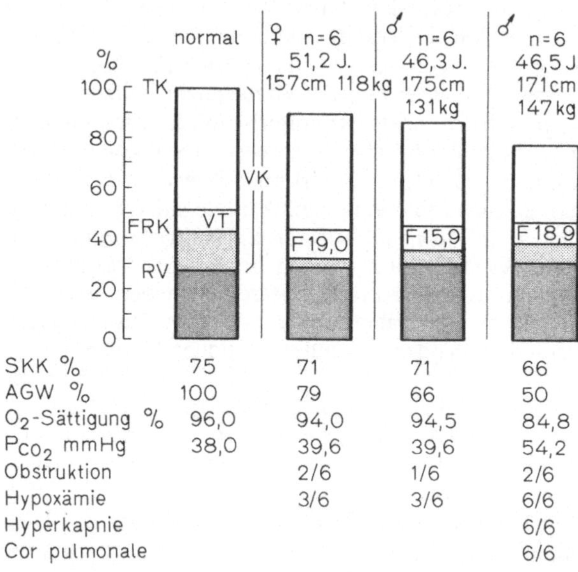

	normal	♀	♂	♂
SKK %	75	71	71	66
AGW %	100	79	66	50
O_2-Sättigung %	96,0	94,0	94,5	84,8
P_{CO_2} mmHg	38,0	39,6	39,6	54,2
Obstruktion		2/6	1/6	2/6
Hypoxämie		3/6	3/6	6/6
Hyperkapnie				6/6
Cor pulmonale				6/6

Abb. 56. Adipositas: Mittelwerte für Lungenvolumina, Atemreserven und arterielle Blutgase bei Übergewicht, unterteilt nach Geschlecht und alveolärer Hypoventilation (BÜHLMANN, 1973)

n = Anzahl der Patienten
TK = Totalkapazität
VK = Vitalkapazität
VT = Atemvolumen
FRK = funktionelle Residualkapazität
RV = Residualvolumen
F = Atemfrequenz
SKK = Sekundenkapazität
AGW = Atemgrenzwert

betroffen von der Ventilations/Perfusionsstörung sind die unteren Lungenabschnitte (HOLLEY et al., 1967; NOLTE, 1969), wobei durch Kompression der Lunge entstehende Shunts mit venöser Blutbeimengung von 12–22% (gegenüber 4–6% bei Normgewichtigen) des Herzzeitvolumens eine Rolle spielen (ZEILHOFER, 1968).
Daß diese Störungen der Atemfunktion adipositasbedingt sind, läßt sich an der Reversibilität durch entsprechende Gewichtsabnahme beweisen (FAREBROTHER et al., 1974). Sehr oft wird das Atemdysfunktionssyndrom der Adipösen durch Rauchen verstärkt. In einer Untersuchung an 10482 Stahlarbeitern in South Wales konnte zwar gezeigt werden, daß Raucher weniger adipös sind als Nichtraucher (KHOSLA, LOWE, 1971), daß aber Adipöse durch Rauchen ihre Atemfunktion verschlechtern.
Entsprechend der respiratorischen Dysfunktion fanden MONTI (1974) und KALOFOUTIS et al. (1975) bei adipösen Patienten eine Erhöhung des 2,3-Diphosphoglycerat (2,3-DPG), eines Metaboliten der Glykolyse in den Erythrozyten, der für die Freisetzung von Sauerstoff aus dem Hämoglobinmolekül wesentlich ist.
Die Erhöhung des 2,3-DPG wird als Frühzeichen der respiratorischen Dysfunktion gewertet. Nachdem eine verminderte Vitalkapazität ein sehr gutes Zeichen zur Voraussage einer sich später entwickelnden Herzinsuffizienz ist (KANNEL et al., 1974), ergibt sich auch von dieser Seite die Indikation zur Therapie.
In sehr schweren Fällen von Adipositas kommt es gelegentlich zum sogenannten Pickwick-Syndrom (BURWELL et al., 1956), das sich durch hochgradige Adipositas, alveoläre Hypoventilation mit Zyanose, Hyperkapnie, Polyglobulie, pulmonale Hypertonie, Cor pulmonale, Rechtsinsuffizienz, periodische Atmung, Apnoephasen und Einschlafen in inadäquaten Situationen äußert. Meist sind Männer mittleren Alters betroffen (GEISLER, 1971), oft treten in späten Phasen neurologische Ausfälle auf (KUHLO, DOLL, 1970). Die Pathogenese des Syndroms ist noch nicht vollständig geklärt (ADDINGTON et al., 1969; GEISLER, 1971). Es ist noch offen, ob die Adipositas allein zum Pickwick-Syndrom führen kann, oder ob die Adipositas mit einer Lungenparenchymerkrankung kombiniert sein muß (GOTZSCHE, PETERSEN, 1958; ALEXANDER et al., 1962a).
ROCHESTER u. ENSON (1974) konnten die Lungenfunktion zwischen Adipösen (A) und Adipösen mit Hypoventilation (Pickwick, AHV) gut unterscheiden. Während die Compliance bei A gegenüber Normalen um 20% gesenkt ist, ist sie bei AHV bis 60% gesenkt (NAIMARK, CHERNIAK, 1960). Der Gewebedeformationswiderstand (Inertance) ist bei A um 30%, bei AHV bis zu 50% erhöht. Die Atemarbeit ist bei A 30%, bei AHV 90% höher als bei Normalgewichtigen. Der Atemgrenzwert ist bei A ca. 25%, bei AHV um 50% eingeschränkt, dasselbe

gilt für die Sekundenkapazität (Tiffeneau-Test). Dies deutet auch auf eine abnehmende Kraft der Atemmuskulatur bei AHV hin, möglicherweise infolge Abnahme und Lipomatose der Atemmuskulatur. Der wesentliche Unterschied zwischen A und AHV liegt in der bei AHV bestehenden schweren Hypoxie und Hyperkapnie mit pulmonaler Vasokonstriktion und pulmonaler Hypertonie.
Kürzlich konnte sehr gut belegt werden, daß Adipöse mit Hyperventilation weder auf Hypoxie noch auf Hyperkapnie mit einer vermehrten Atmung reagieren (ZWILLICH et al., 1975). Die Hyperkapnie kommt möglicherweise bei jeder schweren Adipositas intermittierend vor, worauf das Atemzentrum gereizt und bei intakter Atemmuskulatur die Ventilation verstärkt wird. Wenn aber die Hyperkapnie einen Patienten mit geschwächter Atemmuskulatur und erniedrigter Compliance trifft, ist es möglich, daß die Ventilation für die Korrektur der Blutgasverhältnisse ungenügend ist (ROCHESTER, ENSON, 1974). Weiter wird als pathogenetischer Mechanismus ein totaler Pharynxkollaps im Schlaf diskutiert, der die Ventilation verhindert, so daß der Patient an der „Erstikkung" erwacht, wobei im Erwachen die Pharynxmuskulatur wieder tonisiert wird. Der Pharynxkollaps führt in den Frühstadien zu starkem, unregelmäßigem Schnarchen, das als Frühsymptom gewertet wird (KUHLO et al., 1969). Über einen Fall eines Pickwick-Syndroms mit endokardialer Fibroelastose, wobei die Hypoxie als pathogenetisch wichtig interpretiert wurde, ist berichtet worden (SUZUKI, 1972).
HENDRIX u. FOX (1964) berichten über Fettembolisation in die Lungen, die ohne traumatisches oder operatives Geschehen im Sektionsmaterial von Adipösen häufig im Zusammenhang mit massiven Fettlebern gefunden wurde. Ob die Fettmikroembolie in der Genese des Cor pulmonale Bedeutung haben, ist nicht bekannt. Da die Prognose des Pickwick-Syndroms schlecht ist (MILLER, GRANADA, 1974) könnten die mit Progesteron erreichten Therapieerfolge von Bedeutung sein, da damit die Ventilation gesteigert wird, und Hypoxie und Hyperkapnie zumindest teilweise korrigiert werden (LYONS, HUANG, 1968; SUTTON et al., 1975).
Als Besonderheit der Adipositas bei Kindern gilt die erhöhte Anfälligkeit für respiratorische Infekte. Ob hier nur pulmonale Faktoren oder eventuell auch immunologische Faktoren im Spiele sind, ist noch unbekannt (TRACEY et al., 1971).
Abb. 57 gibt einen Überblick der Auswirkung der Fettsucht auf das kardio-pulmonale System.

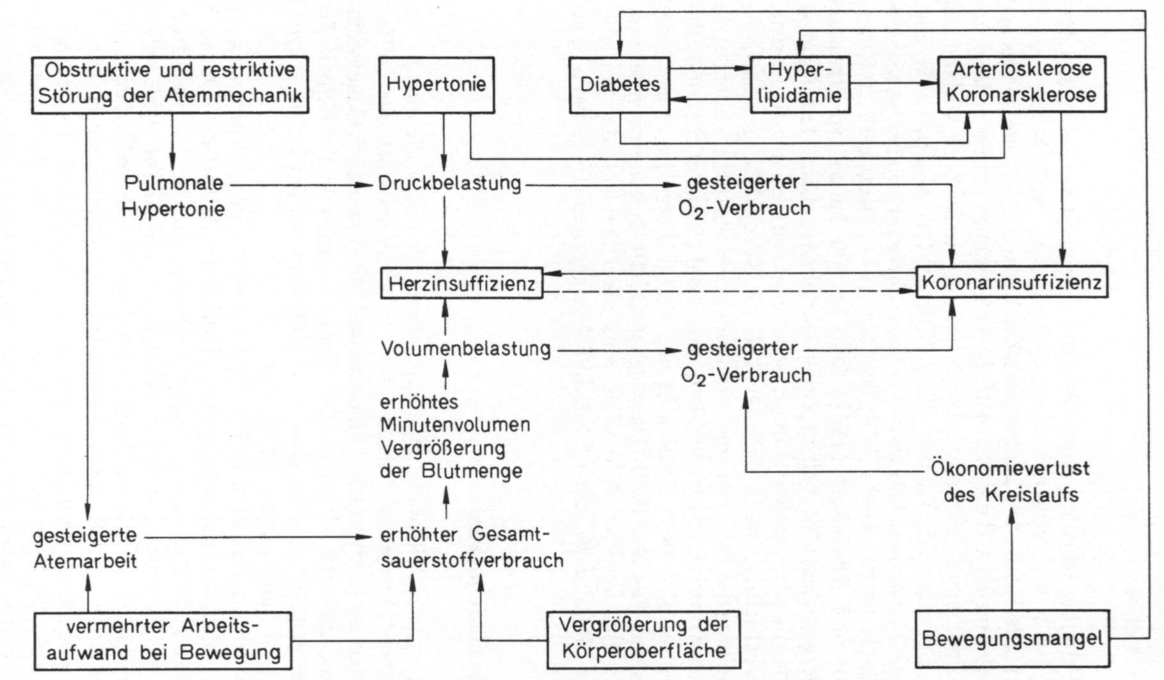

Abb. 57. Auswirkung der Fettsucht auf das kardio-pulmonale System (SCHWALB, SCHIMERT 1970)

8.2.3. Leber

Die Fettleber ist eine typische Begleiterscheinung der Fettsucht (ZELMAN, 1952; WESTWATER, FAINER, 1958; LEEVY, 1962; MÜTING et al., 1973). Die Wechselwirkungen zwischen Fettsucht, Alkoholabusus und Diabetes mellitus, die zu den wichtigsten Ursachen der Fettleber gehören, sind schwer abzuschätzen, da sie oft miteinander vorkommen (BAIER et al., 1965; THEUER, 1968; MÜTING, KAUFMANN, 1975). Eindeutige Zusammenhänge zwischen Fettsucht und Fettleber wurden berichtet (HANEFELD et al., 1968; IRSIGLER, 1971; THALER, 1970; KNICK, 1970), und Schröckert (1969) fand in 500 Fällen bei erhöhtem Körpergewichtsindex obligat einen stärkeren Leberverfettungsgrad. Aus den meisten Arbeiten über Zusammenhänge zwischen diabetischer Stoffwechsellage und Fettleber geht hervor, daß das Übergewicht in der Entstehung der Fettleber eine entscheidende Rolle spielt. Zudem ist die Fettleber durch Gewichtsabnahme reversibel (BAIER et al., 1964; ROZENTAL et al., 1967; KREMER et al., 1968; HANEFELD et al., 1968; BERINGER, THALER, 1970; DRENICK et al., 1970; CREUTZFELD et al., 1971). Bei massiver Adipositas wird die Häufigkeit der Fettleber in der Literatur zwischen 50 und 98% angegeben (BUCHWALD et al., 1974).

8.2.4. Gallenblase

Die typische Gallenblasenpatientin wurde oft durch die vier Fs beschrieben: „fat, fertile, female, forty". In einer Untersuchung von RIES u. SCHRÖDER (1959) an 500 Männern und 1265 Frauen mit Gallensteinleiden zeigte sich allerdings, daß Übergewichtige im Kollektiv in der Minderheit waren. Zum gleichen Schluß kam van der LINDEN (1961) bei weiblichen Gallensteinpatienten.

Im Gegensatz dazu steht die Framingham-Studie, die eine Bevorzugung des weiblichen Geschlechtes, einen Einfluß des Alters (ab 4. Dekade), des Übergewichtes und der Anzahl Geburten, also der vier Fs (FRIEDMAN et al., 1967) bei Gallensteinpatienten fand. Die zahlenmäßig größte bisher verfügbare Studie wurde an 62739 weiblichen TOPS (Take Off Pounds Sensibly)-Mitgliedern, einer amerikanisch-kanadischen Organisation zur Gewichtskontrolle, durchgeführt. In der Altersgruppe 30–39 Jahre war die Adipositas der stärkste Risikofaktor für Gallensteine, während in den übrigen Altersgruppen das Zusammenwirken der Anzahl der Geburten und der Adipositas am häufigsten feststellbar war (BERNSTEIN et al., 1973). Aus diesen großen Studien darf geschlossen werden, daß Adipöse, insbesondere Frauen, häufiger

an Gallensteinen leiden. Die Prävalenz beträgt 15,1 auf 100 adipöse Frauen (Bernstein et al., 1976), im Gegensatz zu 5,8 auf 100 Personen in der Framingham-Studie (Friedman et al., 1967). Die Anzahl der Geburten stellt sich als zweitwichtigster Risikofaktor heraus.
Pathophysiologisch dürften für die Häufung der Gallensteine die erhöhte Cholesterinsynthese (Miettinen, 1971; Bertz, 1974), die erhöhte Cholesterinsekretion in die Galle und eine höhere Sättigung der Galle mit Cholesterin bei Adipösen verantwortlich sein (Bennion, Grundy, 1975). Von Sarles et al. (1970) wurde eine signifikante Korrelation zwischen Kalorienaufnahme und der Konzentration des Cholesterins in der Galle sowie der Häufigkeit von Cholesterin-Gallensteinen beobachtet. Während der Gewichtsabnahme steigt die Cholesterinsättigung der Galle wegen der Cholesterinmobilisation aus dem Fettgewebe an (Swaner, Connor, 1975). Ist das Gewicht auf einer tieferen Gewichtsstufe konstant, so ist die Cholesterinsättigung der Galle signifikant niedriger als vor Gewichtsabnahme (Bennion, Grundy, 1975).

8.2.5. Darm

Adipöse Patienten klagen gehäuft über Obstipation, in der Düsseldorfer Studie in 34% (Tabelle 15). Ursachen für die Obstipation könnten die überdehnten und erschlafften Bauchmuskeln oder die mangelnde Bewegung sein (Lachnit, 1963). Genaue Untersuchungen zur Magen-Darm-Funktion des Adipösen fehlen.
Hernien, besonders Nabelhernien, kommen bei Fettsüchtigen häufig vor. Der Bruchsack enthält nicht immer Darm, sondern häufig auch Lipome (Brugsch, 1919).

8.2.6. Niere

Helbig (1964) untersuchte 223 Adipöse mit dem Volhardschen Wasserversuch. Zur Auswertung wurden die 4 h-Ausscheidung, die 24 h-Ausscheidung sowie das Konzentrationsvermögen herangezogen. 60% der Patienten zeigten nach 4 h eine 25%-Retention, die bei 25% auch nach 24 h noch bestand. Eine übermäßige Diurese trat nach 4 h bei 3% und nach 24 h bei 25% der Fälle auf. Ob diese Retention mit der Zondekschen Salz-Wasser-Fettsucht (1929), die in der Literatur nicht als klinische Einheit beschrieben ist, zusammenhängt, ist unbekannt.
Untersuchungen der Nierenclearance bei Fettsucht wurden von Gabe u. Irmscher (1967) durchgeführt. Diese Autoren fanden lediglich Korre-

lationen zwischen Körperoberfläche und Glomerulumfiltrat (GFR, gemessen mit der Insulinclearance), wenn die „ideale" Körperoberfläche (Körperoberfläche, die Adipöse bei Normalgewicht haben würden) in die Regression einbezogen wurde. Unter Berücksichtigung der „idealen" Körperoberfläche lag das GFR der Fettsüchtigen im Mittel signifikant über dem des Vergleichskollektivs, während die PAH-Clearance durchschnittlich normal ausfiel. Funktionelle Einflüsse wurden als Grund für die veränderte Clearance diskutiert. Das erhöhte GFR könnte durch erhöhte Proteinaufnahme des Adipösen bedingt sein, da bei Normalen die GFR durch erhöhte Proteinaufnahme gesteigert werden kann (Cope, 1933; Longley, 1942; Scheingart, Conn, 1965). Eine Häufung von Harnwegsinfekten ist bei Adipösen, außer bei fettsüchtigen Schwangeren (Hohlweg-Majert et al., 1975), nicht exakt belegt. Otto (1966) fand bei einem diabetischen Krankengut bei Adipösen bedeutend häufiger Pyelonephritis und Harnwegsinfekt als bei normalgewichtigen Diabetikern, woraus allerdings nicht auf den nichtdiabetischen Adipösen geschlossen werden kann. Infolge der gehäuft vorkommenden gynäkologischen Affektionen, wie Prolaps und Zystozele, sind aber Harnwegsinfekte zu erwarten. Auch die Glukoseintoleranz bzw. der Diabetes begünstigen den Harnwegsinfekt. Es sind also adipositas-begleitende Krankheiten und nicht die Adipositas selbst, die zur Häufung von Harnwegsinfekten führen. Bei 4 massiv adipösen Patienten wurde ein nephrotisches Syndrom als Komplikation der Adipositas beschrieben (Weisinger et al., 1974). Mit Gewichtsabnahme war das nephrotische Syndrom reversibel. Da mit der Gewichtsabnahme auch die vorher festgestellte Erhöhung des Drucks im rechten Vorhof und das gesteigerte Blutvolumen zurückgingen, nehmen die Autoren als Ursache für das nephrotische Syndrom eine Nierenvenenhypertonie an. Diese Befunde müssen überprüft werden. Auffällig ist allerdings, daß bei jedem einzelnen Patienten Korrelationen zwischen den während der Abmagerungskur erreichten Körpergewichten und der Proteinurie bestehen. Durch Gewichtsabnahme reversible Proteinurien wurden schon früher bei massiver Adipositas beschrieben. Bei diesen wenigen Patienten war aber meist eine durch Gewichtsabnahme reversible Herzinsuffizienz festgestellt worden (Weisinger et al., 1974).

8.2.7. Maligne Tumoren

In epidemiologischen Studien konnte gezeigt werden, daß adipöse Frauen häufiger an malignen Geschwülsten des Endometriums, des Pankreas, der Gallenblase und der Mamma erkranken als normgewich-

tige Frauen (LEVIN et al., 1974). Die Ursachen sind unklar, es werden Zusammenhänge zwischen Ernährung und hormonellen Faktoren diskutiert. Viele Autoren sehen einen Zusammenhang zwischen Oestrogenen und dem Endometriumkarzinom. SIITERI (zit. nach MARX, 1976) nimmt an, daß Oestron im Fettgewebe des Körpers aus ovarialen Vorstufen gebildet wird. Tatsächlich ist die Oestronproduktion dem Körpergewicht proportional, woraus sich eine Erklärungsmöglichkeit für das höhere Risiko der adipösen Frau ergibt. Dieses Risiko steigt noch mit zunehmender Körpergröße (WYNDER et al., 1966).
Zur Verschlechterung der Prognose von adipösen Malignomträgern kann die technisch schwierige und damit inkomplette operative Entfernung des Primärtumors und befallener Lymphbahnen beitragen (HEYDEN, 1972).

3.2.8. Bewegungsapparat

Beschwerden von Seiten der Wirbelsäule oder der Gelenke, besonders der unteren Extremität, werden häufig angegeben, in der Düsseldorfer Studie in 52% (Tabelle 15). Die dauernde mechanische Überbelastung der Gelenke durch das Übergewicht dürfte sich ähnlich auswirken wie bei gewissen Berufskrankheiten (Lastenträger, Bergleute). Die Literatur hat immer wieder von Zusammenhängen zwischen „degenerativem Rheumatismus", insbesondere Arthrosen mit Hyperplasie an der Wirbelsäule (JULKUNEN et al., 1971) und Adipositas berichtet (WALKER, 1954), obwohl diese nach wie vor unklar sind. Adipositas ist aber sicherlich bei degenerativen und funktionellen Skeletterkrankungen ein unerwünschter und krankheitsbeschleunigender Faktor. Die bereits erwähnte TOPS-Studie hat bei 73 532 Frauen ermittelt, daß degenerative Veränderungen bei der Adipositas signifikant gehäuft vorkommen, wobei mit steigendem Übergewicht die Häufigkeit zunimmt(RIMM et al., 1975). Sie sind bei Adipösen häufiger als die Gicht (20% resp. 2,5%). Plattfüße kommen bei 38% der Adipösen vor (HANZLICKOVA et al., 1967). Die Knochenmasse, gemessen an der röntgenologisch bestimmbaren Kortikaliszone, ist bei Adipösen größer als bei normalgewichtigen Kontrollen (DALÉN et al., 1975). Ursächlich wird die Überernährung diskutiert; auch bei überernährten Hunden ist die Kortikalis dicker als bei Kontrollen (HEDHAMMAR et al., 1974).

8.2.9. Hautveränderungen

Der Hautkollagengehalt und die Hautdicke sind bei Adipositas normal, obwohl erwartet werden könnte, daß durch die Hautdehnung bei der Entwicklung der Adipositas ein Dünnerwerden zustande kommt (Black et al., 1971).
Hauterkrankungen kommen bei Adipösen häufiger vor als bei Normgewichtigen (Hanzlickova et al., 1967).
Hautstriae wurden in 1% bei normalen Männern, in 23% bei adipösen Männern, in 39% bei normalen Frauen und in 56% bei adipösen Frauen gefunden. Geschlechtsunterschiede sind also eindeutig vorhanden, und fettsüchtige Frauen haben häufiger Striae als Normgewichtige. Striae sind am Bauch, in der Achselhöhle, an den Hüften, am Gesäß, an den Innenseiten der Oberschenkel, unter den Brüsten und an den Innenseiten der Arme lokalisiert. Sie sind bei Fettsucht meist blaß, können aber auch ohne Vorliegen eines Cushing-Syndroms rötlich-livide sein. Sie sind dann jedoch kleiner als die charakteristischen rot-violetten Cushing-Striae, die 10–20 cm lang und 1–3 cm breit sind (Zimmermann, 1964).
Mykosen, vor allem interdigital an den Füßen, fanden sich bei Fettleibigen häufiger als bei Normgewichtigen. Dies könnte mit der eingeschränkten körperlichen Beweglichkeit und der daraus resultierenden erschwerten Körperpflege zusammenhängen. Diskutiert wird auch ein Zusammenhang zwischen der Mykose und dem bei Adipositas häufig vorkommenden Plattfuß.
Bei 18% der fettsüchtigen Männer und 30% der fettsüchtigen Frauen wurde eine Intertrigo an den typischen Stellen festgestellt, während unter 200 Normalgewichtigen nur 1 Mann eine Intertrigo aufwies. Auch hier spielt die erschwerte Körperpflege und die Schweißansammlung an unbelüfteten Stellen eine Rolle.
Sog. fibromatöse Auswüchse, kleine weiche, gestielte Fibrome, die am Rand der Achselhöhlen, am Nacken, Hals und an der Brust vorkommen, sind bei den Adipösen häufiger als bei Normgewichtigen, während flache Fibrome in beiden Gruppen gleich häufig vorkommen.
Akne und Follikulitis kommen bei adipösen Männern etwas häufiger vor als bei normgewichtigen Männern. Bei adipösen Frauen war die Akne seltener als bei normgewichtigen Frauen.

Zellulitis (Pannikulose)

Eine recht typische und häufige Hautaffektion, besonders der adipösen Frauen und jungen Mädchen, ist die Zellulitis (peau d'orange, Apfelsinenhaut, Matratzenphänomen), der im romanischen Sprachraum, überwiegend als kosmetische Störung, besondere Aufmerksamkeit geschenkt wird. Es handelt sich um eine Verrunzelung der Haut, die vom Untergewebe nicht abhebbar ist und beim versuchten Abheben schmerzt. Hypertrophie der Haut, erhöhte Hautkonsistenz, Sensibilitätssteigerung und verminderte Verschieblichkeit sind typisch (BASSAS-GRAU, 1966). Nach DRESSLER (1970) handelt es sich um ein nicht-entzündliches degeneratives Geschehen, das durch Polymerisation von Mucopolysacchariden (Hyaluronsäure und Chondroitin-Schwefelsäure) mit retikulärer Durchfaserung und anschließender Sklerosierung gekennzeichnet ist. Die Zellulitis kommt an den Hüften, Schenkeln, weniger an den Armen, am Bauch und im Nacken vor. Die dadurch bedingten Beschwerden sollen von Gelenksschmerzen oder neuralen Schmerzen abgegrenzt werden. Bei fortgeschrittenen Veränderungen sind größere schmerzhafte Knoten im Fettgewebe tastbar, die eine Vorstufe zur Dercumschen Krankheit oder Lipomatosis dolorosa darstellen sollen (DERCUM, 1888).

8.2.10. Der adipöse Patient in der Chirurgie

Jedem Chirurgen ist bekannt, daß die Adipositas die technischen Schwierigkeiten in der Chirurgie vergrößert, insbesondere stehen die Unübersichtlichkeit des Operationsfeldes und die schlechte Mobilisierbarkeit der Organe durch die abdominellen und mesenterialen Fettmassen im Vordergrund. Das Operationsrisiko ist für den Adipösen erhöht, im wesentlichen von Seiten des Kreislaufs, der Atmung und des oft vorhandenen diabetischen Stoffwechsels (CATENACCI et al., 1961).
Als Gefahr für den Adipösen bei chirurgischer Behandlung führt NISSEN (1960) die Empfindlichkeit der Nieren gegen länger dauernde operativ bedingte Druckerniedrigung beim hypertensiven Adipösen an. Die Häufung von Adipositas und Diabetes begünstigt postoperative Wundheilungsstörungen; Platzbauch und Narbenhernien sind beim Adipösen häufiger. Auch scheinen postoperative Thrombosen und Embolien häufiger vorzukommen als bei Normalgewichtigen. Der postoperative Meteorismus dauert länger, es kommt häufiger zur Darmparalyse. Massive Adipositas führt zu kardio-respiratorischen Störungen, die bei der Beurteilung der Operabilität zu berücksichtigen sind. Respiratorische postoperative Komplikationen sind beim Adipösen häufig (MELLICH, BENKE, 1963), gefürchtet ist die Kombination von Adipositas und Emphysem. Deshalb fordern BUCHWALD und VARCO (1971), daß alle massiv Adipösen postoperativ auf einer Intensivstation überwacht werden. FEINBERG (1971) hat der Adipositas ein sehr hohes Risiko in der Anästhesie beigemessen, da es keine Patientengruppe gäbe, die soviel unerwartete Komplikationen aufweise, wie die Adipösen. Stark fettlös-

liche Anästhetika können im Fettgewebe Depots bilden, die Ausscheidung kann damit verlangsamt werden (GOODMAN, GILMAN, 1971). Als Empfehlung für den Anästhesisten kann gelten: 1. sorgfältige präoperative Untersuchung der kardio-respiratorischen Funktion und des allgemeinen Gesundheitszustandes, 2. vorsichtige intraoperative Führung der Anästhesie, 3. genaue Beobachtung der postoperativen Atemfunktion, wenn nötig, mit Ventilationsunterstützung (PUTNAM et al., 1974).

8.2.11. Gynäkologische Befunde und Schwangerschaft

Von gynäkologischer Seite wurde bei der adipösen Frau eine Häufung des Descensus uteri berichtet (LACHNIT, 1963). Die Fettsucht der Frauen ist in 40% der Fälle mit Menstruationsstörungen vergesellschaftet (HÜTER, 1967).

In einer Zusammenstellung von 5000 Geburten betrug die Häufigkeit der Adipositas 6,6%. Alle Schwangerschafts-, Geburts- und Wochenbettkomplikationen waren bei den adipösen Frauen signifikant erhöht. Dies gilt für Ödeme, Albuminurie, Hypertonie, Präeklampsie, Kreuzschmerz, Herzbeschwerden, Varikosis und Phlebitis, aber nicht für Emesis gravidarum (STEGMANN et al., 1964, Abb. 58). In der gleichen Studie wurde auch eine erhöhte Frequenz von Lage- und Einstellungsanomalien, geburtshilflichen Operationen, postpartalen Atonien, Lösungsschwierigkeiten der Plazenta, Endometritis und Thrombophlebitis gesehen (Abb. 59). Die perinatale Kindersterblichkeit war bei adipösen Müttern um 1,9% höher als bei normgewichtigen Müttern.

Hohes Vorschwangerschaftsgewicht war in einer Studie von PECKHAM u. CHRISTIANSON (1971) mit vermehrter Toxikose korreliert. Die Inzidenz der Toxikose war bei den schwersten Frauen 25mal größer als bei den leichtesten Frauen. Alle diese Aussagen sind schon in der früheren Adipositas-Literatur belegt (ARMSTRONG et al., 1951; vergl. Tabelle 17).

Eine Mannheimer Gruppe (HOHLWEG-MAJERT et al., 1975) fand bei 4749 Schwangeren in 26,8% Übergewicht und in 11,4% Fettsucht. Je höher das Körpergewicht, um so häufiger waren Komplikationen bei der Geburt und im Wochenbett. Eine deutliche Abhängigkeit bestand zwischen dem Grad des Übergewichtes der Mutter und dem erhöhten Geburtsgewicht des Kindes (diabetische Mütter wurden nicht in die Studie aufgenommen). Die Totgeburtenrate lag bei fettsüchtigen Frauen doppelt so hoch wie bei Normalgewichtigen. Ganz allgemein ist das Geburtsgewicht des Kindes vom Vorschwangerschaftsgewicht und der Gewichtszunahme der Mutter während der Schwangerschaft ab-

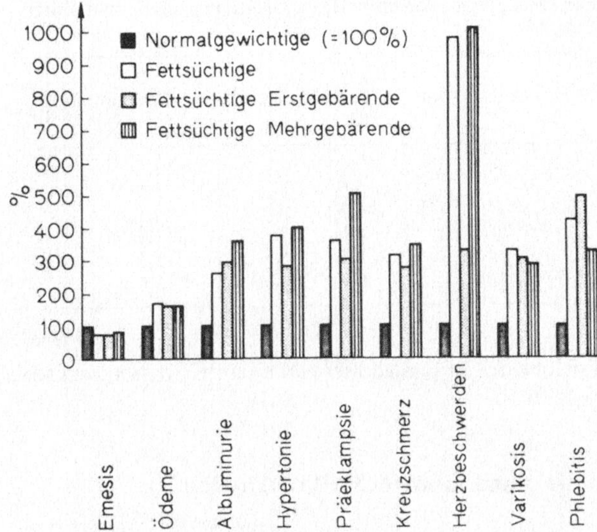

Abb. 58. Schwangerschaftskomplikationen bei fettsüchtigen und schlanken Frauen (Stegmann et al., 1964)

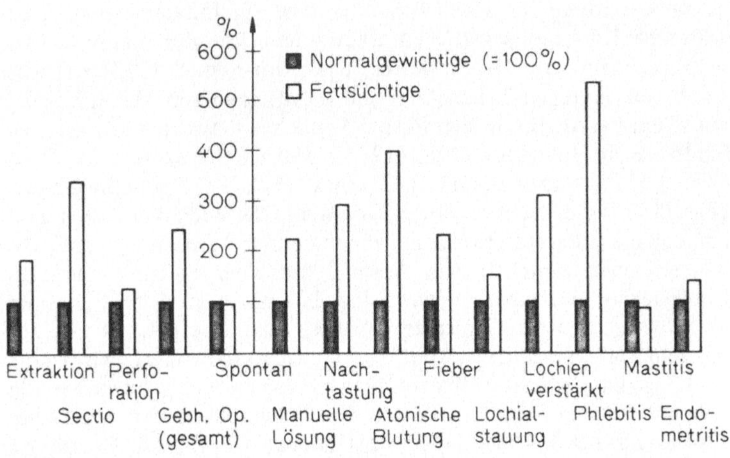

Abb. 59. Nachgeburts- und Wochenbettkomplikationen sowie geburtshilfliche Operationen bei fettsüchtigen und schlanken Frauen (Stegmann et al., 1964)

Tabelle 17. Geburtskomplikationen unter Berücksichtigung des Körpergewichts (RODIN, 1968)

Störung	Untergewichtige %	Normalgewichtige %	Übergewichtige %
Spontan	40,4	40,2	32,2
Sectio caesarea	1,9	2,5	3,9
Operationen	46,1	46,3	50,8
Frühgeburten	13,5	5,6	1,9
Blutungen	1,9	1,5	1,3
Toxikosen	–	6,7	15,6

hängig, wobei sich beide Größen additiv verhalten (EASTMAN, JACKSON, 1968).

8.2.12. Adipositas und Stoffwechselkrankheiten

Hypercholesterinämie

Neben den bekannten Einflüssen der Diät (Nahrungs-Cholesterin, ungesättigte Fettsäuren) beeinflußt auch die Adipositas den Cholesterinspiegel (SCHREIBMAN, 1975; RATZMANN et al., 1975). Während GIBSON et al. (1975) keine Korrelation des Plasma-Cholesterinspiegels zu anthropometrischen Maßen der Adipositas fanden, zeigte sich in der Tecumseh-Studie an 9500 Personen eine signifikante, wenn auch schwache Korrelation zwischen Hautfaltendicke oder relativem Gewicht und dem Serum-Cholesterinspiegel (MONTOYE et al., 1966). Diese war bereits im jugendlichen Alter und bei allen anderen Altersgruppen, vor allem bei Männern, signifikant. Ähnliche schwache Korrelationen fanden auch HOLLISTER et al. (1964), während ALBRINK und MEIGS (1964), HOLLISTER et al. (1967), GOLDMAN et al. (1972) und BERCHTOLD et al. (1975) dies nicht bestätigen konnten. Die Studien deuten darauf hin, daß die Cholesterinwerte mit zunehmender Adipositas steigen, die Korrelationen zwischen dem Ausmaß des Übergewichtes und dem Cholesterinspiegel aber schwach sind. NESTEL et al. (1973) konnten nachweisen, daß die Cholesterinsynthese zum Übergewicht und zur Fettzellanzahl korreliert (Abb. 61). Gewichtsabnahme bewirkt eine Senkung der Cholesterinspiegel. Dies ist für Gewichtsabnahmen von unterschiedlicher Dauer und unterschiedlichem Ausmaß belegt (Abb. 60) PIONDEXTER, BRUGER, 1935; JOLLIFFE et al., ENDE, 1962; CALDWELL et al. 1963; GALBRAITH et al., 1966; LIEBERMEISTER et al., 1968a; MIETTINEN, 1971; LEELARTHAEPIN et al., 1974; OLEFSKY et al., 1974;

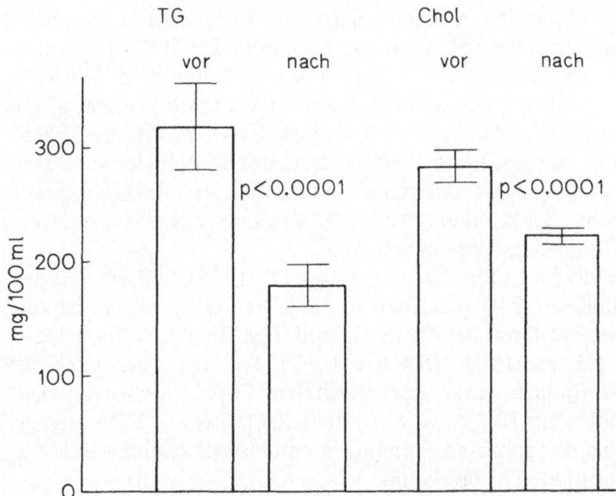

Abb. 60. Plasmatriglycerid- (Tg) und Cholesterin- (Chol) Konzentration bei 36 Patienten vor und nach Gewichtsreduktion. Mittelwert ± S.E.M. (OLEFSKY et al., 1974)

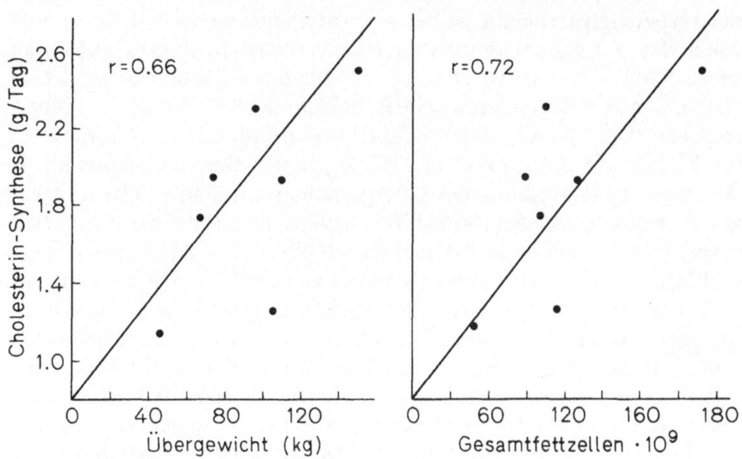

Abb. 61. Beziehung zwischen täglicher Cholesterinsynthese, Übergewicht und Fettgewebszellularität bei 7 adipösen Patienten.
Cholesterinsynthese aus chemischen Bilanzdaten;
Übergewicht = aktuelles Gewicht – Idealgewicht;
Fettgewebszellularität = Gesamtkörperfett ÷ mittleres Adipozytenvolumen;
(NESTEL et al., 1973)

Groothof et al., 1975; Angel, 1975). Leelarthaepin et al. (1974) fanden bei adipösen Patienten mit Typ IIa – oder Typ IIb-Lipoproteinmuster eine signifikante lineare Korrelation zwischen dem Gewichtsverlust in kg und der Abnahme des Serum-Cholesterinspiegels. Die Gewichtsabnahme trug mehr zum Abfall der Cholesterinspiegel bei als eine Reduktion der gesättigten Fettsäuren in der Kost. In der Studie von Kempner et al. (1975) wurden mit einer modifizierten Reisdiät spektakuläre Gewichtsreduktionen erzielt, allerdings ohne eine Veränderung des Serum-Cholesterins zu bewirken.

In der Düsseldorfer Studie (Berchtold et al., 1975) kam eine Hypercholesterinämie bei 240 Adipösen in 28% vor; Übergewicht ist aber kein typisches Merkmal der Patienten mit Typ IIa-Hyperlipoproteinämiemuster (Gries, 1967; Berchtold, 1974a). Die Häufigkeit der Hypercholesterinämie wird in der „normalen" Population von Gustafson et al. (1972) mit 12,8%, von Wood et al. (1972) mit 3,7% angegeben. Sie ist bei der adipösen Population mindestens zweimal so häufig wie in der „normalen" Population.

Hypertriglyceridämie

Die Hypertriglyceridämie wird als Folge der Adipositas gewertet (Bagdade et al., 1971; Bierman, Glomset, 1974). In der Düsseldorfer Studie kommt sie in 36% vor (Berchtold et al., 1975). Die Häufigkeit der Hypertriglyceridämie ist bei Adipösen mindestens 3–4mal so groß wie in der „normalen" Population (Hallenberg, Svanborg, 1967), wo sie in 5,6% (Gustafson et al., 1972) bis 8,6% (Wood et al., 1972) vorkommt. Auf der anderen Seite ist bekannt, daß Patienten mit Hypertriglyceridämie häufig adipös sind (Albrink, Meigs, 1964), was auch für Kinder gilt (Glueck et al., 1973). Es bestehen widersprüchliche Angaben zur Korrelation des Übergewichtes mit dem Triglyceridspiegel. Albrink u. Meigs (1964, 1965) fanden die beste Korrelation zwischen der subaxillären kostalen Hautfaltendicke und den Triglyceriden, und Ford et al. (1968) sowie Sailer et al. (1966) berichten über sehr gute Korrelationen zwischen relativem Körpergewicht und Triglyceridspiegeln. Ähnliche Resultate erzielten Kattermann u. Köbberling (1969). In der Göteborger Studie (Berchtold 1974) wurde keine Korrelation zwischen Körperfett und Triglyceriden gefunden; im Düsseldorfer Krankengut (Berchtold et al., 1975) war Übergewicht nicht mit den Triglyceriden korreliert, in einer früheren Studie korrelierten die Triglyceridspiegel mit dem relativen Körpergewicht nur bei leichter bis mittlerer Adipositas, nicht aber bei massiver Adipositas (Cramer, 1970). Die Widersprüche können damit erklärt werden, daß die Triglyceridspiegel mit dem Alter ansteigen (Feldman et al., 1963). Zudem liegen bessere Korrelationen zwischen Gewichtsanstieg und Triglyceridkonzentration vor (Feldman et al., 1963; Albrink et al., 1962; Harlan et al., 1967; Sims et al., 1968; Blecket et al., 1975) als zwischen Übergewicht und Triglyceriden. Der dynamische Zustand der Adipositas scheint von Bedeutung zu sein: Eine positive kalorische Bilanz hat bei der Adipositas den Haupteinfluß auf die Triglyceridspiegel. Weiter wurde gezeigt, daß die Serumlipide (Cholesterin und Triglyceride) und das Körpergewicht bei Frauen bis zum 65. Lebensjahr, bei Männern bis zum 55. Lebensjahr zunehmen und die drei Kurven in etwa parallel verlaufen (Bierman, Glomset, 1974; Abb. 63). Zu ähnlichen Resultaten kamen auch Hartmann (1974, 1975) in der Basler Studie und Bayer et al. (1975) in Wien.

Der Triglyceridspiegel steht in enger Korrelation zur Insulinsekretion (Grüneklee et al., 1969; Gibson et al., 1975) (Abb. 62).

Liegt gleichzeitig eine Glukosetoleranzstörung vor, ist der Triglyceridspiegel höher als bei Adipösen mit normaler Glukosetoleranz (Albrink, Man, 1958; Gries, 1967; Berchtold, 1974a).

Durch Untersuchungen der Fettgewebszellularität ist auch eine Beziehung zwischen Hypertriglyceridämie und Fettzellgröße erkannt worden (Björntorp et al., 1971a; Stern et al., 1973, 1974; Krotkiewski et al., 1975).

Kürzlich wurde über Patienten ohne meßbare Adipositas berichtet, die eine Hypertriglyceridämie aufwiesen. Bei allen diesen Patienten wurden vergrößerte Fettzellen nachgewiesen (Bernstein et al., 1975). Eine

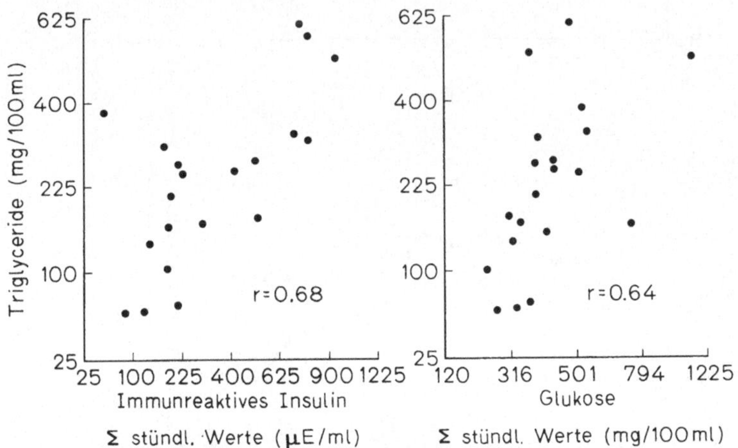

Abb. 62. Korrelation der Triglyceridkonzentrationen mit der Summe der unter oraler Glukosebelastung stündlich bestimmten Insulin- und Glukosekonzentrationen. (Ford et al., 1968)

gute Korrelation zwischen Fettzellgröße und Triglyceridspiegel (STERN et al., 1971b), wurde beschrieben, aber nicht von allen bestätigt (BJÖRNTORP et al., 1973, 1974; BERCHTOLD, 1974a).

Zusammenfassend kann gesagt werden, daß die Triglyceride mit dem Übergewicht korreliert sind, am besten mit der Gewichtszunahme und der Fettzellgröße. Bei Adipösen ist die Hypertriglyceridämie häufig, und Patienten mit Hypertriglyceridämie sind häufig adipös. Die Hypertriglyceridämie spricht sehr gut auf Gewichtsreduktion an (MOORE et al., 1954, 1955; LIEBERMEISTER et al., 1968a; GRIES et al., 1969), die VLDL-Produktion wird erniedrigt (OLEFSKY et al., 1974; FARQUHAR et al., 1975) (Abb. 64).

Hyperurikämie – Gicht

Die Hyperurikämie kommt bei Fettsucht gehäuft vor, in der Düsseldorfer Studie in 25% (BERCHTOLD et al., 1975). Wie erwähnt, ist die Gicht

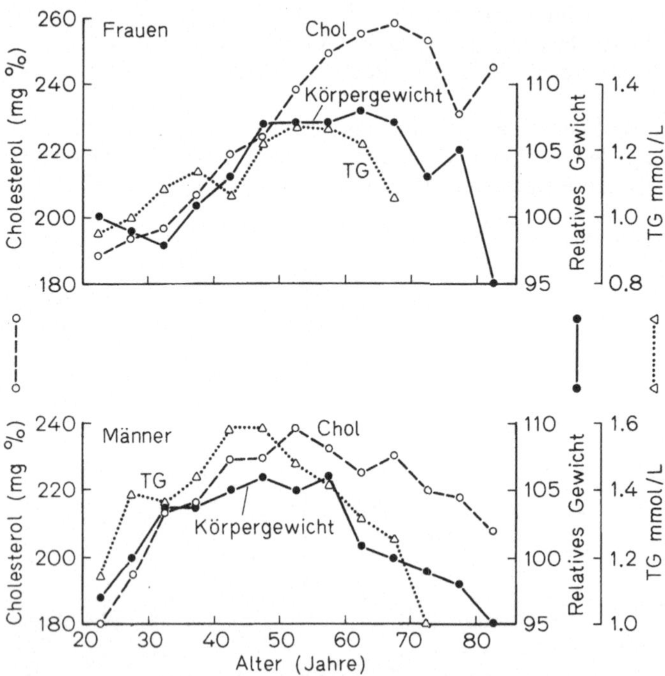

Abb. 63. Verlauf von Körpergewicht, Triglyceriden und Cholesterin bei Frauen (oben) und Männern (unten) während des Erwachsenenalters. Gewichts- und Cholesterinwerte entstammen der Tecumseh-Studie, die Triglyceride stammen von einer gesunden Population aus Stockholm (BIERMAN, GLOMSET 1974)

bei der Adipositas weniger häufig als der degenerative Rheumatismus. Die Hyperurikämie nimmt mit steigendem Übergewicht an Häufigkeit zu (ACHESON, O'BRIEN, 1966; HALL et al., 1967; PRIOR et al., 1966). Untersucht man Gichtkranke, so werden unter ihnen in ca. 50% adipöse Patienten gefunden (GRAHAME, SCOTT, 1970; MERTZ, 1971; WYNGAARDEN, KELLY, 1972; SCOTT, NICHOLLS, 1974).

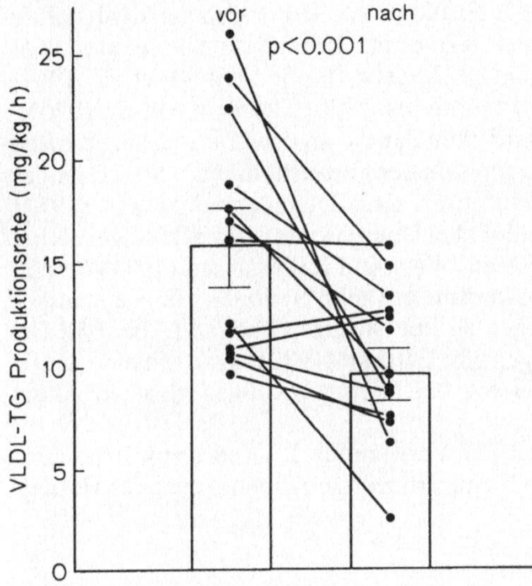

Abb. 64. Produktionsrate der VLDL-Triglyceride bei 13 Patienten vor und nach Gewichtsreduktion. Mittelwert ± S.E.M. (OLEFSKY et al., 1974)

Glukosetoleranz und Diabetes mellitus bei Fettsucht

Bei Adipösen wird in 45–75% eine verminderte Glukosetoleranz gefunden. Dies ist in den frühen Studien von PAULIN u. SAULS (1922), ALLISON (1927) und VON JOHN (1929) belegt (Tabelle 18). Die Untersuchungen sind in neuerer Zeit u. a. auch durch Studien mit markierter Glukose (BRECH et al., 1969; PAUL, BORTZ, 1969; SHREEVE et al., 1969) vielfach bestätigt worden (OGILVIE, 1935; NEWBURGH, CONN, 1939; MORSE et al., 1960; GROTT et al., 1962; BECK et al., 1964; KARAM et al., 1965b; YALOW et al., 1965; BERKOWITZ, 1964; FRANKSON et al., 1966; PERLEY, KIPNIS, 1966; KREISBERG et al., 1967; SCHILLING et al., 1965; BOSHELL et al., 1968; REAVEN, MILLER, 1968; DUNCAN et al., 1968; KNOWLES, 1968; CHILES, TZAGOURNIS, 1970; BERCHTOLD et al., 1975). Die Differenzen in der Häufigkeit der Glukosetoleranzstörung dürften auf Unterschiede in der Definition der Fettsucht und der Methodik der Glukosebelastung zurückzuführen sein. DUBLIN und MARKS (1951) gaben die Diabetes-Morbidität bei Übergewicht 3–4mal häufiger als bei Normgewichtigen der USA an. WEST und KALBFLEISCH (1971) fanden aufgrund einer Gesamtauswertung aus zehn Nationen dreimal häufiger Diabetiker bei Fettsüchtigen als bei Normgewichtigen (Abb. 65). Bei 70jährigen Übergewichtigen gibt ERIKSEN (1970) sogar 15mal so häufig Glukosetoleranzstörungen wie bei Normgewichtigen gleichen Alters an.

Bei der Untersuchung von 727 Verwandten 1. Grades von Erwachsenen-Diabetikern ergab sich eine eindeutige Abhängigkeit der Häufig-

Tabelle 18. Häufigkeit der Glukosetoleranzstörungen bei Adipositas ohne manifesten Diabetes mellitus

Autor	Jahr		%	n
PAULLIN, SAULS	1922		58	
LABBE, BOULIN	1925		60	
JOHN	1929		68	172
ARENDT, PATTEE	1956a	oGTT	32	28
		Insulin-oGTT	97	32
GROTT et al.	1962		19	1000
SCHILLING et al.	1965		60	102
LIEBERMEISTER	1968		47,7	308
ROMANI et al.	1968		64	132
DAWEKE et al.	1968		44	39
JAHNKE	1969		62	100
BERCHTOLD et al.	1975		48	240

keit pathologischer Glukosetoleranztests vom Gewicht und Alter der untersuchten Personen (Köbberling et al., 1969; Creutzfeldt, 1970; Köbberling, Creutzfeldt, 1970). Die Glukoseintoleranz nimmt mit dem Alter und zunehmendem Übergewicht zu, so daß ältere sehr fettsüchtige Personen eine hohe Frequenz (64%) von Glukoseintoleranz haben (Schilling et al., 1965). Ähnliche Befunde, die besonders für Frauen gelten, berichten Berger, W. et al. (1976). Das Ausmaß der Glukosetoleranzstörung hängt vom Alter der Patienten, der Dauer der Fettsucht, nicht aber vom Grad des Übergewichtes ab (Allison, 1927; Ogilvie, 1935; Newburgh, Conn, 1939; Richardson, 1953; Adlersberg, 1958; Bierman et al., 1968; Vague et al., 1971; Klör, Ditschuneit, 1972). Medley (1965) hat diesem Befund allerdings aufgrund von Untersuchungen der Glukosetoleranz bei gleichzeitiger Prednison-Belastung widersprochen. Andererseits hat sich in einer umfangreichen Morbiditätsstudie in den USA eine eindeutige Abhängigkeit der Diabeteshäufigkeit vom Körpergewicht nachweisen lassen (vergl. Mehnert

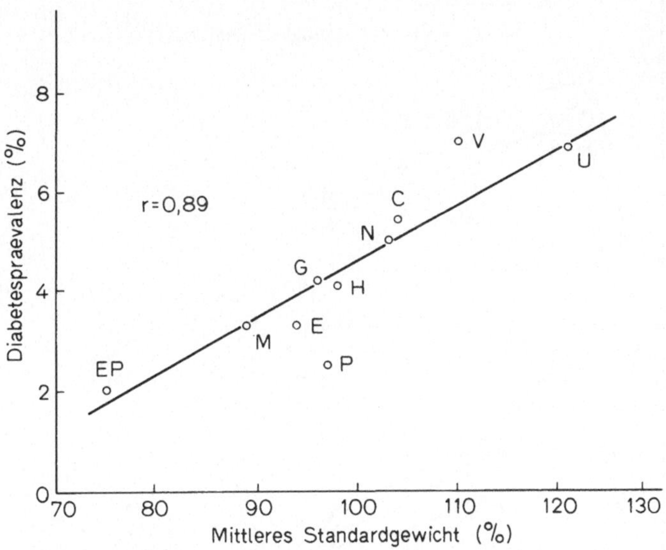

Abb. 65. Beziehung zwischen der Diabetes-Prävalenz und dem mittleren prozentualen Standardgewicht bei 10 Populationen (> 34 Jahre alt)
EP = Ost-Pakistan; M = Malaya; E = El Salvador; P = Panama; G = Guatemala; H = Honduras; N = Nicaragua; C = Costa Rica; V= Venezuela; U = Uruguay
(West, Kalbfleisch, 1971)

(1966)). Wichtig sind in diesem Zusammenhang die Untersuchungen von TYNER (1933) und MEDLEY (1965), die eine verminderte Glukosetoleranz gehäuft nur bei Fettsüchtigen mit einer familiären Diabetesbelastung und bei Eltern von Kindern mit einem Geburtsgewicht von mehr als 4,5 kg feststellten. Auf die Bedeutung (Abb. 66) einer familiären Diabetesbelastung wurde wiederholt hingewiesen (CHIUMELLO et al., 1969; MURPHY, 1956; PAULSEN et al., 1968). Zudem neigt der klinische Typ der erworbenen oder androiden Stammfettsucht stark zu Glukosetoleranzstörung und zu Stoffwechselveränderungen (ALBRINK, MEIGS, 1964; ALBRINK et al., 1962; FELDMAN et al., 1969; FORD et al., 1968; HARLAN et al. 1967; VAGUE et al., 1974b). Der Befund einer verminderten Glukosetoleranz gilt auch für adipöse Kinder (PAULSEN et al., 1968), obwohl gezeigt wurde, daß Störungen der Glukosetoleranz bei kindlicher und jugendlicher Fettsucht weniger häufig und weniger

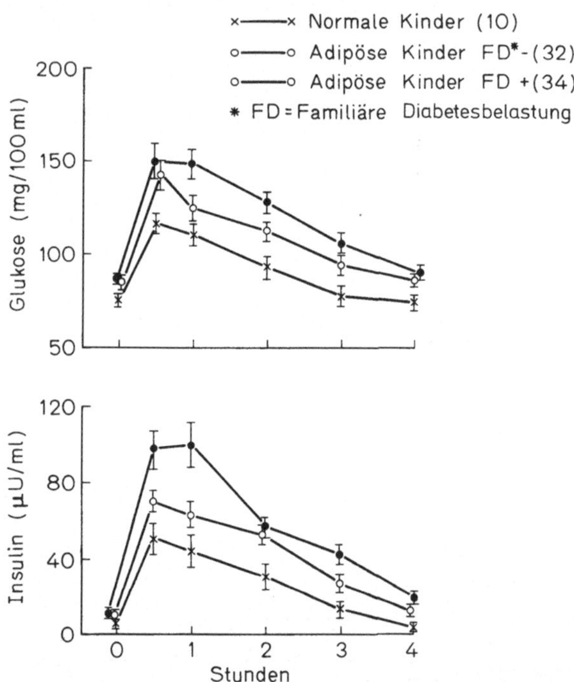

Abb. 66. Mittlere Plasmakonzentration ± S.E.M. von Glukose und Insulin nach oraler Belastung mit 1.75 g Glukose/kg Idealgewicht bei 10 normalen Kindern, 34 adipösen Kindern mit familiärer Diabetesbelastung und 32 adipösen Kindern ohne familiäre Diabetesbelastung. (PAULSEN et al., 1969)

ausgeprägt sind als beim Erwachsenen (VAJDA et al., 1964; CHIUMELLO et al., 1969; LOEB et al., 1969).

HIMSWORTH (1935), WEST und KALBFLEISCH (1971) und CAMPBELL (1971) weisen auf die zusätzliche Bedeutung der Zusammensetzung der Ernährung für die Manifestation eines Diabetes mellitus bei Fettsucht hin. Obwohl BUTTERFIELD et al. (1965) eine sehr gute Korrelation zwischen Körperfett und Glukosetoleranz zeigten, geht aus den oben zitierten Studien klar hervor, daß nicht alle fettsüchtigen Patienten eine gestörte Glukosetoleranz aufweisen. ADLERSBERG (1958) rechnete Fettsucht und Diabetes in der USA-Bevölkerung hoch und stellte fest, daß zwischen 50–60 Millionen fettsüchtig seien, aber nur 2 Millionen Diabetiker bekannt sind. Trotzdem kann die Bedeutung der Fettsucht in der Entstehung des Diabetes nicht übersehen werden. Der mittlere Blutzucker und die postprandialen Blutzuckerschwankungen sind bei Normalgewichtigen schon größer als bei Idealgewichtigen, so daß selbst bei geringer Gewichtsdifferenz Unterschiede im Glukosetoleranzverhalten festgestellt werden können (THUM et al., 1975).

Die Manifestation des Diabetes mellitus ist derart eng mit der Fettsucht, die den statistisch bedeutsamsten Manifestationsfaktor darstellt (WEST, KALBFLEISCH, 1966; WEST, 1971), verknüpft, daß mit steigendem Volkseinkommen und der Verbesserung der Volksernährung (MINEMURA, 1971) ein gleichsinniges Verhalten in der Morbiditätsziffer beider Erkrankungen festzustellen ist (HUNDLEY, 1956; GOTO et al., 1958; ADLERSBERG, 1958; JOSLIN, 1959; WEST, KALBFLEISCH, 1971). Besonders eindrucksvoll konnte dies an einem soziologisch ausgewählten Kollektiv von der Düsseldorfer Arbeitsgruppe gezeigt werden. So waren die Mitglieder der Bäckermeister-Innung einer westdeutschen Großstadt mit durchschnittlich + 13% nach BROCA übergewichtig und wiesen mit einem Anteil von 17% ebenfalls eine überhöhte Häufigkeit von Glukosetoleranzstörungen auf. Bemerkenswerterweise korrelierte in den einzelnen Altersgruppen die Häufigkeit der Glukosetoleranzstörung mit dem Grad des mittleren Übergewichts (CLAUSEN et al., 1970).

HARTMANN (1974) kommt zu der Ansicht, daß jeder zweite übergewichtige Mann und jede dritte übergewichtige Frau über 50 Jahre mit der Manifestation eines Diabetes mellitus rechnen muß, und PFEIFFER (1974) nimmt an, daß Übergewicht von mehr als 30%, das länger als 25 Jahre besteht, in fast 100% zu einem Diabetes mellitus führt.

Familiäre Belastung, Dauer der Fettsucht Hyperlipämie und Alter sind also wichtige Faktoren für die Entstehung der verminderten Glukosetoleranz.

Diese Erkenntnis konnte besonders eindrucksvoll in prospektiven Studien bewiesen werden.

Die Studie in Oxford, USA (O'SULLIVAN, MAHAN, 1965; O'SULLIVAN,

1969) zeigt, daß im Verlauf von 17 Jahren das Körpergewicht starken Einfluß auf die Voraussage eines Diabetes hat, allerdings aber nur dann, wenn leicht erhöhte Blutzucker 2 h postprandial (140 mg/dl) vorhanden waren. Eine interessante Studie wurde an der Harvard-Universität und der Universität von Pennsylvania durchgeführt (PAFFENBARGER u. WING, 1973). Die Befunde der Eintrittsuntersuchungen von Studenten aus den Jahren 1916–1950 (Harvard) und 1931–1940 (Penn.) dienten als Grundlage. 39.511 frühere Studenten wurden 1966 angeschrieben und um Auskunft über diagnostizierte Krankheiten gebeten. 28.091 (71,1%) beantworteten die Aktion. Davon hatten 395 (1,5%) im Zeitraum von 16–50 Jahren einen Diabetes entwickelt, der nach dem 25. Altersjahr entstand. Diese Diabetiker waren bei den Eintrittsuntersuchungen signifikant übergewichtig, verglichen mit nicht-diabetischen Studenten. In der obersten Gewichtsquartile der Studenten besteht eine 50%ige Erhöhung des Risikos, später einen Diabetes zu entwickeln.
In Israel wurden 10.000 Männer während 5 Jahren untersucht (MEDALIE et al. 1975), und es zeigte sich auch hier, daß das Übergewicht der wichtigste Faktor für das Auftreten eines Diabetes mellitus ist.
Auch die Framingham-Studie konnte eindeutig zeigen (KANNEL et al., 1970), daß übergewichtige Jugendliche dreimal häufiger einen Diabetes als schlanke Vergleichspersonen aufweisen. Aber auch Erwachsene (> 25 J.), die nach dem Wachstumsstillstand stark an Gewicht zunahmen, entwickelten zweimal häufiger einen Diabetes als schlanke Vergleichspersonen.
In Muscogee County in Georgia/USA wurden 24390 Personen prospektiv untersucht. Die Diabetes-Mortalität über 14$^1/_3$ Jahre lag für sehr adipöse Personen 12% über der durchschnittlichen Diabetes-Mortalität (COMSTOCK et al., 1966).
In der Münchner Studie zur Früherfassung von Diabetikern (MEHNERT et al., 1968) konnte ebenfalls nachgewiesen werden, daß nachträglich als Diabetiker erkannte Verdachtspersonen in weit höherem Ausmaß übergewichtig waren als negative Verdachtsfälle. Ähnliche Befunde wurden von KNORRE et al. (1970) erhoben.
Alle angeführten Daten sprechen dafür, daß die Adipositas der wichtigste Manifestationsfaktor für den Diabetes ist.
Da kein klinisch praktikabler biochemischer Marker für eine Prädisposition zum Diabetes bekannt ist, besteht aus Präventionsgründen die Pflicht, die Adipositas zu behandeln.
Der Adipöse mit Diabetes verkörpert den Typ des insulinunabhängigen Erwachsenen-Diabetes mit relativ stabiler Stoffwechsellage und ohne Ketoseneigung (Tabelle 19). Dieser Diabetestyp kann auch schon bei jungen Patienten auftreten und wird bei Diabetes-Suchaktionen bereits in der zweiten Dekade gefunden (MEHNERT et al., 1968).

Drenick und Johnson (1975) haben aber erst kürzlich darauf aufmerksam gemacht, daß sich auch bei adipösen Diabetikern eine akut-diabetische Ketoazidose mit akutem Insulinmangel entwickeln kann. Bei 3 von 5 ihrer Patienten ging der ketoazidotischen Entgleisung eine kurzdauernde massive Gewichtszunahme voraus. Tabelle 20 gibt einen Überblick über die durch Adipositas begünstigten Krankheiten.

Tabelle 19. Typisierung des Diabetes mellitus (Himsworth, 1936 u. Williams, 1962) (Gries, Daweke u. Liebermeister, 1970)

	Insulinabhängig	Insulinunabhängig
Prozent der Diabetiker	< 5%	> 75%
Beginn	Jugend, frühes, Erwachsenenalter	mittleres Erwachsenenalter und später
Manifestation	rasch	verzögert
Fettsucht	untypisch	häufig
Insulin	erforderlich	selten erforderlich
β-Zytotropika	unwirksam	meist wirksam
Stoffwechsel	labil	stabil
Glukosurie	typisch	häufig fehlend
Ketoseneigung	groß	gering
Serumlipide	wechselnd	stabil, erhöht
Insulin im Blut	sehr niedrig	leicht erniedrigt/normal/erhöht
Spätkomplikationen altersentsprechend	bevorzugt Mikroangiopathie	bevorzugt Makroangiopathie

Tabelle 20. Krankheiten, die durch Übergewicht begünstigt werden

Arteriosklerose	Glukoseintoleranz – Diabetes mellitus
Koronare Herzkrankheit	Hypercholesterinämie
Hypertonie	Hypertriglyceridämie
Herzhypertrophie	Hyperurikämie – Gicht
Herzverfettung	Postoperative Komplikationen
Apoplexie	Schwangerschafts-, Geburts- und Wochenbett-Komplikationen
Varizen	
Störungen der Lungenfunktion	Descensus uteri, Harnwegsinfekt
Pick-Wick-Syndrom	Menstruationsstörungen, Endometrium-Karzinom
Fettleber	Hernien (Nabel-, Hiatushernie)
Gallensteine	Hautveränderungen
degenerative Gelenkserkrankungen	erhöhte Unfallrate

8.3. Differentialdiagnose der Adipositas

Dem Kliniker ist gut bekannt, daß die weitaus häufigste Form der Adipositas die einfache Fettsucht oder Adipositas simlex (Abb. 67), bedingt durch Überernährung, ist (BIERMAN u. GLOMSET, 1974). Sie soll 95% (FLURY, 1971; FISER, FISHER, 1975) – 99,5% (HEGGLIN, 1975) der Fälle umfassen. Davon abzugrenzen sind die Krankheiten mit lokalisiertem Fettansatz wie Lipomatosen (Abb. 68), bedingt durch multiple Lipome, die, wenn sie schmerzhaft sind, als Lipomatosis dolorosa (DERCUM, 1888) bezeichnet werden. Die subkutanen Typen der zonalen Adipositas sind bereits abgehandelt. Daneben gibt es auch spinale (VAN DELLEN, VAN DEN HEEVER, 1976) und in den Eingeweiden liegende Lipohyperplasien (AXELSSON u. ANDERSON, 1974), die im Bereich der Ileocoekalklappe zum Ileocoekalklappensyndrom führen können. Multiple Lipome des Magens (KALLIE et al., 1976) und Duodenums (DEETHS et al., 1975) und des Colons (DEETHS u. DODDS, 1972) sind

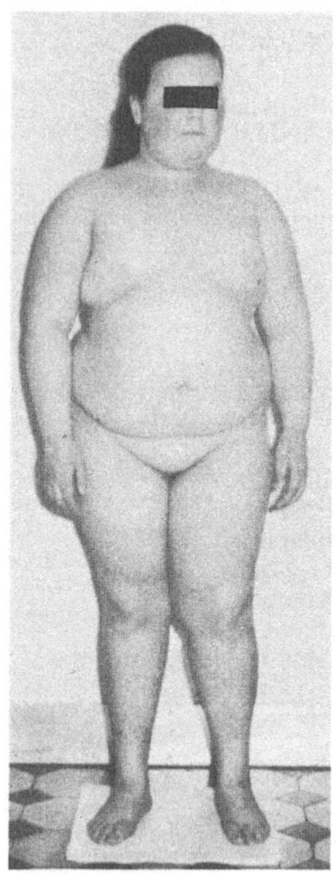

Abb. 67. Adipositas simplex oder Mastfettsucht bei 11jährigem Mädchen (Photo: Prof. H. ZIMMERMANN, 2. Med. Klinik, Universität Düsseldorf)

beschrieben. Diese Lipome führen zu unspezifischen Bauchbeschwerden und können röntgenologisch wie maligne Tumoren imponieren. In der französischen Literatur wird eine symmetrische Lipomatose der Gürtellinie und der Gliedmaßen nach ROTH u. PAILLARD sowie eine symmetrische Lipomatose mit vorwiegend zervikaler, axillärer adominaler und inguinaler Lokalisation nach Launois-Bensaude beschrieben (VAGUE, 1968). Letzterer Typ soll fast nur bei Alkoholikern manifest werden und geht meist mit einer androiden Fettsucht einher (VAGUE et al., 1974). Der Typ Launois-Bensaude ist identisch mit dem Madelungschen Fetthals (MADELUNG, 1888; GRIVAUX et al., 1966; MÜLLER et al., 1976), Abb. 69).

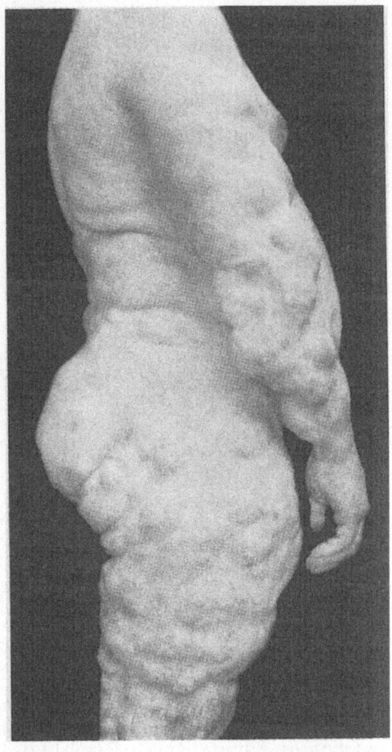

Abb. 68. Gigantische Form der Lipomatose (GRAFE, 1958)

Endokrine Formen der Adipositas sind selten. Sie sind von der Adipositas simplex durch entsprechende Testverfahren abzugrenzen.
Hormone können einerseits eine allgemeine Wirkung (Schilddrüsenhormone, Insulin) oder eine charakteristische regionale Wirkung (Östrogene, Glukokortikoide) auf das Fettgewebe haben.
Zu den endokrinen Formen der Adipositas gehören das Cushing-Syndrom und das Myxödem (Abb. 70–72). Alle Anstrengungen, die Adipositas simplex als subklinische Form der Hypothyreose zu dokumentieren, blieben erfolglos (Newburgh, 1942; Bierman, Glomset, 1974). Der Cushing-Patient zeigt eine charakteristische Stammfettsucht, evtl. mit Büffelnacken, dicke Haut mit großen, purpurnen Striae, Akne, Plethora, Hypertonie, diabetische Glukosetoleranz, Muskelschwäche, Osteoporose und Polyzythämie, während bei der Adipositas simplex die Fettverteilung allgemein ist (s. klinische Typen), die Haut normal und, wenn Striae vorhanden sind, diese eher klein und weiß sind. Die Muskelkraft ist erhalten, die Osteoporose altersmäßig und die Polyzythämie tritt meist nur sekundär bei einem Cor pulmonale auf. Im Gegensatz

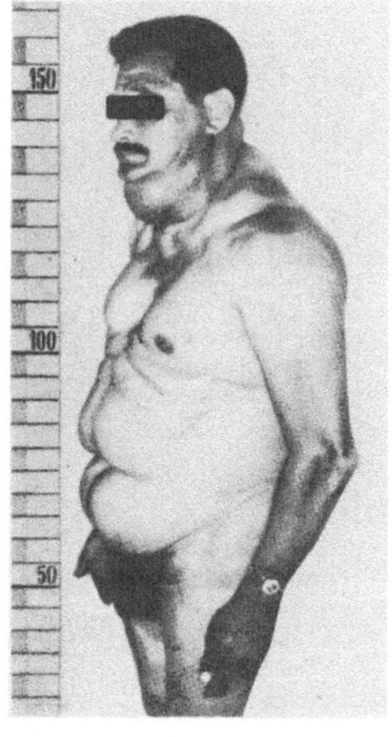

Abb. 69. Lipomatose nach Launois-Bensaude oder Madelung'scher Fetthals (Nach Vague J.: Origines, évolution et traitement des Obesités. Edition Sandoz, Rueil-Malmaison 1968)

zum Cushing-Syndrom ist der Tagesrhythmus des Cortisolspiegels erhalten und die Cortisolsekretion bleibt hemmbar.
Eine gonadale Unterfunktion führt sehr selten zur Adipositas. Die Adipositas wird bei menschlichen Eunuchen seltener gesehen als beim Tier. Sie kommt aber bei Kastration nach der Pubertät vor (BIERMAN, GLOMSET, 1974). Die Tendenz zur Adipositas beim Stein-Leventhal-Syndrom (polyzystisches Ovar) dürfte durch die Sekretion von nebennierenähnlichen Steroiden durch das Ovar bedingt sein (BIERMAN, GLOMSET, 1974). Die charakteristischen Symptome sind: Sterilität, se-

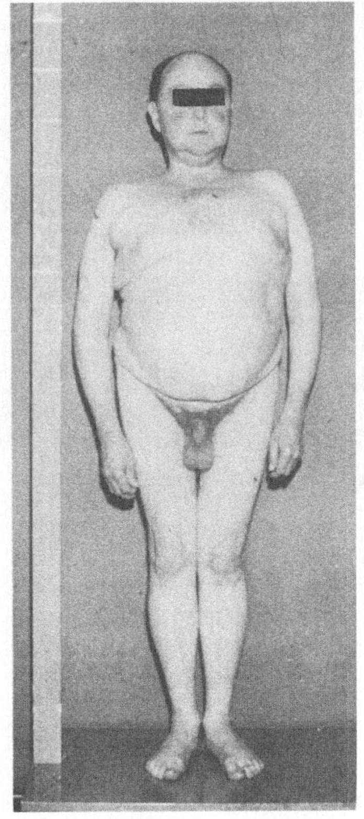

Abb. 70. Stammfettsucht bei Cushing-Syndrom (Adenom der linken Nebennierenrinde) bei 51jährigem Mann (Photo: Prof. H. ZIMMERMANN, 2. Med. Klinik, Universität Düsseldorf)

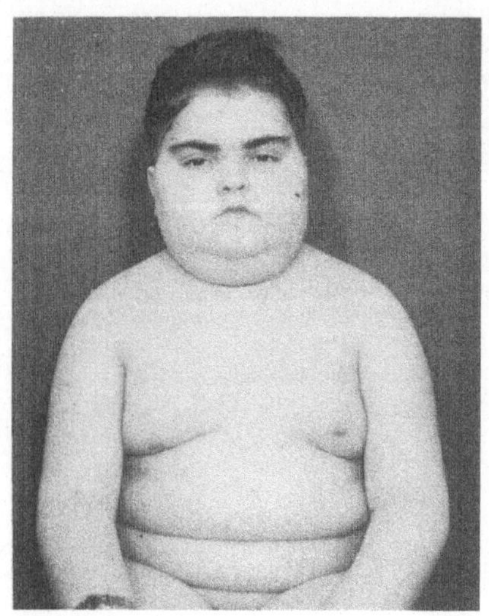

Abb. 71. Adipositas bei Cushing-Syndrom. Nebennierenrindenkarzinom bei 12jährigem Knaben (Photo: Prof. H. Zimmermann, 2. Med. Klinik, Universität Düsseldorf)

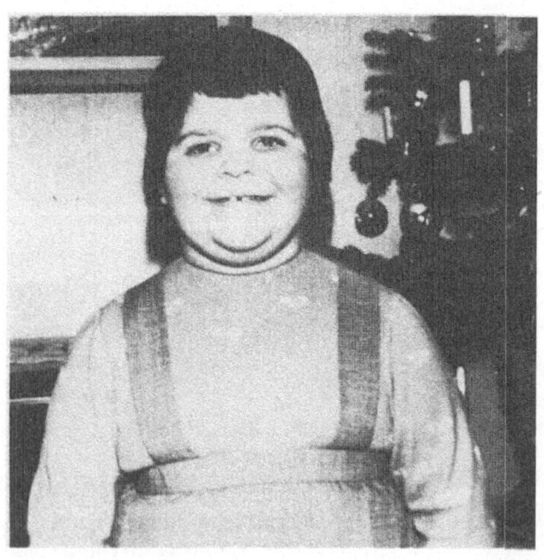

Abb. 72. Adipositas bei Hypothyreose bei 8jährigem Mädchen (Photo: Prof. H. Zimmermann, 2. Med. Klinik, Universität Düsseldorf)

Tabelle 21. Differentialdiagnose der Adipositas im Kindesalter (GIRARD, 1975)

	„Einfache" Adipositas	Adipositas mit faßbarer organischer Ursache		Definierte Syndrome	
		ZNS-Läsion Tumor (evtl. Enzephalitis)	Cushing-Syndrom	Laurence-Moon-Biedl	Prader-Willi-Labhart
Beginn der Adipositas	Säuglings- und Kleinkindesalter	in jedem Alter	in jedem Alter	von Geburt an	2–4 J.
Familiäre Belastung	häufig	keine	keine	rezessiv vererbt	fraglich
Typus der Adipositas	allgemein oder Gürteltypus	allgemein oder Gürteltypus	Vollmondgesicht Buffalotyp oder allgemein	allgemein	allgemein mehlsackartig
Wachstum	normal-beschleunigt (eher Großwuchs)	verlangsamt (eher Kleinwuchs)	verlangsamt (eher Kleinwuchs)	normal oder Kleinwuchs	Kleinwuchs evtl. normal
Pubertätsentwicklung	normal (Cave Pseudohypogenitalismus)	verzögert	verzögert oder Pseudopubertas präcox (Androgenproduktion)	verzögert oder normal	verzögert unvollständig
Knochenentwicklung	normal-beschleunigt	verzögert	verzögert oder avanciert (Androgen)	normal	verzögert
Geistige Entwicklung	normal	normal	normal	debil	debil-imbezil
Besondere Merkmale		Hirndrucksymptome	Hypertension Polyglobulie Osteoporose	Polydaktylie Retinitis pigmentosa	Muskelhypotonie hypoplast. Skrotum Kryptorchismus Diabetes mellitus im Präpubertätsalter

kundäre Amenorrhöe oder Menstruationsstörungen, Hirsutismus und Adipositas (STEIN, LEVENTHAL, 1935).

Adipositas ist kein typisches Symptom der Akromegalie (BIERMAN, GLOMSET, 1974). DAVIDOFF (1926) gibt zwar bei 39% von 100 Akromegaliepatienten eine Gewichtszunahme an. Diese könnte auch durch eine Splanchnomegalie bedingt sein.

Der organische Hyperinsulinismus kann zur Adipositas führen. Bei funktionierenden Inselzelltumoren ist die Adipositas häufig (STEFANINI et al., 1974; SHATNEY, GRAGE, 1974; LIECHTY et al., 1974).

Die hypothalamische Adipositas ist ein gut umschriebenes klinisches Bild, das aber äußerst selten vorkommt (BRAY, 1974; BRAY, GALLAGHER, 1975). Sie wird bedingt durch raumverdrängende Prozesse nach

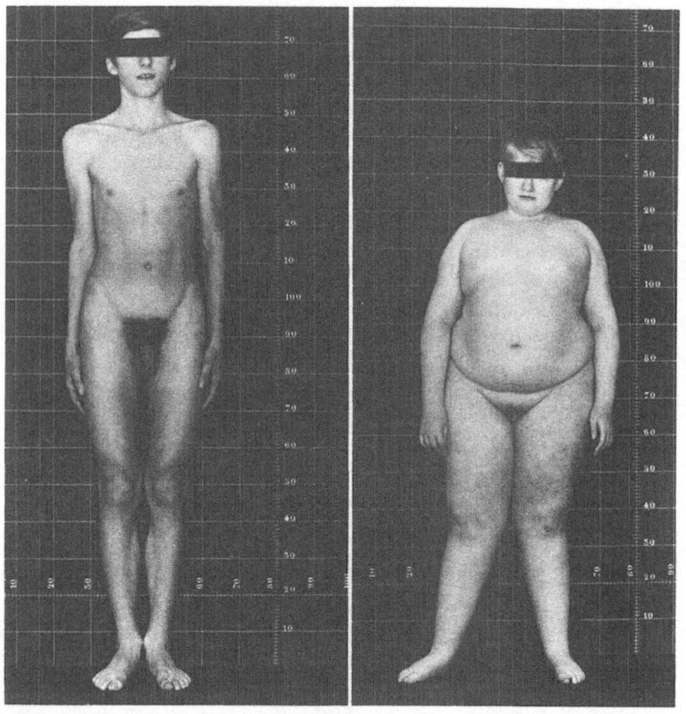

Abb. 73. Prader-Labhart-Willi-Syndrom. links: normaler Zwillingsbruder des Patienten (rechts) 18j. (Photo: Prof. A. PRADER, Universitätskinderklinik, Zürich

Trauma oder Infektion, Zysten, Tumoren, Leukosen oder Gefäßveränderungen im Bereich des Hypothalamus. Die Patienten wiegen meist mehr als 140 kg und zeigen eine deutliche Hyperphagie. Die Insulinspiegel sind höher als bei Patienten mit Adipositas simplex. Es besteht eine ausschließlich hypertrophe Adipositas.
Die hypothalamisch-hypophysäre Fettsucht kann im Kindesalter in Form der Dystrophia adiposogenitalis (Fröhlich-Syndrom, Babinski-

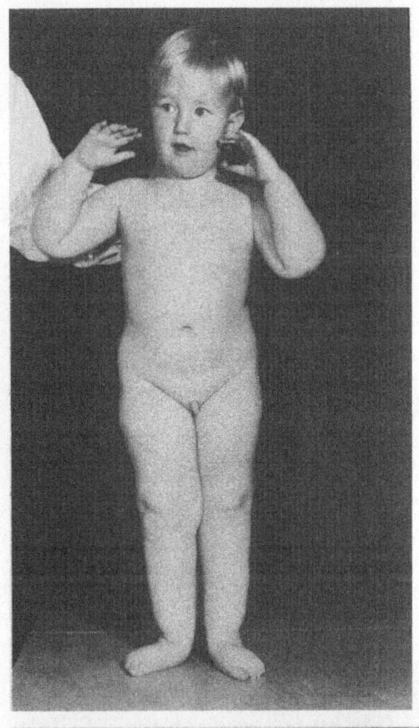

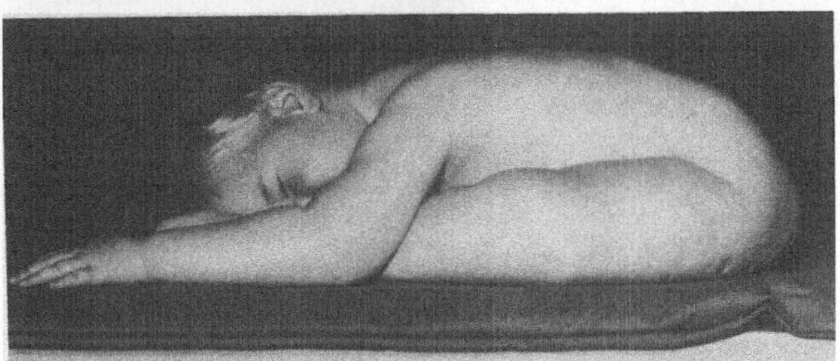

Abb. 74. Prader-Labhart-Willi-Syndrom bei 3jährigem Knaben. Oben im Stehen, unten „zusammengeklappt" als Zeichen der Myatonie. (Photo: Priv.-Doz. Dr. J. Girard, Kinderspital, Universität Basel)

Fröhlich-Syndrom; Fröhlich, 1901)) auftreten. Die Ursachen sind dieselben wie bei der oben beschriebenen hypothalamischen Adipositas der Erwachsenen. Das Syndrom wurde früher viel zu häufig diagnostiziert. Kleinwuchs und Hypogonadismus gehören oft zur kindlichen Adipositas, da die Pubertät verspätet auftreten kann, wobei das noch

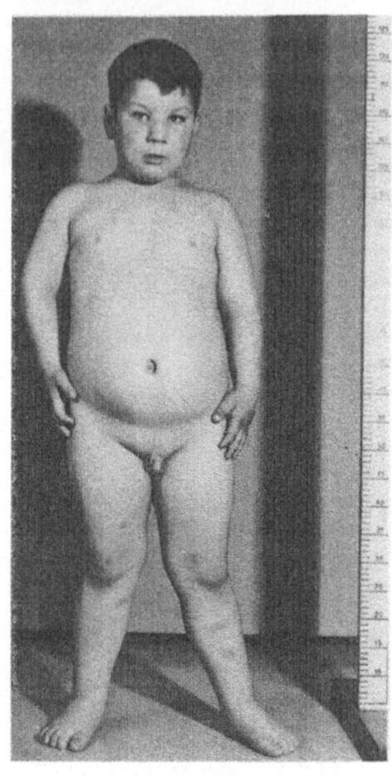

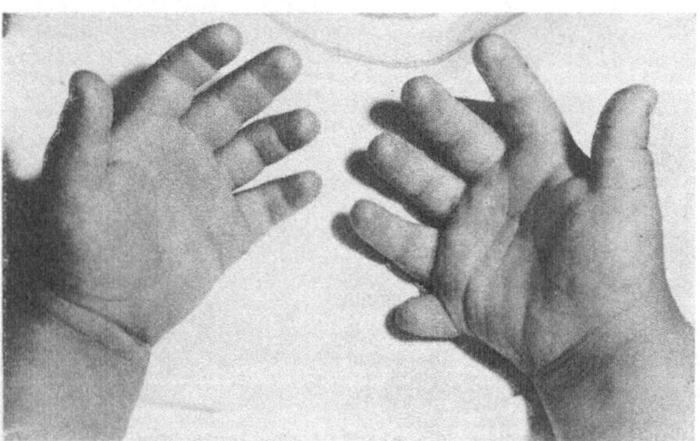

Abb. 75. Laurence-Moon-Biedl-Syndrom bei 7jährigem Knaben mit Polydaktylie (unten) (Photo: Priv.-Doz. Dr. J. Girard, Kinderspital Universität Basel)

infantile Genitale im Fettgewebe verschwindet und so einen Hypogenitalismus vortäuscht (REICHLIN, 1974).
Eine Differentialdiagnose der Adipositas im Kindesalter zeigt Tabelle 21 s. S. 159 (GIRARD, 1975). Ausführliche Beschreibungen des Prader-Labhart-Willi-Syndroms (1956) sind kürzlich erschienen (VISCHER et al., 1971; LABHART, 1972). Die Hauptsymptome sind: Myatonie im Kleinkindesalter, Adipositas im 1.–3. Lebensjahr, leichter Zwergwuchs mit Akromikrie, Oligophrenie, Hypogonadismus und Hypogenitalismus (Knaben: skrotale Hypoplasie und Kryptorchismus; Mädchen: primäre Amenorrhöe), sekundäre Geschlechtsmerkmale vermindert oder gar nicht ausgebildet; nicht-ketotischer Diabetes mellitus in 10%, subklinischer Diabetes in 30%. Synonyme des Prader-Labhart-Willi-Syndroms sind: Myatoner Diabetes, „Mehlsack-Zwerge" (Abb. 73,74).
Eine weitere Form kindlicher Adipositas, mit cushingoider Fettverteilung, ist das Mauriac-Syndrom (MAURIAC, 1930; WINDORFER, 1953; BERCHTOLD et al., 1969b; MANDELL, BERENBERG, 1974), das bei schlecht kontrolliertem, insulinbedürftigem jugendlichen Diabetes auftreten kann. Klassisch sind Hepatomegalie, Wachstumsretardation und verspätete Geschlechtsreife. Eine erhöhte Steroidausscheidung oder

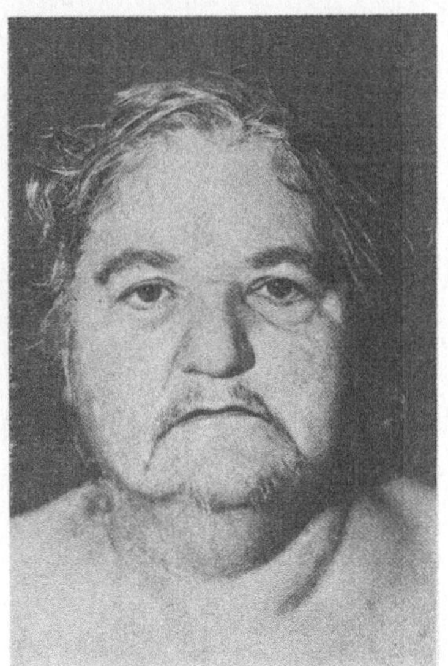
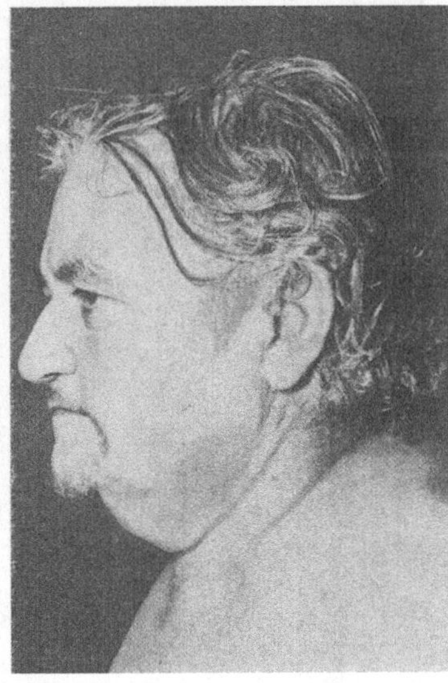

Abb. 76. Morgagni-Morel-Syndrom bei 65jähriger Frau (Photo: Prof. E. MARTIN, Med. Universitätspoliklinik, Genf)

mangelnde Wachstumshormonsekretion wurden dabei nicht beschrieben. Das Syndrom ist durch die Anwendung geeigneter diätetischer Maßnahmen und verbesserter Insulintherapie sehr selten geworden.

Das Laurence-Moon-Biedl-Syndrom (LAURENCE u. MOON, 1866) wird rezessiv vererbt und geht mit Oligophrenie, gleichmäßiger von Geburt an bestehender Adipositas, Genitalhypoplasie, meist Minderwuchs, Pigmentdegeneration der Retina, labyrinthärer Schwerhörigkeit, Poly- oder Syndaktylie sowie anderen Anomalien, wie Diabetes insipidus, einher (KLEIN, AMMANN, 1969; KOEPP, 1975, Abb. 75).

Als spezielle Syndrome des Erwachsenen, die mit Adipositas verbunden sind, werden das Morgagni-Morel-Syndrom (Abb. 76, MOREL, 1930; HENSCHEN, 1937; MARTIN, 1969) und das Achard-Thiers-Syndrom (MALAISSE et al., 1965) in der Literatur beschrieben, wobei es sich

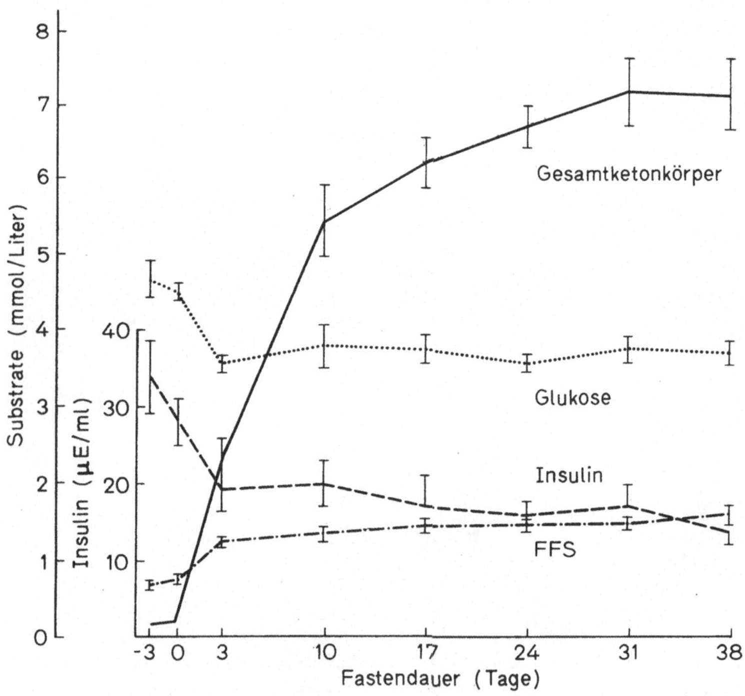

Abb. 77. Konzentration der Gesamtketonkörper und der Glukose im Blut, des Seruminsulins und der freien Fettsäuren (FFS) des Plasmas bei 37 Adipösen während prolongiertem Fasten. Mittelwert ± S.E.
(OWEN u. REICHARD, 1975) (Text s. S. 175)

um die gleiche Erkrankung handelt. Die betroffenen Patientinnen zeigen einen Hirsutismus (Bart, aber auch andere Körperstellen) mit androider Fettsucht, einen subklinischen oder klinischen Diabetes mellitus vom Erwachsenentyp, meist mit schweren Gefäßkomplikationen, Hypertonie und Hyperostosis frontalis interna. Als Pathogenese wird aufgrund einer vermehrten Ausscheidung der 17-Ketosteroide und teilweise der 17 OH-Steroide ein Hyperkortizismus angenommen. Während beim Cushing-Syndrom Striae, Osteoporose, Myasthenie und Zeichen des erhöhten Stickstoffkatabolismus nachweisbar sind, lassen sich diese Symptome beim Morgagni-Morel- resp. Achard-Thiers-Syndrom klinisch nicht nachweisen.
Die verschiedenen im Text beschriebenen Formen der Adipositas sind in Tabelle 22 zusammengefaßt.

Tabelle 22. Differentialdiagnose der Adipositas

---

1. *Generalisierte Fettsucht*
   Adipositas simplex 95–99,5%
   Cushing-Syndrom
   Hypothyreose
   Gonadale Unterfunktion
   Stein-Leventhal-Syndrom
   Organischer Hyperinsulinismus
   Hypothalamische Adipositas

   Spezialformen der Adipositas
   Morgagni-Morel-Syndrom
   Achard-Thiers-Syndrom

   Spezielle Formen kindlicher Adipositas
   Dystrophia adiposogenitalis (Babinski-Fröhlich)
   Prader-Labhart-Willi-Syndrom
   Laurence-Moon-Biedl-Syndrom
   (Mauriac-Syndrom)

2. *Isolierte Fettanhäufung*
   Lipome
   Lipomatosis dolorosa (Decrum)
   Symmetrische Lipomatose
   - Roth-Paillard
   - Launois-Bensaude (Madelungscher Fetthals)

---

9. Experimentelle Überernährung beim Menschen

Schon früher wurden experimentelle Studien zur Mastfettsucht beim Menschen durchgeführt (GRAFE, KOCH, 1912; KEYS et al., 1955; MANN et al., 1955; GULICK, 1922; STRONG et al., 1967; WILEY, NEWBURGH, 1931; MUNRO, 1950). In diesem Kapitel werden nur neuere Studien besprochen, in denen Metabolite und Peptidhormone bestimmt wurden, insbesondere die Vermont-Studie und die Cardiff-Studie. Es faßt die im Text an entsprechender Stelle geschilderten Einzelbefunde zusammen.

9.1. Die Vermont-Studie/USA (SIMS et al., 1968; SIMS, HORTON, 1968; SIMS et al., 1971)

9 freiwillige Insassen des Staatsgefängnisses von Vermont/USA wurden in die Studie einbezogen. Das Studienprotokoll war dem von MANN et al. (1955) ähnlich: In der ersten Periode wurden die Kalorienaufnahme und die körperliche Aktivität erhöht (ca. 45 Tage). In einer zweiten Periode (ca. 155 Tage) wurde mit zunehmender Kalorienzufuhr (zusätzliche vierte Mahlzeit) und begrenzter körperlicher Aktivität das Gewicht gesteigert. Es wurde versucht, das erreichte Maximalgewicht beizubehalten. In der dritten Periode wurde Nahrung ad libitum gewährt und die körperliche Aktivität stark erhöht. Ziel der dritten Periode war die Gewichtsabnahme.
In der zweiten Periode waren 6000–10000 Kalorien/Tag notwendig, um eine Gewichtszunahme zu erzielen. Ungefähr 50% der Kalorien wurden in Form von Fett verabreicht. Zu bestimmten Zeiten wurde die orale und die i.v. – Glukosetoleranz sowie die Cortisol-Produktionsrate bestimmt. Die Gewichtszunahme betrug 15–25% des Körpergewichts.
Bei der Zunahme des Körperfettes stieg nur die Fettzellgröße (SALANS et al., 1971), im Glutäalbereich von 0,50 auf 0,87 μg TG/Zelle an. Die Fettzellzahl blieb konstant. Dies entspricht einer rein hypertrophen Fettgewebsvermehrung.

Endokrin-metabolische Befunde

In den Untersuchungen des Unterarmstoffwechsels wurde eine Insulinresistenz des Muskels festgestellt (Horton et al., 1970, 1972). Die basale Glukoseaufnahme des Muskels war trotz erhöhter basaler Insulinsekretion vermindert.

Das Cholesterin und die Triglyceride nahmen signifikant, wenn auch innerhalb des Normbereichs, zu. Das elektrophoretische Muster der Lipoproteine änderte sich nicht. Die Triglyceridzunahme war durch prae-β-Lipoproteine bedingt. Die freien Fettsäuren nahmen ab, können also nicht an der Entwicklung der Insulinresistenz beteiligt gewesen sein.

Die orale Glukosetoleranz wurde, besonders während kohlenhydratreicher Kost, signifikant vermindert (Sims et al., 1974), während die i. v.-Glukosetoleranz nur durch kohlenhydratreiche Kost vermindert wurde, nicht aber durch die Gewichtszunahme.

Die hemmbare insulin-ähnliche Aktivität des Serums war beim Maximalgewicht leicht erhöht, während die nicht hemmbare Aktivität signifikant vermindert war.

Das basale immunoreaktive Insulin nahm signifikant mit der Gewichtszunahme zu, bei kohlenhydratreicher Kost am stärksten (Sims, Danforth, 1974). Das Ausmaß der Erhöhung des Insulins war bei der experimentellen Adipositas geringer als bei spontaner Adipositas. Der Insulinspiegel lag 20 min nach 25 g Glukose i. v. höher als bei Normalgewichtigen.

Die Glukagonspiegel waren nach Gewichtszunahme erhöht.

Das Wachstumshormon stieg während des Glukoseabfalls im oralen Glukosetoleranztest nach Gewichtszunahme signifikant geringer an als in den Kontrollversuchen. Dies traf auch für die Argininstimulation zu. Die Werte nach Schlafbeginn waren nach Gewichtszunahme erniedrigt.

Nach Gewichtszunahme waren die Cortisol-Produktionsrate und die 17-OH-Kortikoid-Ausscheidung im Urin erhöht. Die Umwandlung des Cortisols in verschiedene Metabolite und die Cortisolspiegel blieben aber nach Gewichtszunahme unverändert. Wurde die Cortisol-Produktionsrate auf die Kreatininclearance oder auf das Körpergewicht bezogen, so war ihr Anstieg nicht signifikant. Ein Effekt der Ernährungszusammensetzung auf das Cortisol konnte nicht differenziert werden (O'Connell et al., 1973).

Funktionelle Befunde

Beim maximalen Gewicht hatten die Probanden eine verminderte Antriebskraft, und einige klagten bei körperlicher Arbeit über Dyspnoe.

Eine verminderte Leistungsfähigkeit konnte aber nicht objektiviert werden. In der zweiten Tageshälfte nahm der Appetit zu, und es entwickelte sich eine Abneigung gegen das Frühstück. Eine reaktive Hypoglykämie wurde nicht beobachtet.

Gewichtszunahme und Kalorienaufnahme

Zwischen der Kalorienaufnahme und der Gewichtszunahme bestand keine Korrelation. Überschußkalorien waren notwendig, um die Gewichtszunahme zu bewirken. Um in der ersten Periode das Gewicht zu halten, waren 1800 Kal/m^2 nötig, während bei maximalem Gewicht 2700 Kal/m^2 zur Erhaltung der Gewichtskonstanz notwendig waren. Dies steht im Gegensatz zu den 1100–1300 Kal/m^2, die bei hospitalisierten spontan Adipösen notwendig sind, um das Gewicht zu halten. Die Differenz von ca. 1400 Kal/Tag konnte nicht durch Veränderungen der körperlichen Aktivität, erhöhte Arbeit infolge des vermehrten Körpergewichts, intestinale Verluste oder gar Fehler in der Berechnung erklärt werden. Diese Kaloriendifferenz bleibt vorderhand unklar. Es besteht aber die Möglichkeit, daß bei der spontanen Adipositas die thermogenetischen Zyklen nur begrenzt arbeiten, während sie bei der Mast von Nicht-Adipösen induziert werden und somit eine stärkere Thermogenese zustandekommt, die die Kaloriendifferenz erklären könnte. Ein Beweis für diese Deutung durch Analysen des Gasstoffwechsels ist bisher aber nicht erbracht.
Sims et al. (1971) betonen, daß alle genannten Veränderungen möglicherweise sekundär sind. Daß mit diesen Studien adaptive Veränderungen für die spontane Adipositas bewiesen sind, wird zurecht ausdrücklich abgelehnt. Tabelle 23 gibt eine Zusammenfassung der Befunde.

9.2. Die Cardiff-Studie / England (Mahler, 1972)

Eine Gruppe von jungen Medizinstudenten, die ± 10% des Idealgewichts aufwiesen, wurde während 6 Wochen überkalorisch ernährt: Zu einer Standardkost von 3600 Kal/Tag (300 g KH) wurden nach einer Woche 1800 Kal (85% KH) zugelegt.
Diese Kalorienzulage wurde als trinkbare Mahlzeit zum Abendbrot gereicht („guzzling“) oder in 16 Portionen stündlich zwischen 7 und 23 h eingenommen („nibbling“). Jeder Proband hatte eine 3-Wochen-Periode „guzzling“, gefolgt von einer 1-Wochen-Periode mit Standard-

Tabelle 23. Endokrine und metabolische Veränderungen bei spontaner und experimenteller Adipositas (SIMS et al., 1971)

	Spontane Adipositas	Experimentelle Adipositas
Fettgewebe		
Zellgröße	↑	↑
Zellzahl	↑	N
Empfindlichkeit auf Insulin in vitro	↓	↓
Empfindlichkeit auf Insulin im Unterarm in vivo	↓	↓
Herz und Eingeweide		
Zellzahl	↑	
Zellgröße	↑	
Muskel, Unterarmstoffwechsel		
Insulininduzierte Glukoseaufnahme	↓	↓
Aminosäuren nach Insulinreiz		↓
Blutlipide		
Cholesterin	↑	↑ (N)
Triglyceride	↑	↑ (N)
Freie Fettsäuren	N oder ↑	↓ (N)
Glukosetoleranz		
Orale	N oder ↓	↓ (N)
Intravenöse	N oder ↓	↓ (N)
Plasma-Insulin		
Nüchtern	N oder ↑	N oder ↑
Nach Glukosereiz	N oder ↑	N oder ↑
„Nonsuppressible insulin-like activity“	↑	↓
Plasma-Glukagon		
Nüchtern	↑	
Hemmung durch Glukose	+	
Wachstumshormon		
Nach Glukosereiz	↓	↓
Nach Argininreiz	↓	↓
Tag-Nacht-Sekretion		↓
Nebennierenrindensteroide		
Gesamt-Plasma-Cortisol	↓	N oder ↓
Freies Plasma-Cortisol		N
Gesamt 17-Hydroxy	↑ N/kg	N/kg ↑
Verhalten		
Spontane Aktivität	↓	↓
Appetit am Nachmittag	↑	↑
Spontaner Rückgang zum Ausgangsgewicht	+	+
Benötigte Kalorien zur Erhaltung des erhöhten Gewichts	~ 1300/m^2	~ 2700 m^2

N = innerhalb der Normwerte
\+ = vorhanden

kost und einer weiteren 3-Wochen-Periode mit „nibbling". Glukosetoleranztests wurden wöchentlich mit 50 g Glukose oral durchgeführt.

Alle Probanden nahmen, wenn auch unterschiedlich, während der überkalorischen Ernährung an Gewicht zu. Kein Proband überschritt 15% des Idealgewichts. Differenzen in der Hautfaltendicke konnten nicht festgestellt werden. Es bestand eine überraschend gute Korrelation zwischen der initialen Hautfaltendicke über dem Triceps und der Gewichtszunahme während des „guzzling", d. h. daß etwas „dickliche" Probanden mehr an Gewicht zunahmen als sehr schlanke Probanden.

Nach der 2. Woche „guzzling" stieg der Nüchternblutzucker signifikant an und blieb bis zum Ende der „guzzling"-Periode hoch. Unter Standardkost fiel der Nüchternblutzucker wieder auf die Vorwerte ab und veränderte sich unter „nibbling" nicht. Eine Glukosetoleranz-Veränderung wurde in allen drei Perioden nicht nachgewiesen.

In der Vorperiode war der Nüchterninsulinspiegel mit der Hautfaltendicke korreliert (Hautfalte $\leqslant$ 6 mm: Insulin 11,2 μE/ml; Hautfalte 6–14 mm: Insulin 20,8 μE/ml). Unter „guzzling" stieg der Nüchterninsulinspiegel bei allen Probanden, unabhängig von der Hautfaltendicke, auf ca. 31 μE/ml. Es bestand eine gute Korrelation zwischen Gewichtszunahme und der Fläche unter der Insulinkurve in der Vorperiode.

Die initial schlanken Probanden verdoppelten unter „guzzling" die Fläche unter der Insulinkurve, so daß diese etwa ebenso groß wurde wie bei „dicklichen" Probanden vor der überkalorischen Ernährung.

Die „dicklichen" Probanden vergrößerten aber die Fläche unter der Insulinkurve nur um 50%.

In scharfem Gegensatz dazu veränderten sich, trotz gleicher Kalorienaufnahme wie unter „guzzling", die Insulinwerte unter „nibbling" nicht.

Die Triglyceride stiegen nach der ersten Woche „guzzling" an, fielen aber bis zur zweiten Woche wieder leicht ab. Unter „nibbling" fielen die Triglyceridwerte ab und waren am Schluß des „nibblings" von allen Werten am niedrigsten. Die Phospholipide fielen unter der überkalorischen Ernährung ab; Cholesterin und Harnsäure veränderten sich während allen Perioden nicht.

Zusammenfassend zeigt die Studie, daß die Menge der Nahrungsaufnahme in der Zeiteinheit für die Stoffwechselveränderungen von ausschlaggebender Bedeutung ist. Während überkalorisches „guzzling" die erwarteten Veränderungen wie Gewichtszunahme, Erhöhung des Nüchternblutzuckers, Hyperinsulinämie und Hypertriglyceridämie hervorruft, wird durch „nibbling", trotz gleicher Kalorienzahl, eine schwächere Gewichtszunahme erreicht, und die genannten Stoffwechselveränderungen bleiben aus.

Die Aussagekraft dieser Studie wird begrenzt durch die kurze Zeitperiode, durch die nicht randomisierte Verteilung der „guzzling"- und „nibbling"-Perioden (alle Probanden hatten zuerst die „guzzling"- und dann die „nibbling"-Periode). Zudem wurden die Probanden nicht adipös, sondern erreichten maximal + 15% des Idealgewichts.

10. Therapie der Adipositas

Das Ziel der Therapie der Adipositas ist die Prävention bzw. Linderung der mit der Fettsucht einhergehenden Begleit- und Folgekrankheiten, der Stoffwechselanomalitäten, somatischen und psychischen Störungen. Die Lebenserwartung ist bei Adipositas eingeschränkt (vergl. Epidemiologie der Fettsucht). Der direkte zahlenmäßige Nachweis einer Besserung der Lebenserwartung durch Gewichtsabnahme ist bislang erst in einer Studie an Lebensversicherungsklienten untersucht und belegt worden (Abb. 1). Die Rückbildung der mit der Fettsucht assoziierten kardiovaskulären Risikofaktoren durch Senkung des Übergewichtes ist aber vielfach nachgewiesen worden (vergl. Pathophysiologie und Klinik). Die überwiegende Zahl aller Adipösen weist einen oder mehrere kardiovaskuläre Risikofaktoren auf. Diese fehlen nur bei jüngeren Patienten und bei kurzdauernder Adipositas, mit ihrem späteren Auftreten ist in aller Regel zu rechnen (Berchtold et al., 1975).
Daraus folgt als wichtigstes Therapieziel die Prävention der Adipositas. Die Indikation zur Behandlung der Adipositas wird weniger aus dem Grad des Übergewichts als vielmehr aus dem begleitenden Risikoprofil gestellt. Wegen der günstigen Beeinflussung der Risikofaktoren durch Gewichtsreduktion wird diese derzeit als die wesentliche präventivmedizinische Maßnahme sowohl des Diabetes mellitus als auch der kardiovaskulären Erkrankungen angesehen. Trotz der Schwierigkeiten der Therapie ist deshalb keine Mühe zu scheuen, auch wenn diese weitgehende Eingriffe in die bisherigen Lebens- und Eßgewohnheiten erfordert.
Diese Gesichtspunkte treten mit zunehmendem Lebensalter der Patienten zurück, da der günstige Effekt der Gewichtsreduktion auf das Stoffwechselsyndrom zumindest auf längere Sicht unsicher wird. V. Noorden hat schon 1910 davor gewarnt, im Greisenalter Maßnahmen zur Gewichtsreduktion zu ergreifen. Bereits wenn das Rentenalter erreicht ist, muß die Senkung des Körpergewichtes besonders behutsam erfolgen. Die Indikation hierzu soll bei älteren Patienten nicht mehr aus prophylaktischen Gründen (Vorliegen von Risikofaktoren) gestellt werden, sondern sich in der Regel auf die Fälle beschränken, in denen bereits vorhandene metabolische (Diabetes mellitus), kardiovaskuläre oder orthopädische Komplikationen die Gewichtsreduktion als Therapie erfordern.

Das Prinzip der Behandlung der spontanen Adipositas besteht in einer Negativierung der Bilanz zwischen Kalorienaufnahme und Kalorienverbrauch über längere Zeit. Dieses Ziel kann grundsätzlich über eine Verminderung der Kalorienzufuhr bzw. eine Steigerung des Kalorienverbrauchs sowie durch eine Kombination beider Maßnahmen erreicht werden.
Der Erfolg der Therapie hängt von dem Ausmaß des täglichen Kaloriendefizits und der Zeitspanne, über die dieses Defizit durchgehalten wird, ab.
Aufgrund von kurzfristigen Schwankungen des Wasser- und Elektrolythaushaltes unter bestimmten Bedingungen sind Erfolgsangaben der Gewichtsreduktion nur in Bezug auf längere Zeiträume sinnvoll. Zur Präzisierung des Erfolgs der Gewichtsreduktion werden unterschiedliche, zum Teil verwirrende Bezugssysteme verwandt (Feinstein, 1959; Liebermeister, 1968).

10.1. Diät-Therapie

Die naheliegendste Methode zur Gewichtsreduktion ist die Negativierung der Energiebilanz des Organismus durch eine Einschränkung der Kalorienaufnahme über längere Zeit.
Insbesondere mangelnde Kooperation seitens der Patienten haben trotz eindrucksvoller Erfolge in einzelnen Studien zu einem verbreiteten Pessimismus bezüglich der Effektivität rein diätetischer Behandlungsmethoden geführt (Braunstein, 1971; Mann, 1974). Entsprechend den Schwierigkeiten, Patienten über längere Zeit zu einer konsequenten Einhaltung diätetischer Vorschriften zu veranlassen, sowie verschiedenen ernährungsphysiologischen Kontroversen wird eine Unzahl unterschiedlicher Behandlungs-Modalitäten propagiert.

10.1.1. Die Nulldiät

Der totale Kalorienentzug bei reichlichem Konsum von Flüssigkeit, Substitution von Vitaminen (Heesen et al., 1975) und gegebenenfalls Mineralien über mehrere Wochen hat nach ersten Berichten vor etwa 60 Jahren (Folin, Denis, 1915) in jüngster Zeit als sogenannte Nulldiät eine weite Popularität erlangt (Hartmann, Schmid, 1967; Thomson et al., 1966; Ditschuneit et al., 1970; Lawlor, Wells, 1971; Göschke, 1971; Drenick et al., 1964; Bloom, 1959, 1968; Fahrner, 1968).

Tatsächlich hat schon Hippokrates (zitiert nach GRAFE, 1958) 7tägige Fastenkuren empfohlen. Die Aufklärung physiologischer Regulationsmechanismen des totalen Fastens verdanken wir der umfassenden Studie von F.G. BENEDICT (1915) sowie den Arbeiten der Arbeitsgruppe von G.F. CAHILL (OWEN et al., 1967a, b; CAHILL et al., 1966, 1968a, b). Diese Untersuchungen haben gezeigt, daß der Organismus durch verschiedene Adaptationsmechanismen in der Lage ist, selbst länger andauernde Fastenperioden ohne Schädigungen zu tolerieren. Dabei spielen Elektrolyt-, Eiweiß- und Kohlenhydratsparmechanismen eine entscheidende Rolle (RAPOPORT et al., 1965; CAHILL, 1970; DITSCHUNEIT et al., 1970). Erst nach etwa 2 bis 3 Wochen stellt sich unter einer weitgehenden Drosselung des Proteinkatabolismus und einer weitgehenden Umstellung des Gehirnmetabolismus von der Glukose zur Ketokörperoxydation ein Stoffwechselgleichgewichtszustand ein, der zu einem vorzugsweisen Abbau der Triglyceridspeicher führt. Nach den Untersu-

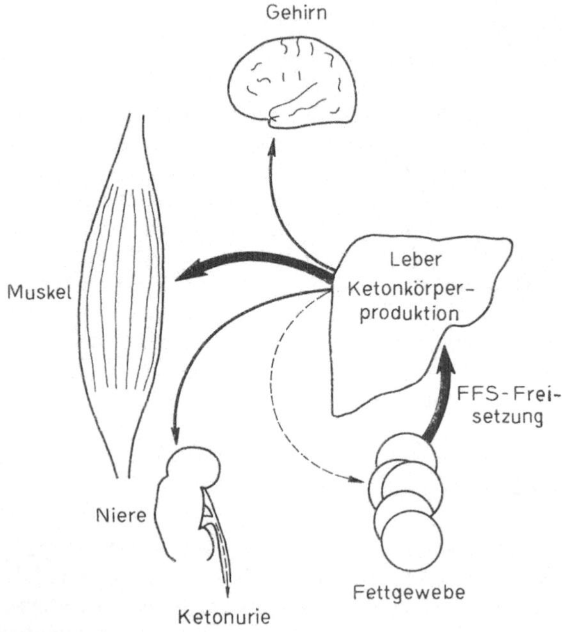

Abb. 78. Schematische Darstellung des Ketonkörperstoffwechsels nach 3tägigem Fasten.
Die Dicke der Pfeile repräsentiert die Produktions- und Utilisationsraten. (OWEN, REICHARD, 1975)

chungen der Arbeitsgruppe von CAHILL (1970) kann man aufgrund einer regelhaften Folge von Adaptationsmechanismen den Verlauf von Fastenperioden in mehrere, fließend ineinander übergehende, Phasen einteilen (RUDERMAN, 1975 (Abb. 77, S. 164; Abb. 78, 79, 81, 82). Während der ersten, etwa 18 Stunden andauernden, Phase kommt es durch das Absinken des Seruminsulinspiegels zu einer Blockierung der Glukoseaufnahme in Muskel und Fettgewebe. Demgegenüber wird die Glukoseutilisation des Zentralnervensystems mit ca. 120 g/die zunächst nicht verändert. In dieser ersten postabsorptiven Phase entstammt die dafür erforderliche Glukose vorzugsweise den – mit etwa 0,4 kg sehr begrenzten – Vorräten an mobilisierbarem Glykogen in Leber und Skeletmuskel. In zunehmendem Maße kommt es darüber hinaus in den peripheren Geweben zu einer Hemmung der Glukose-Endoxydation und zu einer Aktivierung des Glukose-Laktat-Zyklus (Cori-Zyklus). Nach der Erschöpfung der Glykogen-Depots entstammt in der nachfol-

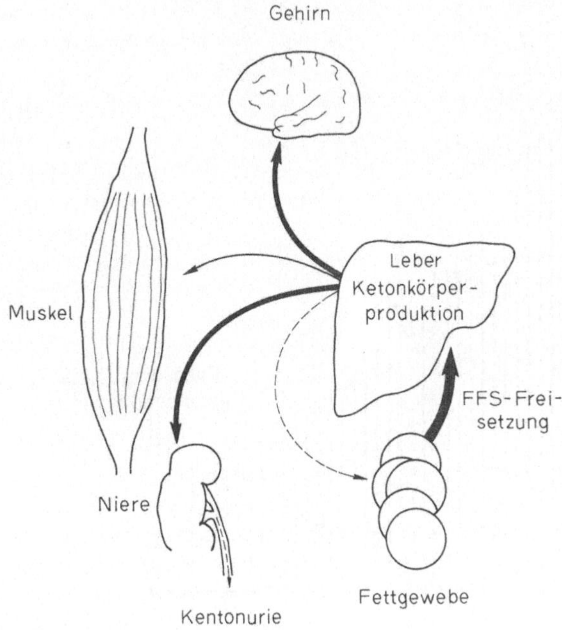

Abb. 79. Schematische Darstellung des Ketonkörperstoffwechsels nach 24–42tägigem Fasten.
Die Dicke der Pfeile repräsentiert die Produktions- und Utilisationsraten. (OWEN, REICHARD, 1975)

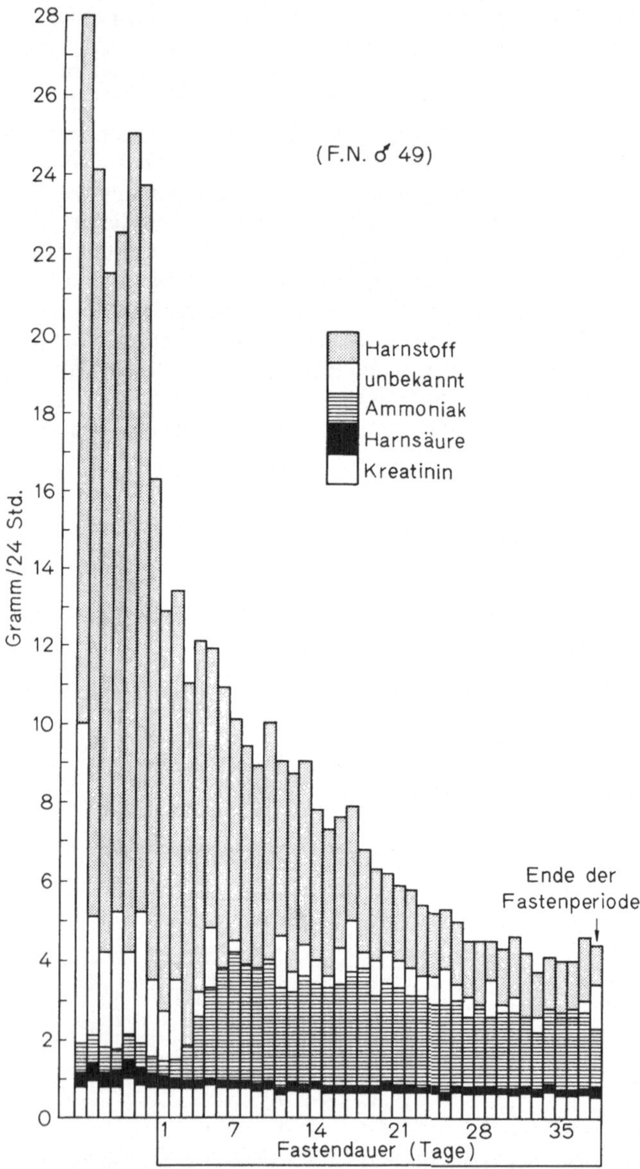

Abb. 80. Täglich renale Stickstoffausscheidung eines Mannes während einer 5–6wöchigen Fastenperiode. Zu erkennen sind die Fluktuationen der Basalwerte während der Kontrollperiode sowie die dramatische Abnahme der Stickstoffausscheidung mit zunehmender Fastendauer, wobei Ammoniak das wichtigste Ausscheidungsprodukt wird. (OWEN et al., 1969)

genden zweiten Phase die für die Funktion des Zentralnervensystems zunächst noch unverzichtbare Tagesmenge von etwa 120 g Glukose im wesentlichen der Glukoneogenese. Dabei ist zur Bildung von 100 g Glukose die Proteolyse von mehr als 200 g Eiweiß erforderlich, was eine ausgeprägt negative Stickstoff-Bilanz zur Folge hat. Da der Verlust von mehr als 40% des Körpereiweiß-Bestandes mit dem Leben unvereinbar ist, kann die Energieversorgung des Organismus über diesen Mechanismus nur während einer passageren Phase von maximal wenigen Wochen aufrechterhalten werden. Nach Ablauf von etwa 2 bis 3 Wochen der Fastenperiode erfolgt die entscheidende Stoffwechselumstellung: bei maximaler Lipolyse und Ketogenese werden nun die Ketokörper zu dem Haupt-Oxydationssubstrat des Zentralnervensystems. Nur noch ein kleiner Teil des Energiebedarfs des Gehirns wird durch die Utilisation von Glukose gedeckt. Zusätzlich konnte auch für das Gehirn eine Hemmung der Endoxydation der Glukose und damit ein weiterer Sparmechanismus zur Konservierung des Glukose-Gerüsts nachgewiesen werden (Dietze et al., 1975). Durch diese Stoffwechsel-Umstellung in der Substratversorgung des Zentralnervensystems kann es zu einer drastischen Einschränkung der Proteolyse/Glukoneogenese, d.h. zu einem Eiweiß-Spar-Mechanismus kommen, kenntlich an einem Abfall der Stickstoffausscheidung im Urin (Abb. 80). Gleichzeitig erfolgt in den peripheren Geweben eine Umschaltung von der Ketonkörperutilisation zur Oxydation von freien Fettsäuren. Auf diese Weise werden die Ketokörper zugunsten des Gehirnstoffwechsels in der Peripherie eingespart, während die freien Fettsäuren nun zum entscheidenden Oxydationssubstrat für die Fett- und Muskelmasse des Körpers werden. Durch diese Adaptationsmechanismen, für die die auslösenden Faktoren noch weitgehend unbekannt sind, ist der Organismus in der Lage, den Kohlenhydrat- und Proteinkatabolismus zu unterdrücken und seinen Energiebedarf im wesentlichen über den Abbau der Fettgewebstriglyceride zu decken. Aus diesen physiologischen Grundlagen ergeben sich für die klinische Praxis der Nulldiät-Therapie wichtige Konsequenzen:

Bei Totalfasten-Kuren von einer Dauer von weniger als 2 Wochen beruht der erzielte Gewichtsverlust weniger auf einer Abnahme der Fettdepots als auf der unerwünschten Reduktion der fettfreien Körpermasse (Benoit et al., 1965; Ball et al., 1967a). Die schon nach wenigen Fastentagen auftretende deutliche Ketose ermöglicht, die Einhaltung der totalen Nahrungskarenz an der Acetonurie zu überprüfen. Bei ordnungsgemäßer Durchführung der Behandlung kommt es zu einem Gewichtsverlust von etwa 0,4 bis 0,5 kg/die (Ditschuneit et al., 1970; Cahill, 1970; Berger et al., 1976c), wobei allerdings zwischenzeitlich Irregularitäten – wahrscheinlich durch passagere Wasserretention – auftreten können (Runcie, Thomson, 1970).

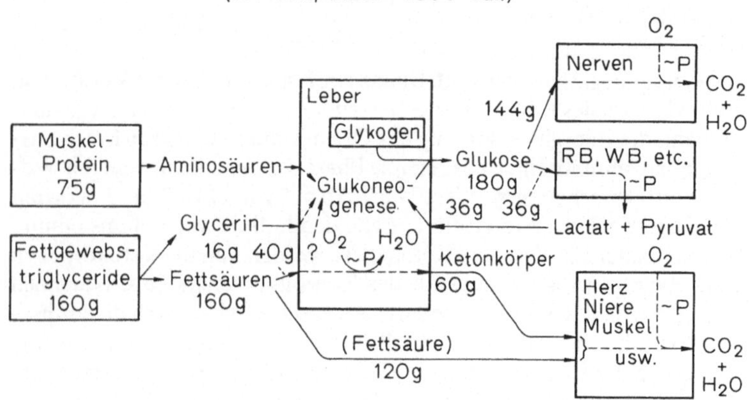

Abb. 81. Allgemeines Schema des Energiestoffwechsels einer fastenden Normalperson. Es zeigt die beiden Hauptquellen der Substrate – Muskel und Fettgewebe – und die 3 Typen substratverbrauchender Gewebe – Nervengewebe, ausschließlich glykolysierende Zellen (z.B. rote Blutzellen (RB) und weiße Blutzellen (WB)) und das Restgewebe (wie Herz, Niere und Skeletmuskel), die Fettsäuren und Ketonkörper utilisieren. ~ P zeigt Energiegewinnung an. (CAHILL, 1972)

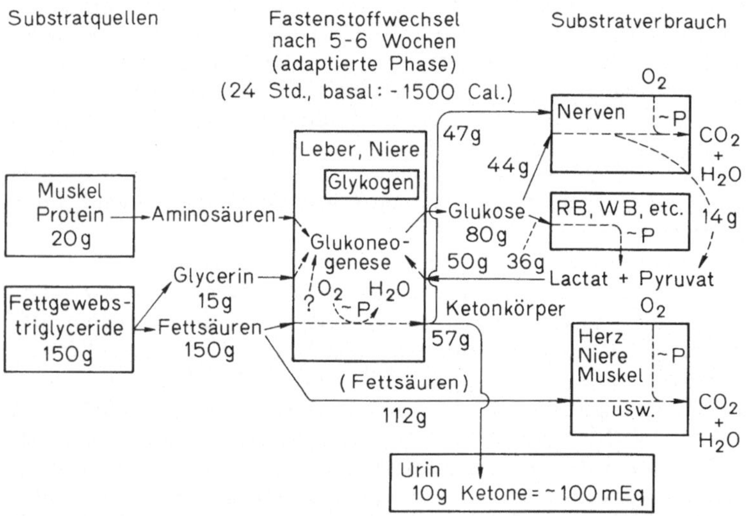

Abb. 82. Allgemeines Schema des Energiestoffwechsels nach 5 oder 6wöchiger Fastenperiode. Gezeigt ist die Verminderung der Mobilisation von Muskelprotein. (CAHILL, 1972)

Trotz der beschriebenen Adaptationsmechanismen sind in Einzelfällen jedoch durchaus schwere Komplikationen (Drenick et al., 1969; Runcie, Thomson, 1969; Sandhofer et al., 1973; Conradi, Conradi, 1969; Drenick et al., 1966; Knudsen et al., 1967; Drenick, Alvarez, 1971; Stewart, Fleming, 1973; Lawlor, Wells, 1969; Swanson, Dinello, 1969, Runcie, Thomson, 1970; Bolzano et al., 1973; Editorial, 1970) auch mit letalem Ausgang (Cubberley et al., 1965; Spencer, 1968; Garnett et al., 1969) beschrieben worden. Daher erscheint uns die stationäre Durchführung einer Fastentherapie nach einem strengen Behandlungsprotokoll und mit regelmäßigen Kontrollen der Stoffwechsel- und Organfunktionen notwendig. Nur unter strenger stationär-klinischer Überwachung ist die Vermeidung von Stoffwechselentgleisungen, psychischen Dekompensationen und die Kontrolle der Einhaltung der Nahrungsabstinenz möglich (Tabelle 24).
Angesichts der Kosten für eine mehrwöchige bis -monatige stationäre Behandlung ist die Nulldiät daher als Routine-Therapie der Fettsucht nicht anwendbar.

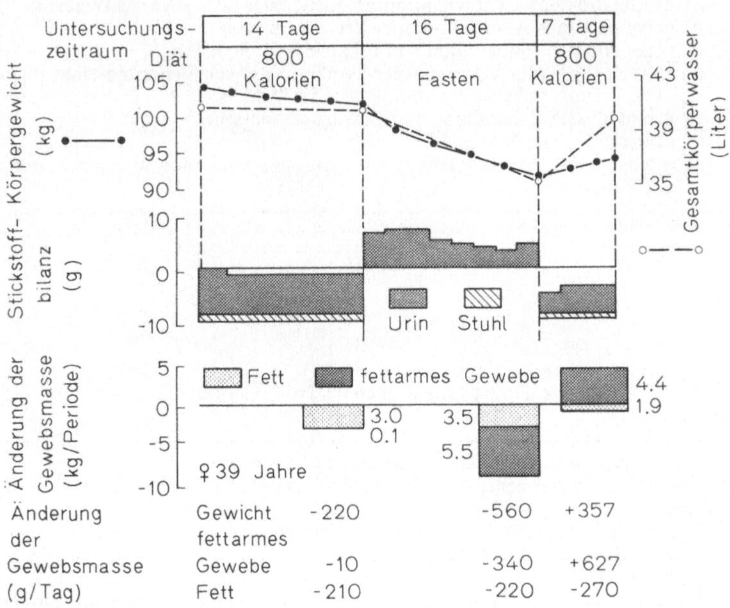

Abb. 83. Änderungen des Körpergewichts, der Stickstoffbilanz und der Körperzusammensetzung unter Kalorienreduktion und Fasten (Beispiel eines Patienten) (Ball et al., 1967)

Tabelle 24. Therapieplan zur Nulldiät (BERGER et al., 1976, geändert)

1. Obligate Voruntersuchungen
internistische Untersuchung, besonders der von möglichen Komplikationen betroffenen Organsysteme)
MMPI-Test („Minnesota-Multiphasic Personality Inventory")

2. Obligate Kontrolluntersuchungen während der Nulldiät
a) tägliche Untersuchungen:
Urintest auf Ketonkörper (qualitativ)
b) mehrfach wöchentlich durchzuführende Untersuchungen:
Blutdruckmessung, Bestimmung des Körpergewichts
c) wöchentliche Untersuchungen:
EKG, Astrup-Blutgasanalyse,
Bestimmung der Serumspiegel von Na, K, Cl, Harnstoff, Harnsäure, anorganischem Phosphat, Kreatinin, Transaminasen, CK, Gesamteiweiß
Hämogramm, Quick-Wert
Urinstatus
d) gegebenenfalls monatliche Untersuchungen:
Serumelektrophorese, Serumeisenspiegel

3. Therapeutische Maßnahmen während der Nulldiät
a) Medikation eines Polyvitaminpräparates nach Ablauf von 2 Wochen
b) gegebenenfalls Allopurinol oder Brenzbromaron
c) gegebenenfalls Substituion von Elektrolyten; Sedativa
d) Einhalten absolut kalorienfreier Trinkmengen zur Sicherung einer täglichen Urinproduktion von mindestens 1500 ml
e) physikalische Behandlung und Bewegungstherapie
f) „Beschäftigungstherapie"
g) intensive Diätberatung als Vorbereitung zur ambulanten Weiterbetreuung der Patienten

Tabelle 25. Relative Kontraindikationen der Null-Kaloriendiät (DRENICK, 1975, ergänzt)

1. Gicht, Hyperurikämie, Familienanamnese für Gicht
2. Kürzlich durchgemachte Apoplexie oder Herzinfarkt; manifeste Herzinsuffizienz
3. Chronische und akute Nierenfunktionsstörungen
4. Lebererkrankungen (ausgenommen unkomplizierte Fettleber), Porphyrie, Anämie
5. Konsumierende Erkrankungen (akute und chronische Entzündungen, Fieber, negative Stickstoffbilanz, Malignome)
6. Juveniler Typ des Diabetes mellitus
7. „Psychische Störungen"

Entscheidend für den Dauererfolg der Behandlung ist die konsequente diätetische Beratung und Schulung sowie die ambulante Nachbetreuung nach der Fastenperiode.
Trotzdem sind bis auf Ausnahmen (LAUBE et al., 1971; LAUBE et al., 1972a) die Langzeiterfolge der Nulldiät unbefriedigend (INNES et al., 1974; MCCUISH et al., 1968; SWANSON, DINELLO, 1970; MUNRO et al., 1970; BERGER et al., 1976c; FISCH, REUTER, 1976). Das mag damit zusammenhängen, daß die Patienten zwar unter Zwang erfolgreich ihr Übergewicht reduzieren, die Motivation für die Zusammenstellung einer kalorienreduzierten Kost und die Beschäftigung mit dem Brennwertgehalt der Nahrungsmittel zur Vermeidung von Ernährungsfehlern nach Abschluß der stationären Therapie nur in den seltensten Fällen erreicht werden können.
Die stationäre Nulldiät sollte daher angesichts des Mißverhältnisses von Aufwand und Erfolg einzelnen, speziellen Fällen vorbehalten bleiben. Die Kontraindikationen sind in Tabelle 25 aufgeführt.
Eine aussichtsreiche Alternative stellt die ambulante Therapie mit sogenannten modifizierten Nulldiäten dar (BLACKBURN et al., 1975; BOLLINGER et al., 1964; ROOTH, CARLSTRÖM, 1970). Dabei wird versucht, die negative Stickstoffbilanz durch Gabe von Eiweiß auszugleichen, ohne die für die Umschaltung des Stoffwechsels auf die Fettverbrennung erforderliche Ketonämie und das Absinken des Insulinspiegels zu beeinträchtigen. Unter der Bezeichnung „ketogene Diät" sind in diesem Zusammenhang verschiedene Ernährungsvorschriften als Modifikation der Fastentherapie vorgeschlagen worden (BAIRD et al., 1974; SAPIR et al., 1974; APFELBAUM et al., 1970; BOLLINGER et al., 1964; BLACKBURN et al., 1975; GENUTH, VERTES, 1975; WEISSWANGE et al., 1975). Das Ziel dieser Behandlungsformen ist eine der Nulldiät entsprechende Reduktion der Fettdepots unter Konservierung der fettfreien Körpermasse, d.h. im wesentlichen der Eiweiß-Substanz.

10.1.2. Kalorienreduzierte Diätformen

Beginnend mit dem „Letter on corpulence" von WILLIAM BANTING (1864) sind eine Vielzahl von Diätformen zur Reduktion des Übergewichts angeboten worden (EBSTEIN, 1882, PENNINGTON, 1954). Dabei standen im wesentlichen zwei Zielrichtungen im Vordergrund:

a) die sinnvolle Einschränkung der Kalorienzufuhr zum Abbau der Fettgewebsdepots und
b) Ernährungsvorschriften, die die Einhaltung der Diät für den Patienten über längere Zeit praktikabel und akzeptabel machen.

Angesichts der noch ungelösten therapeutischen Probleme wird klar, daß sämtliche bislang propagierten Diätvorschläge diesen Zielen nur unvollkommen entsprechen konnten.

Das Prinzip besteht in einer ambulanten Behandlung mit einer Diät, deren Kaloriengehalt deutlich unterhalb des täglichen Kalorienverbrauchs liegt. Dabei werden unterschiedliche Grenzen für die Kalorienaufnahme, meist zwischen 800–1500 Kalorien/die empfohlen (vgl. RIES, 1970). Eine intensive, wiederholte Diätberatung (Edukation) sowie möglichst häufige ambulante Kontrolluntersuchungen mit ent-

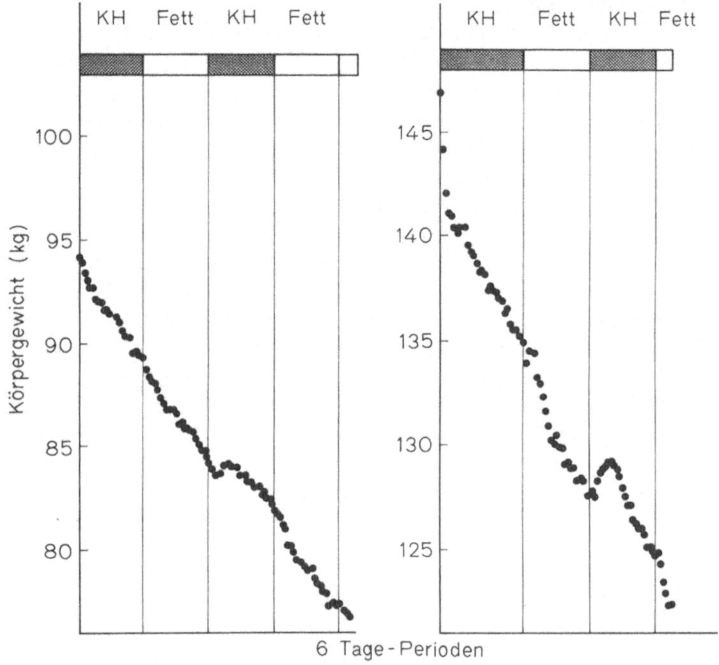

Abb. 84. Gewichtskurven unter fettreicher bzw. kohlenhydratreicher 1000 Kalorien-Diät

	Fett	KH	Protein
fettreiche Diät (Fett)	70%	13%	17%
kohlenhydratreiche Diät (KH)	8%	75%	17%

Wasser und Natrium waren konstant
(PILKINGTON et al., 1960)

sprechender Motivation des Patienten sind die Voraussetzung für den Erfolg der Behandlung. Nach Möglichkeit sollten keine extremen Änderungen der üblichen Nährstoffrelationen vorgenommen werden. Insgesamt wird jedoch eine relativ eiweißreiche, kohlenhydrat- und fettarme Kost anzustreben sein, da andernfalls eine Sättigung durch die Diät kaum erreichbar ist. Darüber hinaus kann der Sättigungswert der Kost durch eine Aufteilung in mehrere kleinere Mahlzeiten gesteigert werden. Zwar konnte der günstige Effekt der Aufteilung der täglichen Nahrungsmenge auf mehrere kleine Portionen, den man damit im Tierexperiment bezüglich der Fettgewebsentwicklung nachwies (Editorial, 1961), für den Menschen nicht bestätigt werden (Editorial, 1972; FINKELSTEIN, FRYER, 1971), die Konzentration der Kost auf zwei Mahlzeiten hatte jedoch auch beim Menschen ungünstige Auswirkungen auf den Stoffwechsel, u. a. durch eine Verschlechterung der Glukosetoleranz bei Anstieg der Seruminsulinspiegel (FABRY et al., 1964; MATSUKI et al., 1974; WADHWA et al., 1973).
Jahrzehntelange Kontroversen haben sich mit dem direkten Effekt der Nährstoffrelation auf den Stoffwechsel und die Gewichtsabnahme beschäftigt. So wurde behauptet, eine fettreiche Reduktionskost würde im Vergleich zu einer isokalorischen kohlenhydratreichen Kost zu einer rascheren Gewichtsabnahme führen (KEKWICK, PAWAN, 1956, 1957; PENNINGTON, 1955; TALLER, 1962). Diese Untersuchungen sind jedoch von späteren, exakten und vor allem länger andauernden Studien (RUSSEL, 1962; PILKINGTON et al., 1960; KINSELL et al., 1964; HOOD et. al., 1970; WESSELS et al., 1970; HUTH, 1975) widerlegt worden, die unterschiedliche Gewichtsabnahmen bei Vergleich verschiedener Kostformen entweder auf Abweichungen im Kaloriengehalt der Nahrungsaufnahme oder auf kurzfristige Flüssigkeitseinlagerungen (z. B. unter kohlenhydratreicher Kost, PILKINGTON et al., 1960) zurückführen konnten. Auch jüngsten Beobachtungen, denen zufolge es unter einer extrem kalorienreichen, fast ausschließlich aus Fett bestehenden Kost zu Gewichtsabnahmen kommen soll (KASPER, PLOCK, 1971; KASPER et al., 1973), ist begründet widersprochen worden (HIRSCH, VAN ITALLIE, 1973; FÖRSTER, MEHNERT, 1973).
Damit erscheint auf längere Sicht für den Erfolg der Therapie, die Gewichtsabnahme pro Zeit, als ernährungsphysiologische Grundlage einzig und allein der Kaloriengehalt der Diät ausschlaggebend zu sein (vgl. HOWARD, 1969). Die Toleranz des Patienten gegenüber einer kalorienreduzierten Kost scheint um so größer zu sein, je weniger diese von den üblichen Nährstoffrelationen abweicht. Dementsprechend kann die Unzahl z. T. publizistisch erfolgreich popularisierter, spezieller Diätformen, die alle nur erdenklichen Nährstoffkombinationen anbieten (vgl. RIES, 1970), unbeachtet bleiben. Auch die Anwendung soge-

nannter Formulardiäten (ZIEGLER , 1971; AHNEFELD-OLBERTZ et al., 1974), Nährstoffkonzentraten (MATZKIES et al., 1972) in verschiedenen Geschmacksrichtungen bei einem Gehalt von etwa 600–1000 Kalorien hat sich auf die Dauer als für die Patienten unzumutbar erwiesen (LIEBERMEISTER, 1968). Auch die Wirksamkeit der Einschaltung von Fastentagen, kürzeren Fastenperioden (BALL et al., 1970a), Gemüse- oder Obsttagen u. a. konnte in kontrollierten Langzeitstudien bisher nicht nachgewiesen werden.

Die Anwendung von kalorienreduzierten Mischkostdiäten scheint auf lange Sicht die erfolgreichste Therapie darzustellen. Sie erscheint bezüglich der Veränderung der Körperzusammensetzung „am physiologischsten" zu sein (WAUTERS et al., 1970), da, im Gegensatz zur Therapie mit Diuretika oder Schilddrüsenhormonen, die Reduktionsdiät die Fettmasse am besten verringert, während andere Therapieformen besonders den Natrium- und Wassergehalt senken. Die Zusammenfassung der Ergebnisse auch solcher Studien deckt jedoch, von Ausnahmen abgesehen, die relativ unbefriedigenden Langzeiterfolge auf (LIEBERMEISTER et al., 1968 a, b, LIEBERMEISTER, 1971; FEINSTEIN, 1960; STUNKARD, MCLAREN-HUME, 1959; BLONDHEIM et al., 1963; ENGLHARDT, JAHNKE, 1964; SOHAR, SNEH, 1973). In diesem Zusammenhang kommt der Bemerkung FEINSTEINS (1960), nach der der Erfolg identischer Diätprogramme wesentlich von dem behandelnden Arzt abhängt, große Bedeutung zu. Umwelteinflüsse, Motivation, Edukation und die Anwendung der Verhaltenstherapie werden daher zusätzlich zu der Diättherapie für den Erfolg der Bemühungen entscheidend sein. Dementsprechend wurde das von LIEBERMEISTER (1971) beschriebene Programm zur ambulanten Behandlung von Fettsüchtigen mit einer 1000-Kalorien-Mischkost unter Führung eines Ernährungsprotokolls durch zusätzliche therapeutische Prinzipien ergänzt: routinemäßige Durchführung einer psychologischen Screening-Untersuchung zur Diagnose der „juvenile-onset neurotic obesity", eingehende internistische und laboratoriumsmedizinische Durchuntersuchung zur Aufdekkung von kardiovaskulären Risikofaktoren, kurzfristige Kontrolluntersuchungen, regelmäßige Verhaltensgruppentherapie sowie die Bildung von Patientengruppen zur Durchführung von Kochkursen, Physiotherapie, Gymnastik und Sport (BERGER et al., 1976b) (Tabelle 26). Inwieweit sich die abzeichnende deutliche Verbesserung der Erfolge durch diese koordinierten Behandlungsprinzipien bestätigt, muß in einer Langzeitstudie untersucht werden. Ähnliche „integrierte Methoden" im Rahmen von regelmäßigen ambulanten Betreuungen werden von DUDDLESTON u. BENNION (1970) und TULLIS (1973) berichtet. Die erstaunlichsten Erfolge wurden dabei mit Hilfe eines kombinierten ambulanten Therapieprogramms von KEMPNER et al (1975) mit einer durchschnittlichen Gewichtsreduktion von 63,9 kg bei 106 Patienten erzielt.

Tabelle 26. Organisatorischer Ablauf einer Übergewichtigen-Sprechstunde

---

Nachmittags Aufnahme der Patienten.
Halbstündiger allgemeiner Einführungsvortrag mit Diskussion.
Erhebung der Anamnese und des klin. Befundes einschl. EKG.
Fragebogen zur Erhebung der spez. Anamnese werden mitgegeben.
Am folgenden Tag nüchtern
a) Blutuntersuchungen: Hämogramm, SGOT, SGPT, alk. Phosphatase, Harnsäure, Insulin, Kreatinin, Cholesterin, Triglyceride, oraler 100 g Glukosetoleranztest
b) MMPI Test (Minnesota Multiphasic Personality Inventory)
anschließend detaillierte Ernährungsberatung (1000 Kal.-Diät, Führung des Ernährungsprotokolls etc.).
Wiedervorstellung anfangs in 2wöchentlichen, später in 4wöchentlichen Abständen zu
a) Gespräch mit dem Arzt, ggf. Kontrolluntersuchungen bei path. Befund.
b) Durchsicht und Besprechung der Ernährungsprotokolle, Diätberatung
c) Durchführung einer gruppentherapeutischen psychol. Betreuung
d) Durchführung von Gymnastik, Schwimm- und ggf. Kochkursen.

10.2. Psychotherapie

Während man in den 40iger Jahren neurotische Störungen als Ursache der Adipositas angenommen hatte und intensive psychiatrische und psychotherapeutische Behandlungsversuche durchführte (Nicholson, 1946; Bram, 1950; Freyberger, Strube, 1962, 1963; Bleuler, 1952; Bayles, 1950), ließen sich später nur noch bei einzelnen Untersuchungen an kleineren Patientengruppen gehäuft neurotische Tendenzen bei Adipositas nachweisen (Freyberger, Strube, 1962, vgl. Craddock, 1973). Die Diskrepanz zwischen den einzelnen Studien beruht offenbar auf der Heterogenität der Patientenkollektive mit Fettsucht (vergl. psychiatrisch-psychologische Aspekte).
Die unterschiedliche Beteiligung psychischer Einflüsse am Kausalfaktorenbündel in der Ätiologie der Fettsucht macht die Notwendigkeit einer Differentialtherapie deutlich (Saltiel, 1973; Silverstone, 1969). So bedarf der emotional stabile, problemlose Patient mit „Erwachsenen-Fettsucht" neben der diätetischen Edukation und Motivation lediglich einer Gruppen-Verhaltenstherapie, während der emotional labile, z. T. präneurotische Patient mit einer Entwicklungsfettsucht zur

Sicherung des Behandlungserfolges wahrscheinlich einer intensiven Gruppen- oder Einzelpsychotherapie bedarf. STUNKARD (1957) und STUNKARD u. RUSH (1974) weisen in diesem Zusammenhang darauf hin, daß eine ernste Komplikation der Gewichtsreduktion, die „Diät-Depression", bei letzteren Patienten gehäuft auftreten wird. SCHLEGEL (1976) konnte nachweisen, daß die Therapieadhärenz bei den Patienten, die testpsychologisch niedrige Depressionswerte und hohe Hypomaniewerte aufweisen, besser ist als bei umgekehrter Konstellation. Angesichts des Nachweises von Änderungen im Appetenzverhalten, insbesondere der Umsetzung externer Reize in den Drang zur Nahrungsaufnahme, ist man in letzter Zeit mehr und mehr dazu übergegangen, übergewichtige Patienten grundsätzlich einer Gruppen-Verhaltenstherapie zuzuführen (STUART, 1967; STUNKARD, 1972a, b; MANN, 1974). Dabei ist der Erfolg der Verhaltenstherapie offenbar der traditionellen Gruppen-Psychotherapie deutlich überlegen (PENICK et al., 1971). Die früher empfohlene Einzelpsychotherapie mit den klassischen Prinzipien der psychischen Führung und dem analytisch vertieften ärztlichen Gespräch (FREYBERGER, STRUBE, 1972) müssen aus praktischen und personellen Gründen Einzelfällen vorbehalten bleiben. Die großen Erfolge der verhaltenstherapeutischen Laien-Gruppen der TOPS (take off pounds sensibly)-Organisation in den USA sind in verschiedenen Übersichtsarbeiten der letzten Zeit anerkannt worden (MANN, 1974; STUNKARD, 1972b; STUNKARD et al., 1970; BRAUNSTEIN, 1971; GARB, STUNKARD, 1974; POMERLEAU et al., 1975). Wahrscheinlich sind diese unkommerziellen (TOPS) und kommerziellen (Weight Watchers) verhaltenstherapeutischen Massenorganisationen den konventionellen Therapie-Methoden der Internisten, Psychologen und Diätberater sogar überlegen (MANN, 1974). Insbesondere ist bei Kombination mit einer professionell geleiteten Verhaltenstherapie von Erfolgen berichtet worden (LEWITZ, STUNKARD, 1974) Auf entsprechenden verhaltenstherapeutischen Selbstkontroll-Prinzipien beruhen Versuche, über Brief-Kontakte größere Patientenkollektive zur Gewichtsabnahme anzuleiten (FERSTL, RICHTER, 1976).

Zum praktischen Einsatz kommt die Verhaltenstherapie (SCHACHTER, 1971a) durch schriftliches Planen der Lebensmitteleinkäufe, Abschaffung von Vorratsecken zu Hause und am Arbeitsplatz, Übungen im langsamen Essen (kleine Bissen, gut kauen, Besteck zwischen den Bissen ablegen) sowie die Errichtung von Zonen, in denen nicht gegessen werden darf (vor dem Fernsehgerät, direkt am Kühlschrank etc). Hierüber kann man die Patienten analog zum Ernährungsprotokoll Buch führen lassen. Diese Maßnahmen haben das Ziel, über eine Gewichtsreduktion hinaus eine Veränderung des Eßverhaltens herbeizuführen (STUART, 1967; BASLER, SCHWOON, 1973).

Bei Patienten mit außergewöhnlich hyperphagem Verhalten wurde auch eine Aversionstherapie versucht (FOREYT, KENNEDY, 1971; WOLPE, 1954). Dabei soll durch elektrische Schläge, ekelerregende und angsterzeugende Vorstellungen eine Änderung des Verhaltens erreicht und therapeutisch nutzbar gemacht werden. Derartige, der Folter ähnliche, Methoden sind abzulehnen. In der üblichen Therapie der Adipositas müssen sich aversive Reize auf Hinweise auf die Folgen der Adipositas beschränken und sollen nur intermittierend gesetzt werden (BERGER et al., 1976b).
Allgemein kann über die Langzeiterfolge der verhaltenstherapeutischen Bemühungen zu Zeit aber noch kein endgültiges Urteil abgegeben werden.

10.3. Muskelarbeit

Die Negativierung der Kalorienbilanz durch Muskelarbeit erscheint als ein logisches Behandlungsprinzip (DAVIES et al., 1963). Tatsächlich wurden in Tierversuchen mit Muskelarbeit allein Gewichtsreduktionen erreicht, wobei der Hauptanteil des Gewichtsverlusts Fett war (78%) (OSCAI, HOLOSZY, 1969), während in vielen Tierstudien mit Gewichtsreduktion durch hypokalorische Ernährung ein großer Anteil der fettfreien Körpermasse (lean body mass) verlorenging (35–45%des Gewichtsverlusts) COSCAI, 1973). Der Vorteil der Muskelarbeit ist demnach ein weitgehender Schutz gegen den Verlust von Protein bzw. fettfreier Körpersubstanz (Tabelle 27) (OSCAI, HOLLOSZY, 1969). Diese Befunde deuten auf einen lipidmobilisierenden Effekt der Muskelarbeit (HAVEL et al., 1963), der am wahrscheinlichsten über eine erhöhte Aktivität des sympathischen Nervensystems zustande kommt (MUIR et

Tabelle 27. Auswirkungen von Änderungen des Körpergewichtes durch Arbeit oder Futterbegrenzung auf die Körperzusammensetzung von Ratten während einer 18wöchigen Versuchsperiode (OSCAI u. HOLLOSZY, 1969)

Gruppe	Körpergewicht[a] (g)	Protein (g)	Fett (g)	Asche (g)	Wasser (g)
arbeitende Ratten (8)	496 ± 23	84.2 ± 3.5	105.2 ± 14.6	12.2 ± 0.7	295.2 ± 7.0
ruhende Ratten, Futter begrenzt	498 ± 20	73.0 ± 2.7	135.4 ± 14.9	12.3 ± 0.1	278.1 ± 5.8
Kontrollen (7)[b]	676 ± 39	93.0 ± 2.4	245.0 ± 30.4	13.9 ± 0.6	324.8 ± 14.5

Mittelwerte ± S.E.M. Anzahl der Ratten pro Gruppe in ( )
[a] nach Entfernung von Haaren und Faeces
[b] Die Kontrollgruppe wurde zu Beginn der Studie getötet.

al., 1964). Möglicherweise spielen auch hormonelle Reaktionen unter Muskelarbeit (Wachstumshormon, Androgene) eine anabole, eiweißkonservierende Rolle (BERCHTOLD et al., 1976).

Bei adipösen Männern und Frauen kann mit Muskelarbeit und Reduktionskost eine raschere Gewichtsabnahme erzielt werden als durch Reduktionskost allein (BUSKIRK et al., 1963; DUDLESTON, BENNION, 1970).

In Übereinstimmung mit den erwähnten Tierexperimenten konnten LEWIS et al., 1976 an adipösen Frauen zeigen (Tabelle 28), daß mit Reduktionskost und Muskelarbeit die „lean body mass", wenn auch statistisch nicht signifikant, zunimmt, während Körpergewicht und Fettmasse abnehmen. Auch WOLF et al. (1975) konnten mit Training und Reduktionsdiät den Verlust der „lean body mass" vermindern. Über Programme, die Muskelarbeit in die O-Diätbehandlung einbeziehen, finden sich keine Angaben. Im Tierversuch nehmen aber fastende Tiere, die zusätzlich Muskelarbeit leisten, rascher ab (OSCAI, 1973).

Die Wirkung von Muskelarbeit, ohne kalorische Einschränkung, wurde von GWINUP (1975) an jüngeren Frauen untersucht. Eine Gewichtsabnahme trat erst ein, wenn täglich mehr als eine halbe Stunde marschiert wurde. Die Gewichtsabnahme war langsam, das Gewicht stabilisierte sich und konnte nur wieder gesenkt werden, wenn die Marschdauer pro Tag verlängert wurde. Abb. 85 zeigt drei typische Verläufe. Auch Björntorp betont, daß das Fettgewebe sehr langsam abnimmt, wenn adipöse Patienten ohne Reduktionskost trainiert werden (BJÖRNTORP, 1975). Wenn Laufen als Muskelarbeit gewählt wird, trägt die Schnelligkeit nur unwesentlich zum Kalorienverbrauch bei. Ein 54 kg schwerer Mann, der 2,4 km in 8 min zurücklegt, verbraucht 125 Kal; wenn er

Tabelle 28. Physikalische Meßgrößen und Körperzusammensetzung bei Frauen mittleren Lebensalters vor und nach Gewichtsreduktion unter Körpertraining (LEWIS et al., 1976)

Parameter	vor Training		nach Training		$\bar{X}$ diff.
	$\bar{X}$	SD	$\bar{X}$	SD	
Alter	44.0	6.8			
Größe (cm)	161.0	6.6			
Körpergewicht (kg)	76.2	7.3	72.0	7.1	−4.2[a]
Körperdichte (g/ml)	1.010	0.013	1.020	0.012	0.010[a]
fettfreies Körpergewicht (kg)	45.2	4.8	46.3	4.7	1.1
Fettgehalt absolut (kg)	30.9	6.6	25.6	5.7	−5.3[a]
Fettgehalt relativ (%)	40.4	6.2	35.4	5.8	−4.9[a]
Oberarmumfang (cm)	31.0	2.4	30.0	2.7	−0.9[b]

[a] Signifikant mit $P \leq 0.001$. [b] Signifikant mit $P \leq 0.05$.

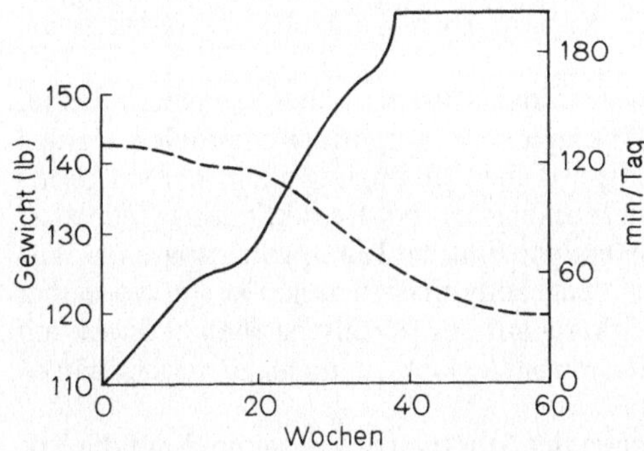

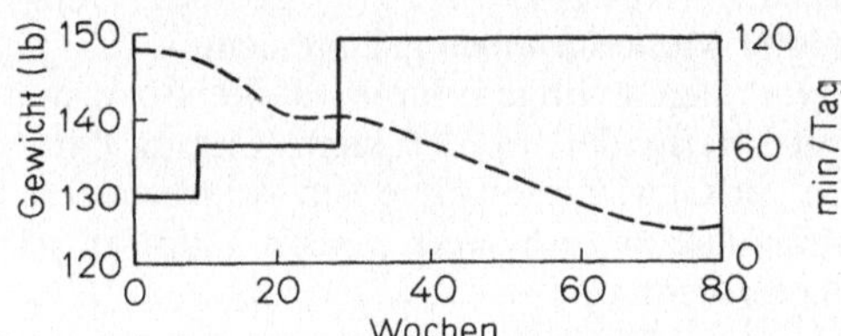

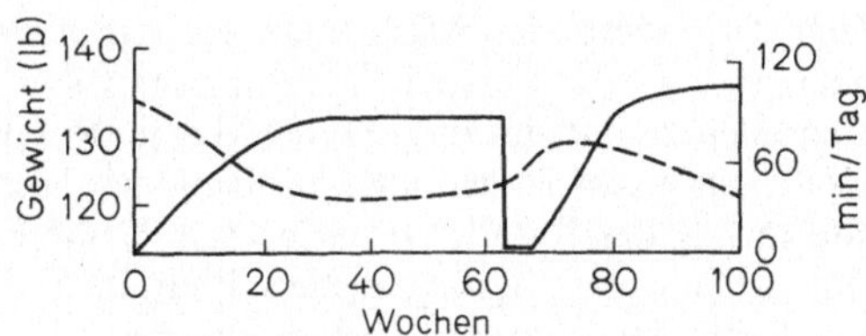

Abb. 85. Gewichtsveränderungen (gestrichelte Linien) (lb = 453 g) und Zeitdauer der täglichen Muskelarbeit (Marschieren, durchzogene Linien). Die Patientinnen wurden ohne Reduktionsdiät behandelt (GWINUP, 1975)

dieselbe Strecke in 16 min läuft, 112 Kal. Bedeutsamer ist das Körpergewicht: ein 100 kg schwerer Mann verbraucht für die gleiche Strecke in 8 min 225 Kal., in 16 min 202 Kal (HARGER et al., 1974).

Aus diesen Studien geht hervor, daß Muskelarbeit zusammen mit einer Reduktionskost für die Therapie der Adipositas empfohlen werden kann. Die Effektivität der sportlichen Betätigung allein ist zwar gering (HARGER et al., 1974). Da Muskelarbeit bei Reduktionsdiät jedoch zu einer rascheren Gewichtsabnahme führt und eine proteinsparende Wirkung (Konservierung der „lean body mass") zeigt, ist sie, wo immer möglich, indiziert. Die Wirkung auf das psychische Wohlbefinden mit dem Gefühl erhöhter Leistungsfähigkeit ist nicht zu unterschätzen (GWINUP, 1975).

Die günstigen Auswirkungen der Muskelarbeit (Training) auf die Triglyceridspiegel und das Plasmainsulin (BJÖRNTORP et al., 1970c, 1973a, b) ergeben, obwohl nicht von allen Autoren bestätigt (LEWIS et al., 1976), zusätzliche Argumente. Es ist ohne Belang, ob die eine oder andere Muskelgruppe eingesetzt wird, da die Dicke der subkutanen Fettschicht zur Aktivität des darunterliegenden Muskels nicht in Beziehung steht (GWINUP, STEINBERG, 1971; GWINUP, 1975). Lokales Abmagern durch Einsatz bestimmter Muskelgruppen gelingt nicht.

Es ist bekannt, daß bei Normalgewichtigen durch Muskelarbeit die Entwicklung einer Adipositas verhindert werden kann (CARTER PHILLIPS, 1969). Wie weit nach der Gewichtsabnahme von Adipösen eine Wiederzunahme durch Muskelarbeit verhindert werden kann, wurde bisher nicht systematisch untersucht.

10.4. Die medikamentöse Behandlung der Fettsucht

Angesichts der vielfach deprimierenden Mißerfolge der rein diätetischen Behandlung sind immer wieder Versuche unternommen worden, effektive Pharmakotherapien zu entwickeln. Die medikamentöse Behandlung der Fettsucht kann grundsätzlich auf verschiedenen Wegen erfolgen: durch die Steigerung des Kalorienverbrauchs, z. B. die Entkopplung der oxydativen Phosphorylierung mittels Pharmaka oder Schilddrüsenhormone; durch eine pharmakologisch induzierte Lipidmobilisation, durch die medikamentöse Induktion einer Malabsorption und durch die Hemmung des Appetits mittels anorexigener Substanzen. Letzteres Prinzip hat die größte Bedeutung erlangt.

10.4.1. Appetitzügler

Amphetamin- und Ephedrin-Derivate

Vor fast 40 Jahren wurde die anorexigene Wirkung von Sympathomimetischen Aminen bekannt (DAVIDOFF, REIFENSTEIN, 1937). HARRIS und Mitarbeiter konnten 1947 für das Amphetamin die Hemmung der Nahrungsaufnahme auf eine Unterdrückung des hypothalamischen Appetitzentrums zurückführen (vgl. OPITZ, LOESER, 1961). In der Folge wurde das Amphetamin zur wesentlichen Grundsubstanz der Appetitzügler. Als Neurosympathomimeticum steht die peripher sympathomi-

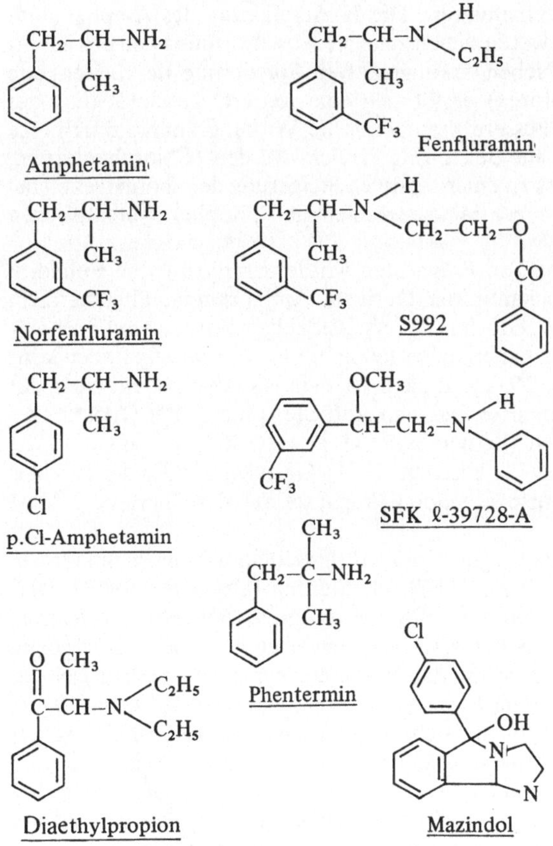

Amphetamin

Fenfluramin

Norfenfluramin

S992

p.Cl-Amphetamin

SFK ℓ-39728-A

Phentermin

Diaethylpropion

Mazindol

Abb. 86. Formeln einiger Appetitzügler (GARATTINI et al., 1975)

metische Wirkung bei Vergleich mit dem zentral stimulierenden Effekt im Hintergrund. Trotz deutlicher anorexigener Effekte im Tierversuch konnte die appetithemmende Wirkung des Amphetamins jedoch für die Behandlung der Fettsucht nicht nutzbar gemacht werden. Die Nebenwirkungen wie Tachykardien, Erregungszustände, Schlafstörungen, Blutdrucksteigerungen, Störungen des Sexualverhaltens und insbesondere die Gewöhnung und Suchtgefahr schlossen die therapeutische Verwendung des Amphetamins und des Metamphetamins sowie auch des deutlich schwächer anorexigen wirksamen Ephedrins aus. Ausgehend von diesen Grundsubstanzen ist bis heute eine verwirrend große Vielzahl von Appetitzüglern entwickelt worden, mit dem Ziel, unter Beibehaltung des anorexigenen Effektes die zentralstimulierenden Nebenwirkungen zu eliminieren. Die N-Alkylierung des Amphetamin-Moleküls führt im wesentlichen zu einer Abschwächung von erwünschtem Effekt und Nebenwirkungen. Bei Alkylierung der Seitenkette (Phentermin, Pentorex) ergibt sich eine weitere Abschwächung der Wirkungen. Eine bessere therapeutische Wirkung konnte durch eine Para-Chlorierung am Benzolring erreicht werden (Chlorphentermin, Clorofex), wobei es zu einer relativen Steigerung der anorexigenen bei Abschwächung der zentral erregenden und peripher sympathischen Wirkungen kam.

Eine weitere Reihe von Präparaten wurde ausgehend vom Ephedrin hergestellt. Die bekannteren Derivate Amfepramon, Phenmetrazin und Aminorex sind jedoch in unterschiedlichem Ausmaß mit Suchtgefahren belastet und haben daher keine breite Anwendung finden können (vgl. Kraupp, 1971). Zudem ist eine Assoziation zwischen der Einnahme von Aminorex und dem Auftreten pulmonaler Hypertonien beschrieben worden (Schwingshackl et al., 1969; v. Smekal et al., 1970; Gurtner, 1972; Kraupp, 1971; Greiser, 1973), die zu einer Elimination der entsprechenden Präparate aus der Therapie geführt hat.

So ist nach den anfangs günstigen Erfolgsberichten über Phenmetrazin (Scheffers, 1956; Ries, 1956), Phentermin (Spranger, 1965), Diaethylpropion (Cunningham, 1963; Hadden, Lucey, 1961; de Ramos, 1964) eine deutliche Ernüchterung eingetreten. Insbesondere zeigte sich, daß eine Effektivität der Präparate bei kaum mehr als einem Drittel der Patienten nachweisbar war (Fazekas, 1961; Court, 1972). Diese Bedenken schlugen sich in einer sehr kritischen Haltung der amerikanischen Gesundheitsbehörden (FDA Drug Bulletin 1972) und der Arzneimittelkommission der Deutschen Ärzteschaft (Deutsches Ärzteblatt 1970) nieder. Auch die neuen Substanzen wie Mazindol und Chlorphentermin haben keine bessere Wirkung als andere Appetitzügler erbracht (Medical Letter, 1974; Smith et al., 1975). Neben der zentralen Wirkung des Mazindols, die ähnlich wie beim Amphetamin über Katecholamine zustande kommt, während Fenfluramin über das serotoninergische System wirkt (GARATTINI et al., 1975), wurde beim Mazindol eine intestinale Absorptionsstörung für Glukose gezeigt (HARRISON et al., 1975a). Die Verträglichkeit von Mazindol ist gut, die Nebenwirkungen mit Nervosität, Schwindel, trockenem Mund, Übelkeit, Verstopfung und leicht erhöhtem Puls im Stehen ähnlich wie bei anderen Appetitzüglern (DEFELICE et al., 1973). Wenn Appetitzügler gebraucht werden, sollen sie nur über kurze Zeit und nur dann verordnet werden, wenn gleichzeitig eine intensive diätetische Gewichtsreduktion durchgeführt wird (SCOVILLE, 1975), da sonst keine Vorteile gegenüber der reinen Diätbehandlung gefunden werden (LASAGNA, 1973; KIRBY, TURNER, 1976).

Fenfluramin

Obwohl chemisch ebenfalls ein Amphetamin-Derivat, unterscheidet sich das Fenfluramin (HOFFBRAND, 1975; PINDER et al., 1975) von den sympathomimetischen Aminen, indem ihm keinerlei zentral erregende Wirkung (vgl. TURNER, 1969; MUNRO et al., 1966), sondern eher ein leicht sedierender oder sogar depressiver Effekt (IMLAH, 1970) zukommt (SAPEIKA, 1974). Kürzlich wurde in einem Vergleich zwischen Fenfluramin und Amphetamin festgestellt, daß Fenfluramin, auch wenn es bei einigen Personen euphorisierende Wirkungen besitzt, insgesamt eher unangenehm und sedierend wirkt. 3 Personen, die 240 mg Fenfluramin erhielten, zeigten Halluzinationen (GRIFFITH et al., 1975). Besonders nach Absetzen des Präparates scheint die Gefahr einer Depression zu bestehen (STEEL, BRIGGS, 1972; HARDING, 1972). Dem Präparat werden neben der zentralen Hemmung des Appetitzentrums (ANAND, 1971) lipolytische Wirkungen (TURTLE et al., 1971) sowie eine Stimulation der Glukoseaufnahme der Unterarmmuskulatur (BUTTERFIELD, WHICHELOW, 1968; TURTLE, BURGESS, 1973), der Glukoseutilisation des isolierten menschlichen Fettgewebes (HARRISON et al., 1975b) und der Glukoseaufnahme am isolierten Rattenzwerchfell (BAJA, VALLANCE-OWEN, 1974; FRAYN et al., 1974; KIRBY, TURNER, 1975) und eine gewichtsunabhängige Verbesserung der Glukosetoleranz (SCHWANDT, WEISWEILER, 1975) zugeschrieben. In klinischen Studien zeigt sich nicht nur die Wirksamkeit als Zusatz-Medikation zu einer Diätbehandlung (LIEBERMEISTER et al., 1969b; MUNRO et al., 1966; WAAL-MANNING, SIMPSON, 1969; LAWSON et al., 1970; ELLIOT, 1970; STUNKARD et al., 1973), es wurde sogar eine signifikante Gewichtsreduktion ohne gleichzeitige diätetische Beschränkung nachgewiesen (SILVERSTONE et al., 1970; DURNIN, WOMERLEY 1973; BOLODEOKU et al., 1972), doch blieben auch diese Berichte nicht unwidersprochen. PERSSON und Mitarbeiter beschrieben 1973 nicht nur das Auftreten von gewissen Entzugssymptomen, sondern auch die Wirkungslosigkeit des Präparates nach längerer Medikation. Entsprechende Kritik wird auch in einer Übersicht von MANN (1974) angebracht.

Insgesamt hat sich die anfänglich enthusiastische Einstellung gegenüber den Appetitzüglern deutlich ernüchtert. Offenbar steht einem sehr begrenzten Erfolg an bestimmten Patientengruppen für limitierte Behandlungsperioden ein wechselnd großes Nebenwirkungsrisiko gegenüber. Dabei erscheint die therapeutische Nutzbarkeit aufgrund bisher vorliegender Studien am ehesten für das Fenfluramin gegeben zu sein (DYKES, 1972; SAPEIKA, 1974; PINDER et al., 1975). Die endgültige Beurteilung muß jedoch längeren kontrollierten Studien vorbehalten bleiben. In jedem Falle ist der Einsatz von Appetitzüglern lediglich als temporäre Unterstützung im Rahmen einer Diät-Therapie sinnvoll. Dabei besteht allerdings die grundsätzliche Gefahr, daß sich für den Patienten die absolute Priorität der diätetischen Therapiemaßnahmen zugunsten einer Medikamenten-Gläubigkeit verschleiert und eine Änderung des spontanen Eßverhaltens nicht erreicht wird.

10.4.2. Hormonelle Therapie-Versuche

Schilddrüsenhormone

Seit der Einführung der Fettsuchtstherapie mit Schilddrüsenhormonen zur Steigerung des Kalorienumsatzes durch YORKE-DAVIES (1894) ist diese Behandlungsform äußerst kontrovers beurteilt worden (v. BERGMANN, 1909). Schon VAN NOORDEN und SALOMON hatten sich 1920 gegen eine Therapie mit Schilddrüsenpräparaten wegen der auftretenden Nebenwirkungen im Sinne einer Hyperthyreosis factitia ausgesprochen. Andererseits wurde die gewichtsreduzierende Wirkung auf Wasserverluste durch Haut und Gastrointestinaltrakt (GRAB u. OBERDISSE, 1959) oder Abbau von fettfreiem Körpergewebe (BALL et al., 1967b) zurückgeführt. In anderen Studien konnte bei Langzeituntersuchungen ein signifikanter Effekt auf das Körpergewicht überhaupt nicht nachgewiesen werden (ADLERSBERG, MAYER, 1949). Obwohl sich GWINUP und POUCHER (1967) aufgrund einer größeren Langzeitstudie gegen die Verwendung von Schilddrüsenhormonpräparaten ausgesprochen haben, findet diese Therapie, besonders nach Einführung des Trijodthyronin, Befürworter (BRÜGEL, 1964; KRÜGER, 1964; HOLLINGWORTH et al., 1970; LAMKI et al., 1973; HOFFMANN et al., 1975; BRAY et al., 1973). Entscheidende Bedeutung kommt der Dosierung der Schilddrüsenpräparate zu. Mit niedrigen Dosen wird man eine Suppression der körpereigenen T3/T4-Produktion erreichen, ohne daß eine Steigerung des

Kalorienverbrauchs folgert. Erst höhere Dosen werden über eine Hyperthyreosis factitia zu einer Stoffwechselsteigerung und damit möglicherweise zu einer Negativierung der Kalorienbilanz (und der Stickstoffbilanz, Stepanek et al., 1966) führen. Im Falle des „Erfolgs der Therapie" hat man also das Stoffwechselsyndrom „Fettsucht" durch die Stoffwechselstörung „Thyreotoxikose" ersetzt. Aufgrund dieser Überlegungen reduziert sich die Indikation zur Therapie mit Schilddrüsenhormonpräparaten auf die Adipositas mit nachgewiesener Hypothyreose (Rivlin, 1975).

Verschiedene Hormonpräparate

Eine Reihe im wesentlichen fehlgeschlagener Therapieversuche mit Hypophysenhormonen, Thymusdrüsenextrakten, Nebennierenrindenhormonen, Sexualhormonen und Hormonmischpräparaten wird von Ries (1970) erwähnt. Die Erfolglosigkeit dieser Behandlung ergibt sich zwangsläufig daraus, daß ein Hormonmangel, der substituiert werden könnte, keineswegs die Ursache der Fettsucht darstellt. Gleiches gilt auch für die Therapie mit Gonadotropin.

Simeons (1954, 1971) hat eine Kombinationstherapie von Kalorienreduktion (bis auf 550 Kalorien/die) und die Applikation von 125 E Choriongonadotropin (zur Einschränkung des Appetits) empfohlen. Die weite Verbreitung dieser Therapie (Asher, Harper, 1973; Bernhardt, 1956; Cianoli, 1972; Harris, Warsaw, 1964) steht in Gegensatz zu der Tatsache, daß eine Effektivität des Choriongonadotropins bislang nicht nachgewiesen werden konnte (Albrink, 1969; Cargille, 1972; Hirsch, v. Itallie, 1973; Frank, 1964; Carne, 1961; Rivlin, 1975). Wegen möglicher Nebenwirkungen und fehlendem Wirksamkeitsnachweis ist diese Behandlung daher abzulehnen. Auch die vielfach als Behandlungsmethode der Zukunft angesehene Therapie mit hormonellen „lipid mobilizing" Substanzen (Craddock, 1973; Opitz, 1968) oder entsprechenden Pharmaka (vgl. Ries, 1970) kann nicht von Erfolg sein, da der Fettsucht kein Lipolysedefekt zugrunde liegt und eine Stimulation der Lipolyse nicht notwendig zu einer massiven Erhöhung des Kalorienverbrauchs führen wird. Anfängliche Beobachtungen über einen anorexigenen Effekt von Glukagon (Penick, Hinkle, 1961) wurden nicht in größerem Umfang therapeutisch verfolgt (Anderson, 1974).

10.4.3. Varia

Quellstoffe. Das Prinzip der Behandlung mit Quellstoffen besteht in einer Überfüllung des Gastrointestinaltraktes mit unverdaulichen Substanzen wie Algenextrakten, Agar, (Methyl)-Zellulose zur Unterdrükkung des Hungergefühls (EVANS, MILLER, 1975). Auch hier kann es im Einzelfalle zu Nebenwirkungen, wie intestinale Obstruktion, kommen (CRANE et al., 1969; SOUTER, 1965). Im allgemeinen werden die Präparate jedoch von den Patienten ohnehin aus geschmacklichen Gründen abgelehnt.

Laxantien, Digitalis, Diuretika. Insbesondere die Kombination von Laxantien, Digitalis und Diuretika als „Diät-Pille" ist in den USA außerordentlich verbreitet (ASHER, DIETZ, 1972). Auf die große Gefahr, die mit der langdauernden indikationslosen Einnahme dieser Medikamente für übergewichtige Patienten verbunden ist, wurde mehrfach hingewiesen (Editorial, 1968 a, b; JELIFFE et al., 1969).

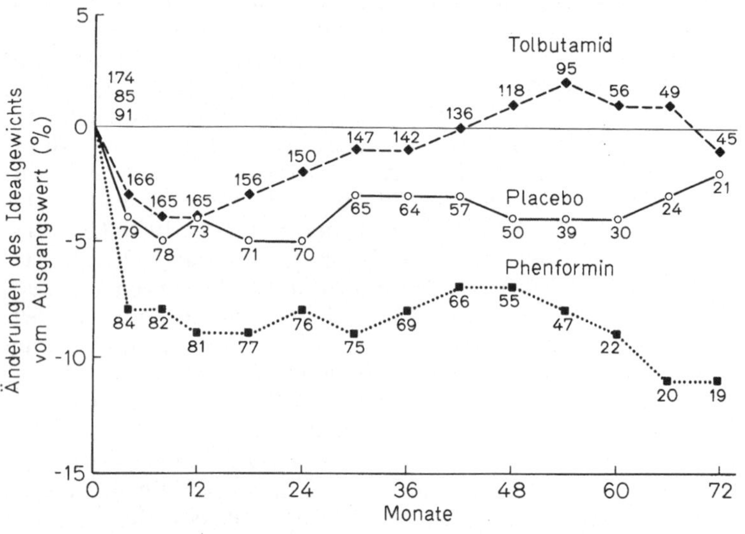

Abb. 87. Langzeitbeobachtung über die Änderung des Körpergewichtes bei 350 Patienten mit subklinischem Diabetes mellitus.
Therapie: Tolbutamid (50% der Patienten)
je 0.5 g morgens und mittags
Phenformin (25% der Patienten)
je 50 mg morgens und mittags
Placebo (25% der Patienten)
Angegeben ist die Gewichtsänderung in Prozent des Idealgewichts, die Ziffern bezeichnen die Anzahl der Personen. (FELDMAN et al., 1974)

Amylaseblocker. Auf die Möglichkeit einer therapeutischen Anwendung von Amylase-Inhibitoren wurde kürzlich hingewiesen (Frerichs et al., 1973; Puls, Keup, 1973, 1974).

Atmungskettengifte. Die Verwendung von Polynitrophenolen und Halogenphenolen mit dem Ziel, über eine Entkoppelung der Atmungskettenphosphorylierung eine Steigerung des Kalorienumsatzes zu erreichen, mußte wegen der vielfältigen, gefährlichen Nebenwirkungen aufgegeben werden (vgl. Ries, 1970).

Biguanide. Biguanide, die vor allem als orale Antidiabetika bei adipösen Diabetikern eingesetzt werden (Patel, Stowers, 1959) können beim Adipösen mit und ohne Glukosetoleranzstörung auch eine Gewichtsabnahme bewirken (Pedersen, Olesen, 1958; Munro et al., 1969). Die Wirkung soll bei Adipösen mit pathologischer Glukosetoleranz besonders ausgeprägt sein (Jahnke et al., 1968; Roginsky, Sandler, 1968; Irsigler, 1970; Oberdisse et al., 1971) und ist hierbei auch in einem vergleichenden Langzeitversuch über 6 Jahre bestätigt worden (Feldmann et al., 1974) (Abb. 87). Nach Hart und Cohen (1970) sind Biguanide bei der Adipositas ohne Glukosetoleranzstörung nicht wirksam. Die Wirkungsweise der Biguanide ist nicht vollständig geklärt. Als Ursache für die Gewichtsabnahme kommen anorexigene Effekte, die Verminderung der Magenentleerung (Gomez-Perez et al., 1974) und eine Störung der intestinalen Absorption (Czyzyk et al., 1968; Berchtold et al., 1969, 1971; Hollobaugh et al., 1970) in Frage. Möglicherweise spielt die Senkung der Hyperinsulinämie eine weitere Rolle (Grodsky et al., 1963). Günstige zusätzliche Effekte sind die Besserung der Kohlenhydratutilisation (Oberdisse 1976) und die Senkung erhöhter Blutlipide (Lang et al., 1973). Die Therapie mit Biguaniden enthält jedoch Risiken. In der UGDP-Studie (1975) wurde eine erhöhte kardiovaskuläre Mortalität und die Begünstigung der Entwicklung einer Hypertonie unter Phenforminbehandlung von Diabetikern beschrieben. Es besteht die Gefahr einer Laktatazidose (Bengtsson et al., 1972; Herrmann et al., 1973; Wise et al., 1976).
Diese Risiken stellen die Biguanidtherapie der Adipositas ohne Diabetes mellitus und Hyperlipämie in Frage (Williams, Palmer, 1975), sie kann hier nicht empfohlen werden.
Zusammenfassend ist es bis heute nicht gelungen, die Fettsucht allein mit Hilfe medikamentöser Behandlungsformen ohne unannehmbare Nebenwirkungen nachweislich effektiv zu behandeln.

10.5. Chirurgische Therapie

10.5.1. Intestinale Bypass-Operationen

Eine sehr eingreifende Maßnahme primär-chirurgischer Therapie stellen die intestinalen Bypass-Operationen dar. Das therapeutische Prinzip besteht in einer iatrogenen Herstellung eines Malabsorptionssyndroms mit dem Ziel einer drastischen Reduktion, der Kalorienaufnahme, ohne daß eine entsprechende Einschränkung in der Nahrungsaufnahme erforderlich ist.

Da es sich um eine außerordentlich risikoreiche Behandlung handelt, ist die Indikation auf ausgewählte Fälle von sogenannter „morbider Fettsucht“ zu beschränken. Darunter versteht man übereinstimmend nach Scott et al. (1973) Patienten mit massiver Adipositas (Überschreiten des Idealgewichts um 100–200% für mindestens 5 Jahre), Erfolglosigkeit diätetischer Behandlungsmaßnahmen, Nachweis der Unfähigkeit des Patienten, vorgeschriebene Diät- und Trainingsprogramme einzuhalten, Vorhandensein von Komplikationen der Fettsucht (wie Pickwick-Syndrom, Hyperlipämie, Diabetes mellitus, Hypertonie). Darüber hinaus muß der Patient sich verpflichten, sich über längere Zeiträume postoperativ ambulanten Kontrolluntersuchungen zu unterziehen. Ausgeschlossen werden müssen Patienten mit einer Alkohol-Anamnese sowie Fälle von sekundärer Fettsucht bei Endokrinopathien und Patienten mit anderweitigen Ursachen für ein erhöhtes Operationsrisiko.

Payne u. Dewind (1963) berichteten zunächst über eine Serie von Jejuno-Kolostomien, die auf ersten Tierversuchen von Kremen et al. (1954) aufbauten. Nach diesen anfänglichen, später von einer Reihe von chirurgischen Kliniken durchgeführten Operationen (Sherman et al., 1965; Lewis et al., 1966; Potter, Bassett, 1966; Shibata et al., 1967) ergab sich bei zunächst guter Gewichtsabnahme jedoch eine Vielzahl von Komplikationen, wobei die hohe Primärmortalität der Operation, postoperative Elektrolytstörungen und Diarrhöen erwähnt werden (Payne, Dewind, 1969). Eine besonders große postoperative Gefährdung ging von der häufig lebensbedrohlichen Schädigung der Leber aus (Popper, Schaffner, 1971).

Aus diesen Gründen wurde die therapeutische Jejuno-Kolostomie später verlassen (Payne, 1970) und durch verschiedene Jejuno-Ileostomie-Verfahren ersetzt. Scott et al. (1973) haben die unterschiedlichen Operationsverfahren kürzlich zusammenfassend dargestellt und eine chirurgische Differentialtherapie je nach dem Ausmaß der Fettsucht vorgeschlagen. Dabei werden unterschiedlich lange Dünndarmabschnitte durch eine End-zu-End-Jejuno-Ileostomie ausgeschaltet; der blinde Dünndarmrest verbleibt in situ und wird mit dem Sigmoid anastomosiert, so daß die Möglichkeit zu einer späteren Restitutionsoperation in Fällen von Komplikationen oder nach Normalisierung des Körpergewichts vorhanden bleibt.

Postoperativ erfolgt auch bei der Jejuno-Ileostomie über das Malabsorptionssyndrom eine drastische Reduktion des Übergewichts (PAYNE et al., 1969; REHFELD et al., 1970; SCOTT et al., 1970; LEGER et al., 1970; SALMON, 1971; BURCHER, SORELL, 1971; SCOTT et al., 1973; BABER et al., 1973; BROWN et al., 1974) und eine entscheidende Verbesserung der verschiedenen als Folge der Fettsucht anzusehenden Stoffwechselstörungen (REHFELD et al., 1970; CROCKFORD, 1970; HUSEMANN, 1973, 1975; SCOTT et al., 1973) sowie der psychologischen Situation der Patienten (SOLOW et al., 1974). Meist kommt es jedoch zur Stabilisierung des Körpergewichts, bevor eine Reduktion bis auf das Idealge-

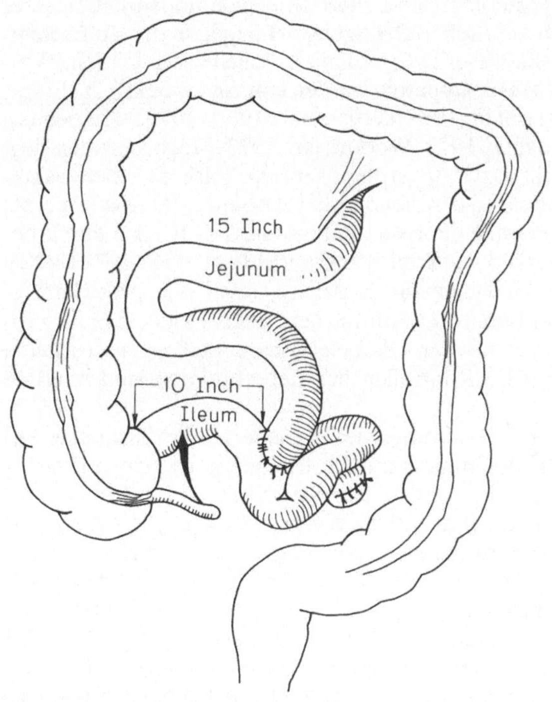

Abb. 88. Jejuno-Ileostomie. Operationsskizze (SHERMAN et al., 1965)

wicht eintritt. Die Ursache dafür wird in einer enormen Hypertrophie des verbleibenden Dünndarmabschnittes als Kompensationsmechanismus gesehen (SANDERS, 1973; SCOTT et al., 1970; WESER, 1971).
Zwar ist die Jejuno-Ileostomie mit weitaus weniger Risiken behaftet als die früher übliche Jejuno-Kolostomie, es werden aber immer noch eine Reihe z. T. zwangsläufig auftretender Nebenwirkungen und Komplikationen angegeben. So treten unmittelbar postoperativ die bei massiv Adipösen zu erwartenden Wundheilungsstörungen und Dehiszenzen auf (BABER et al., 1973; BROWN et al., 1974; WINKELMAN et al., 1974). Später machen Elektrolytstörungen (BABER et al., 1973; DAN et al., 1975; SCOTT et al., 1970; SALMON, 1971; BURCHER, 1971; HUSEMANN, 1973, 1975), Dehydratationszustände (BABER et al., 1973), Protein- und Aminosäurestoffwechselstörungen, Hypovitaminosen (SCOTT et al., 1970) sowie die Tendenz zur Polyarthritis (SHAGRIN et al., 1971; WANDS et al., 1976), Cholezystitis (BABER et al., 1973), zur Nephrolithiasis (BABER et al., 1973; BROWN, 1974), zum Ileus unterschiedlicher Genese (BABER, 1973) eine ständige ambulante Überwachung erforderlich. Im Vordergrund der postoperativen Langzeitkomplikationen steht in ihrer Bedeutung jedoch die Leberschädigung. Häufigkeit des Auftretens, Verlauf und Ursache dieser in Einzelfällen tödlich verlaufenden (WINKELMAN et al., 1974) Hepatopathie werden kontrovers beurteilt (Editorial,1973; MAXWELL et al.,1968;SCOTT et al., 1970, 1973; SNODGRASS, 1970, BURCHER, SORELL, 1971; WOODWARD, 1973. Möglicherweise liegt eine Hepatotoxizität durch Absorption der Litocholsäure, einem bakteriellen Abbauprodukt der Chenodesoxycholsäure (DRENICK et al., 1970), toxischer Peptide (POPPER, SCHAFFNER, 1970) oder durch bestimmte Mangelzustände ursächlich zugrunde. JUHL et al. (1971) halten die Hepatopathien lediglich für passagere, reversible postoperative Schädigungen einer bereits fettinfiltrierten Leber. In jedem Falle müssen zusätzliche Noxen, wie der Alkoholabusus, unbedingt ausgeschaltet werden, und frequente Kontrollen der Leberfunktion sind unerläßlich.
Insgesamt ist die primär-chirurgische Therapie der Fettsucht eine Behandlungsmethode, die in die klinische Routine noch keinen Eingang finden konnte. Aufgrund der hohen operativen und postoperativen Komplikationen (SCOTT et al., 1975; WINKELMAN et al., 1974) muß sie einstweilen auf ein bestimmtes Patientengut und spezielle Behandlungszentren beschränkt bleiben. Von einer großangelegten kontrollierten Studie in Skandinavien („Scandinavien obesity shunt project") unter Leitung von QUAADE (1974) und ähnlichen Studien in den USA darf man endgültige Ergebnisse über den Langzeiterfolg und die Komplikationsquote insbesondere bezüglich der Leberschädigung erwarten (FALOON, 1976). Bis zum Abschluß dieser Studie mag man es mit

Popper, Schaffner (1971) für gesünder erachten, übergewichtig zu sein, als sich der Bypass-Operation zu unterziehen.
Skeptisch muß man in jedem Falle der Ansicht gegenübertreten, nach erfolgter Gewichtsreduktion sei eine Restitution des normalen Dünndarmverlaufs anzustreben. Da während der Zeit der Dünndarmausschaltung für den Patienten keine Notwendigkeit zur Korrektur seiner Ernährungsgewohnheiten bestand, ist nach Behebung der Malabsorption mit einer rapiden Gewichtszunahme zu rechnen.

10.5.2. Sonstige chirurgische Behandlungsmethoden

Als eine unterstützende kosmetische Maßnahme ist die operative Entfernung von Fettschürzen und Hautfalten nach erfolgreicher Gewichtsreduktion und anschließender -konstanz seit langem üblich (Meyerovitz et al., 1973; Wegener, 1973; Masson, 1962; Vilain, 1963; Mühlbauer, 1975). Im Lichte neuerer Theorien über die Konstanz der Gesamtfettzellzahl des Organismus im Erwachsenenalter werden derzeit Lipektomien mit dem Ziel der Reduzierung der Fettzellzahl um 25% durchgeführt (Kral, Sjöström, 1975; Karl 1976). Ergebnisse

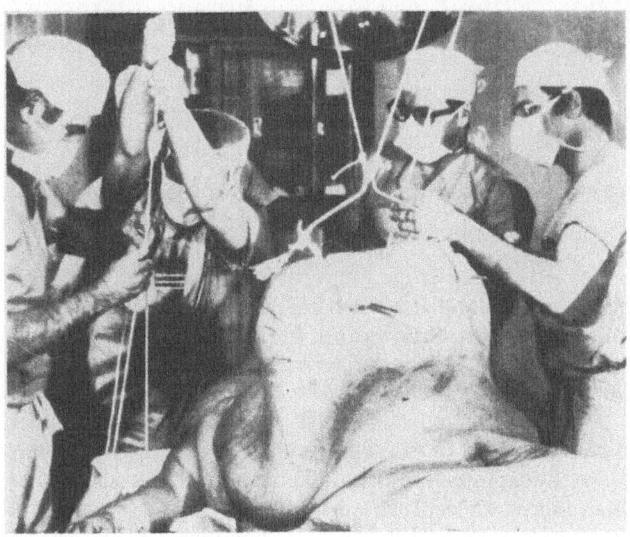

Abb. 89. Operation einer Fettschürze. Methode zur Anhebung des panniculus abdominalis. (Meyerowitz et al., 1973)

über die Dauererfolge dieser Studie, die diätetische und chirurgische Behandlungsmaßnahmen kombiniert, liegen noch nicht vor. Über Magen-Bypass- und Gastroplastik-Operationen wurde kürzlich von MASON u. ITO (1967) und PRINTEN u. MASON (1973) berichtet.

10.6. Physiotherapie

Verschiedene Möglichkeiten der „Physiotherapie" im Rahmen der Behandlung der Fettsucht haben KOHLRAUSCH (1961) und RIES (1970) zusammengefaßt.
Im Rahmen einer verhaltenstherapeutischen Gruppentherapie und zur Stärkung des Selbstbewußtseins und Wohlbefindens des Patienten dürfte der aktiven Bewegungstherapie noch am ehesten eine unterstützende Rolle zukommen.
Insbesondere bei weiblichen Patienten sollte, zumal während der Phasen rascher Gewichtsreduktion, der Versuch unternommen werden, durch Physiotherapie wie aktive und passive Bewegungsübungen, Massagen und Hydrotherapie über eine Durchblutungsförderung die Entwicklung von kosmetisch störenden Hautfalten zu vermeiden. Darüber hinaus kann unter einer Gewichtsreduktionsbehandlung durch ein mäßiges Körpertraining der Entwicklung hypotoner Zustände vorgebeugt werden.

10.7. Behandlung der Adipositas in der Schwangerschaft

Von praktischer Bedeutung ist die Frage, ob eine Adipositas während der Schwangerschaft behandelt werden soll. Der zusätzliche Energieverbrauch einer Schwangerschaft beträgt 40000 Kal oder ca. 200 Kal/Tag (EMERSON et al., 1972). Britische Autoren geben einen Energiebedarf bis 70000 Kal an, entsprechend 300 bis 400 Kal/Tag (GLENISTER et al., 1971). Die WHO nennt 80000 Kal. Der größte Anteil dieser zusätzlichen Kalorien wird in der zweiten Hälfte der Schwangerschaft verbraucht. Der Bedarf steigt mit fortlaufender Schwangerschaft und beträgt 10 Kal/Tag im ersten Trimester, 100 Kal/Tag im zweiten und 200–300 Kal/Tag im dritten Trimester. Genaue Richtzahlen über die Gewichtszunahme in der Schwangerschaft wurden von HÜTER und BUCHENAU (1969) und BAADER (1972) veröffentlicht. Die optimale Gewichtszunahme soll 11–12,5 kg betragen. Bis zum 3. Schwangerschaftsmonat soll keine Gewichtszunahme stattfinden, in der zweiten Hälfte der Schwangerschaft eine Zunahme von 0,5 kg/Woche. Dieses Gewichtswachstum hat die kleinste Komplikationsrate und am wenigsten mißgewichtige Neugeborene (MANN, 1974).

Die Gewichtszunahme in der Schwangerschaft entspricht ca. 6 kg für Uterus und Inhalt, ca. 2,5 kg für extrazelluläre Flüssigkeit und ca. 4 kg für mütterliches Körperfett. Der effektive Gewichtszuwachs nach der Entbindung sollte diesen 4 kg Körperfett, die als Reservestoffe angelegt werden, entsprechen (MANN, 1974).

Die Adipositas soll also erst nach der Schwangerschaft behandelt werden. Günstig ist, wenn die Mutter stillt. Der Energiebedarf der Laktation ist größer als derjenige der Schwangerschaft (THOMSON, BLACK, 1965). Eine laktierende Mutter produziert zwischen 600 ml und 1200 ml Milch pro Tag, was ca. 400–800 Kal (0.72 Kal/ml) entspricht. Laktation begünstigt die Wiederherstellung der Energiebilanz der Mutter und verhindert zudem eine Überfütterung des Säuglings und damit wahrscheinlich eine frühkindlich beginnende Fettsucht (EID, 1970; SHUKLA et al., 1972).

Es kann diskutiert werden, ob der adipösen Frau in der Schwangerschaft die gleiche Gewichtszunahme wie der normalen Frau zugestanden werden soll. Die adipöse Frau hat bereits ein Fettdepot und müßte für die Laktation kein zusätzliches Fett speichern. Die Fettspeicherung beginnt relativ früh in der Schwangerschaft, um einem möglichen späteren Nahrungsmangel des Fetus vorzubeugen und die notwendigen Kalorien für die Laktation bereitzustellen. Der Bedarf beträgt bei 6monatiger Stillzeit immerhin 135000 Kal, von denen die Mutter mit den in der Schwangerschaft angelegten 4 kg Körperfett erst 36000 Kal beisteuert. Eine prägravide Adipositas ließe demnach eine Gewichtszunahme in der Gravidität überflüssig erscheinen. Eine Gewichtszunahme von weniger als 8 kg bei adipösen Frauen ist aber nahezu doppelt so häufig mit einer Gestose verbunden wie ein normaler Anstieg des Körpergewichtes, so daß eine Abmagerungskur in der Schwangerschaft als Kontraindikation angesehen werden muß (TOMPKINS, WIEHL, 1955). Statt dessen soll nach der Entbindung mit Laktation und diätetischen Maßnahmen die Adipositas behandelt werden.

Zusammenfassung

Die Therapie der Fettsucht kann nur durch eine langfristige Negativierung der Kalorienbilanz erreicht werden. Patient und Arzt werden mit zahlreichen mehr oder weniger seriösen Methoden konfrontiert: Die medikamentöse Therapie der Fettsucht ist weiterhin mit einem erheblichen Nebenwirkungsrisiko belastet bzw. ohne sicher objektivierbaren

Effekt. Die chirurgische Behandlung durch Dünndarm-Bypass-Operation hat das experimentelle Stadium noch nicht überschritten und scheint mit einer gefährlich hohen Quote von Nebenwirkungen belastet zu sein. Für den in kleineren Studien eindrucksvoll belegten Erfolg der Verhaltenstherapie fehlen noch größere und langfristige Untersuchungen. Der totale Kalorienentzug der sog. Nulldiät ist wegen der Notwendigkeit einer längerfristigen stationären Behandlung sowie angesichts der unbefriedigenden Langzeitergebnisse für die allgemeine Fettsuchtstherapie nicht zu vertreten. Für die Durchführung der Behandlung des Übergewichtes werden die verschiedensten Diätvorschriften im Laien- und Fachschrifttum angeboten, ohne daß für deren Erfolge verwertbares Zahlenmaterial angegeben werden kann.

Die 1000-Kalorien-Mischkost erscheint als effektivste der propagierten Behandlungsmethoden. Trotzdem sind die dokumentierten Behandlungsresultate auch für diese Therapieform unbefriedigend. Wir empfehlen daher die ambulante Durchführung einer kombinierten Therapie, die auf der Grundlage einer 1000-Kalorien-Mischkost und der Führung eines Ernährungsprotokolls zum Zwecke verstärkter Edukation und Motivation Prinzipien der Gruppen- und Verhaltenstherapie integriert. Ein solches Behandlungsmodell bietet das für den Dauererfolg der Gewichtsreduktion erforderliche Maß an Motivation und Edukation für den Patienten. Es ist ohne Komplikationen ambulant durchführbar und daher volkswirtschaftlich zu vertreten. Aufgrund der Erfolge scheint dieses Behandlungsmodell vergleichbaren Methoden überlegen zu sein. Muskelarbeit allein trägt nicht viel zur Gewichtsreduktion bei, während Muskelarbeit mit Reduktionsdiät schneller zur Gewichtsabnahme führt als die Reduktionsdiät allein.

Eine Adipositas soll während der Schwangerschaft nicht behandelt werden, dafür aber in der Laktationsperiode.

Grundsatz der Therapie der Fettsucht muß jedoch die Maxime „nil nocere" sein. Hat der Arzt einem adipösen Patienten die Risiken seines Übergewichts (Motivation) eindringlich verdeutlicht und ihm jede mögliche, vertretbare Hilfe bei der Gewichtsreduktion gegeben (Edukation), ist seine Funktion erfüllt (Editorial, 1970). Gewagte und deshalb fragwürdige Behandlungsmethoden sind ebenso wenig vertretbar wie in ihrem Langzeiterfolg ungesicherte Therapien, die unnötige Kosten verursachen.

11. Die Therapie des Diabetes mellitus bei Adipositas

Obwohl der Diabetes des adipösen Patienten meist, wenngleich nicht immer (DRENICK, JOHNSON, 1975), wenig dramatisch verläuft, muß im Hinblick auf die Spätschäden mit Nachdruck gefordert werden, daß sich die Therapie an strengen Kriterien orientiert. Die Erfahrung lehrt, daß dieses Postulat häufig nicht erfüllt wird, obwohl eine optimale Stoffwechseleinstellung in aller Regel möglich ist (Übersichten: MEHNERT, SCHÖFFLING, 1974; BERCHTOLD, GRIES, 1974). Als Kriterien der Stoffwechselführung sind die im Auftrage der Deutschen-Diabetes-Gesellschaft ermittelten Werte derzeit allgemein anerkannt (JAHNKE et al., 1974).

Der für die therapeutischen Überlegungen wichtigste Befund ist die Insulinunterempfindlichkeit bei relativem Hyperinsulinismus. Mit dem Argument, daß eine kausale Therapie nicht darin bestehen könne, ein krankhaftes Symptom zu verstärken, wird von vielen Autoren unter Hinweis auf den Hyperinsulinismus eine Insulinbehandlung des adipösen Diabetikers für den Regelfall als unzweckmäßig und unnötig abgelehnt (FETTER et al., 1938; NEWBURGH, 1942; WILLIAMS, 1962; FINEBERG, 1962, 1968). Tatsächlich begünstigt Insulin die Mast (HAUSBERGER, 1957; KAZDOVA, VRANA, 1970).

Ein Verzicht auf die Hormonsubstitution durch exogene Zufuhr oder Stimulation mit Sulfonylharnstoffen wird bei der Mehrzahl der adipösen Diabetiker möglich und richtig sein (KUNKEL et al., 1972). Das gilt besonders für jene Patienten, die nur deshalb auf Insulin eingestellt wurden, weil sie bei der Durchführung der Diätmaßnahmen nicht kooperierten. Wichtigste Therapiemaßnahme ist die Diät mit dem Ziel einer wesentlichen Gewichtsreduktion zu einem möglichst frühen Zeitpunkt. Retrospektive und prospektive Verlaufsbeobachtungen dazu führten OGILVIE (1935) und ALLISON (1927) schon vor etwa 40 Jahren unabhängig von einander zu der Auffassung, daß die Dauer der Adipositas (und weniger ihr Ausmaß) der Hauptfaktor bei der Entwicklung der Glukoseintoleranz des Übergewichtigen sei. Andererseits konnten NEWBURG und CONN schon 1939 zeigen, daß eine Gewichtsreduktion bei fettsüchtigen Patienten mit subklinischem Diabetes mellitus zu einer Verbesserung der Glukosetoleranz führt (Abb. 90). Ihre Beobachtungen sind durch zahlreiche Studien während oder kurz nach Gewichtsabnahme (BERKOWITZ, 1964; YALOW et al., 1965; BLOEM et al., 1965;

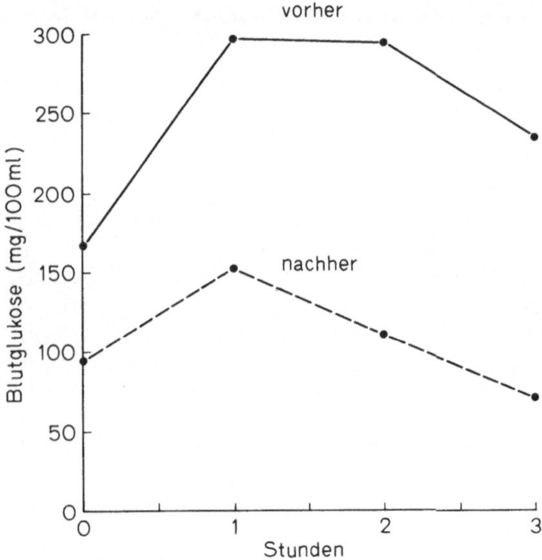

Abb. 90. Blutglukosekurve nach 100 g Glukose oral bei Adipositas vor und nach Gewichtsabnahme. (NEWBURGH, 1942)

RUDNICK, TAYLOR, 1965; KARAM et al., 1965b; HAMSON, HARDEN, 1966; SCHALCH, 1966; SCHLESS, DUNCAN, 1966; SUSSMAN, 1966; LIEBERMEISTER et al., 1968a; FARRANT et al., 1969; ANDERSON et al., 1969; IRSIGLER, WALDHÄUSL, 1969; SCHNEIDER et al., 1974) bestätigt worden. Die Besserung der Glukosetoleranz während des Fastens, die bei Adipösen beobachtet wird, steht dabei in bemerkenswertem Gegensatz zur Verschlechterung der Glukosetoleranz normgewichtiger Personen (ANDERSON et al., 1972). Erst kürzlich konnte der aus klinischer Erfahrung bekannte günstige Effekt der Gewichtsabnahme auf die Glukosetoleranz durch prospektive Langzeitbeobachtungen auch experimentell erhärtet werden.

12 Patienten, die 4 Jahre nach Gewichtsreduktion ihr Gewicht gehalten oder weiter reduziert hatten, wiesen bei teilweise normalisierter Insulinsekretion eine leichte Besserung der Glukosetoleranz auf. Bei erneuter Gewichtszunahme bis nahe an das Ausgangsgewicht war dagegen bei verstärktem Hyperinsulinismus und adipositastypischer Insulinsekretionskinetik die orale Glukosetoleranz verschlechtert (HEWING et

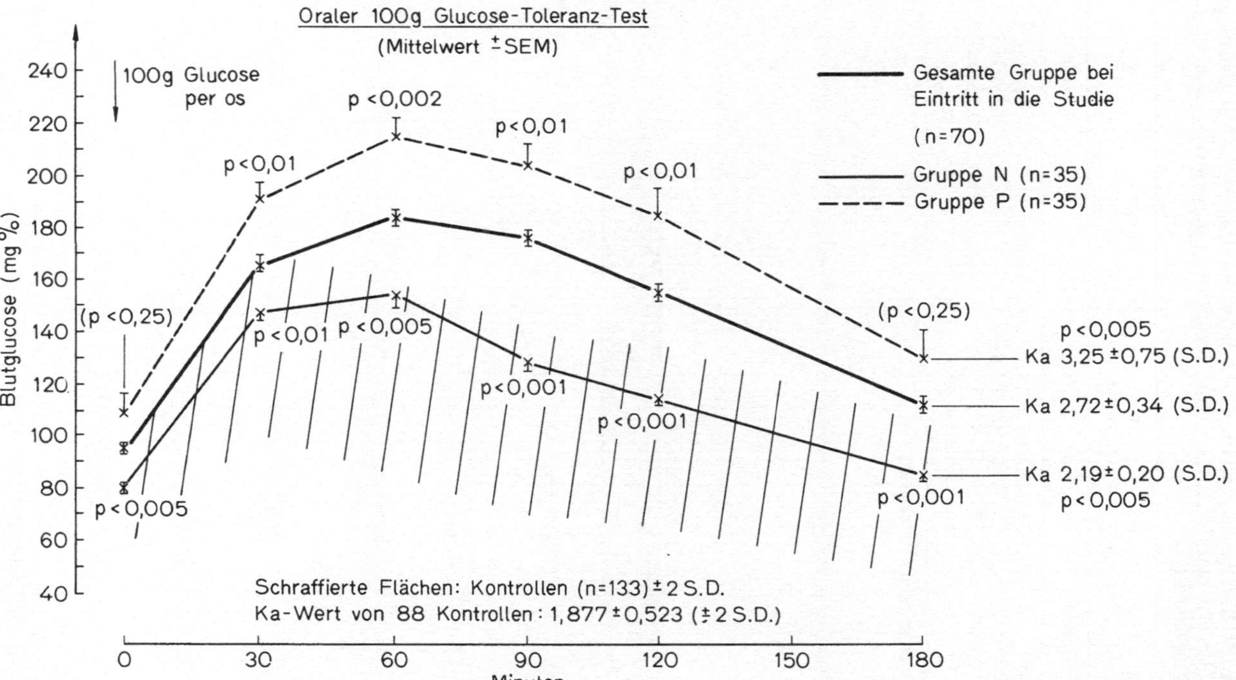

Abb. 91. Gewichtsverhalten und Glukosetoleranz. Eine Verlaufsstudie bei 70 Adipösen über 5 Jahre (Berger et al., 1976a)

Tabelle 29. Korrelation r zwischen Gewichtsverlust (in kg) und Verbesserung der Glukosetoleranz (in $\triangle K_a$). Einfluß des initialen Übergewichts. Mittelwerte ± S. D. (BERGER et al., 1976a)

	n	Alter in Jahren	Korrelations-koeffizient r	p
Gesamtkollektiv	59	44.7 ± 13.0	0.263	0.05–0.01
< 60%*	24	40.6 ± 14.7	0.5268	0.01–0.001
60%–80%*	8	46.9 ± 12.8	0.8	0.05–0.01
80%–100%*	14	45.5 ± 11.9	0.544	0.05–0.01
> 100%*	13	50.0 ± 9.0	0.004	–

* Initiales relatives Übergewicht

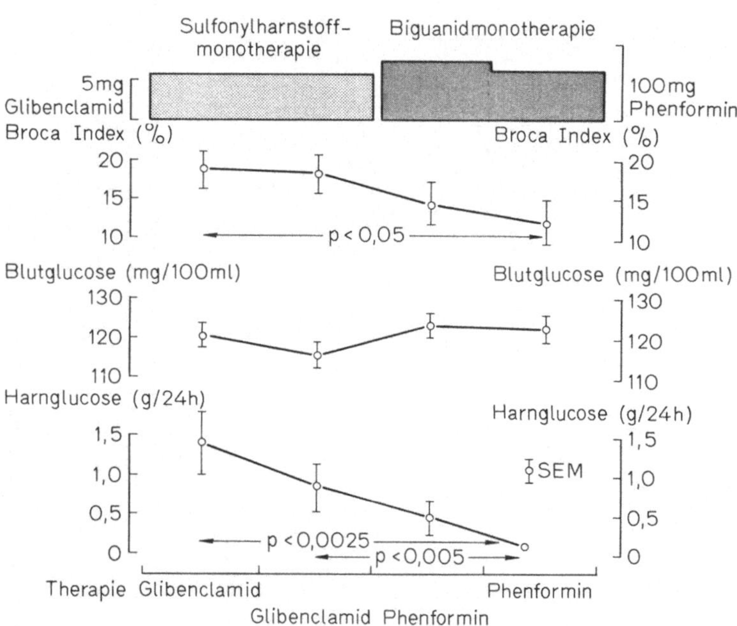

Abb. 92. Einfluß der Umstellung einer Sulfonylharnstoffmono- auf eine Biguanidmonotherapie auf Stoffwechsellage und Gewicht bei 33 übergewichtigen Erwachsenendiabetikern (KUNKEL et al., 1972)

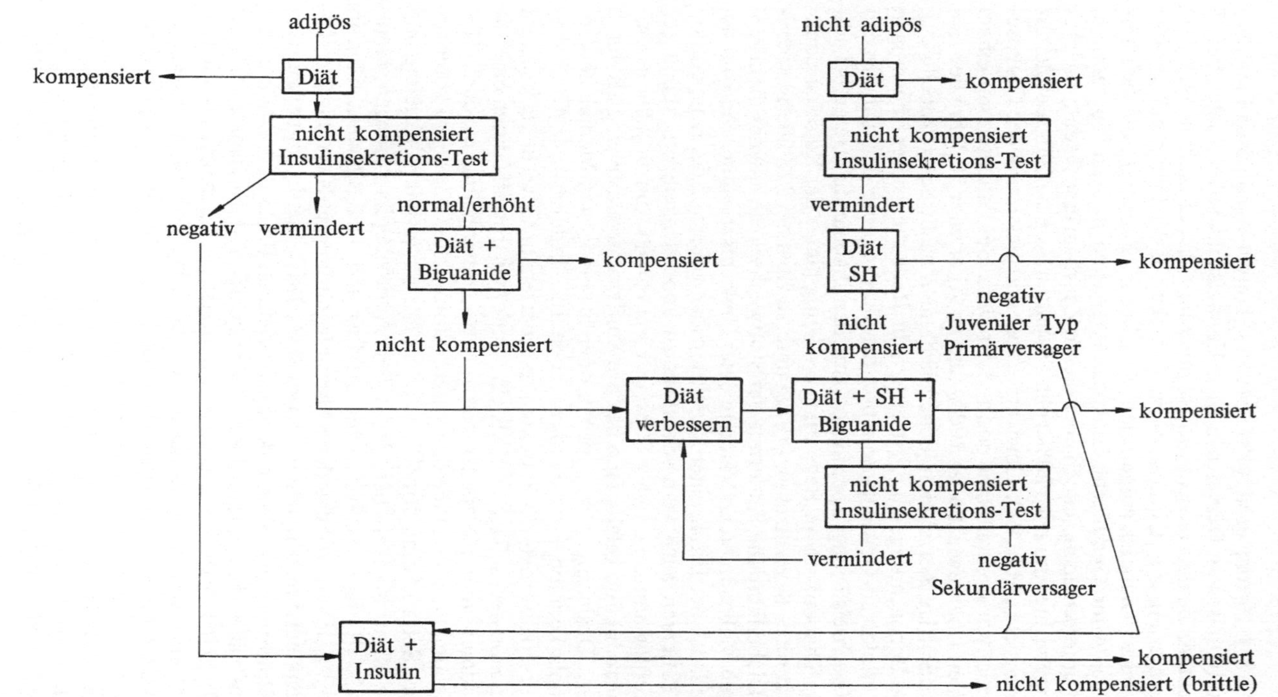

Abb. 93. Therapieschema des Diabetes mellitus

al., 1973). Berger et al. (1975, 1976a) fanden an adipösen Patienten mit subklinischem Diabetes in einer Verlaufsstudie über 5 Jahre bei 35 Patienten, die ihr Gewicht nicht signifikant geändert hatten, eine Verschlechterung der Glukosetoleranz, wobei in 10 Fällen ein klinisch manifester Diabetes aufgetreten war. Bei 35 Patienten, die sich hinsichtlich Alter, Geschlecht, Glukosetoleranz und initialem Übergewicht nicht unterschieden, jedoch über diesen Zeitraum eine Reduktion ihres Übergewichtes um etwa 20% gehalten hatten, war die Glukosetoleranz normalisiert (Abb. 91). Gewichtsverlust und Besserung der Glukosetoleranz waren signifikant positiv korreliert. Bei Patienten mit einem initialen Übergewicht über 100% und im Alter über 50 Jahre ließ sich eine derartige Korrelation jedoch nicht mehr nachweisen (Tabelle 29). Diese Beobachtungen unterstreichen die Bedeutung einer frühzeitigen und effektiven Gewichtsreduktion für die Prognose der diabetischen Stoffwechselstörung. Spezialprobleme der Diabetesdiät treten bei adipösen Diabetikern an Bedeutung eindeutig hinter der Kalorienreduktion zurück. Kunkel et al. (1972) untersuchten bei 228 übergewichtigen Diabetikern die Änderung der Stoffwechsellage und der therapeutischen Maßnahmen im Verlaufe einer Gewichtsabnahme. Sie konnten zeigen, daß der Erfolg einer Reduktionsdiät außer von der Kooperation der Patienten auch vom schrittweisen und rechtzeitigen Abbau der Dosierung antidiabetischer Substanzen abhängt (Abb. 92). Durch Gewichtsreduktion gelang eine bessere Stoffwechseleinstellung als durch höhere Dosierungen von Insulin oder insulinogenen Medikamenten, vielmehr konnten letztere reduziert oder Insulin durch orale Antidiabetika ersetzt werden. 33 Patienten reduzierten ihr Gewicht bei konstant guter Stoffwechsellage erst, als eine Sulfonylharnstoff- durch eine Biguanidmonotherapie ersetzt wurde. Nicht immer gelingt es, durch Gewichtsabnahme allein die diabetische Stoffwechselstörung zu kompensieren. Sofern keine dringliche Indikation zur Insulinbehandlung und keine Kontraindikationen der oralen Antidiabetika vorliegen, bietet sich der Einsatz von Sulfonylharnstoffen und/oder Biguaniden an. In letzter Zeit sind verschiedene Mitteilungen über teils erwünschte (Lipidsenkung durch Biguanide, Lang et al., 1973), häufiger unerwünschte (Blutdrucksteigerung, Laktatazidose durch Biguanide, erhöhte kardiovaskuläre Mortalität durch Tolbutamid und Biguanide, UGDP 1971, 1975) (Neben-) Wirkungen der oralen Antidiabetika erschienen, die deren Anwendung möglicherweise in naher Zukunft entscheidend verändern werden (Williams, Palmer, 1975). Die diesbezügliche Entwicklung ist deshalb aufmerksam zu verfolgen.
Die Entscheidung über die geeignetste Maßnahme läßt sich heute durch Insulinsekretionsteste rationell begründen (Abb. 93) (Weinges 1972; Drost et al., 1975; Bottermann et al., 1975; Jahnke et al., 1976).

Langzeitstudien über die Aussagekraft dieser Teste stehen noch aus. Fehlt die Möglichkeit einer Insulinsekretionsuntersuchung, hat sich in der Praxis auch die einfache Empfehlung von FANKHAUSER (1972) bewährt (Abb. 94).

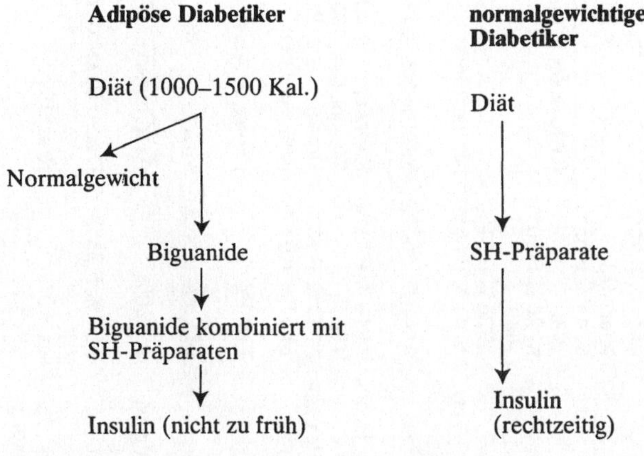

Abb. 94. Behandlung des Altersdiabetes (FRANKHAUSER, 1972)

12. Anhang

Tabelle 3 a. Häufigkeit der Fettsucht, Literaturübersicht

Untersuchtes Kollektiv	Ort	Kriterium	Morbidität	Autor
Ambulante Privatpatienten n = 1000	USA		M 20% F 27%	MASTER et al., 1953
Einstellungsuntersuchungen für die Stadtwerke Wien	Österreich		unter 30 J. M 23% F 29% über 30 J. M 44% F 63%	BOLLER, 1956
n = 1000	USA	+ 10% Übergewicht	1930 M 26% F 30% 1949 M 26% F 31%	RYNEARSON u. GASTINEAU, 1949
Industriearbeiter n = 1000	DDR	+ 10% Opt.-Gew. nach MÖHR	M 41% F 66%	MÖHR, 1969
Beschäftigte der Britischen Petroleum Company, London	London	> Idealgew.	M 60% F 65%	MONTEGRIFFO, 1968
Landbevölkerung n = 1918	DDR	> + 20% n. BROCA	M 16% F 41%	KAPELL, 1971 a, b
Gesamtbevölkerung geschätzt	BRD		4%	WEISBECKER, 1961
Patienten über 65 Jahren, n = 681	Virg. USA	> + 20% Idealgew.	M 11% F 16%	HOLLIFIELD u. PARSON, 1959
Poliklinisches Krankengut Rostock n = 28 839	DDR	Übergewicht	M 31% F 45%	ROHMANN et al., 1967
Produktionsarbeiter (Schwermaschinenbau) über 60 J., n = 1000	DDR	Übergewicht	M 59%	EITNER u. ACHTERBERG, 1965
Gutachterliches Kollektiv, mittl. Alter, n = 706, Pasewalk	DDR	Übergewicht (BROCA)	M 23% F 58%	MICHEELS, 1965
Gesamtbevölkerung > 25 J. geschätzt	USA	> 10% Idealgew.	ca. 20%	ARMSTRONG et al., 1951
Gesamtbevölkerung Spanien, geschätzt	Spanien	Übergewicht	M 7% F 23%	DELSO BLANCO, 1959
Stadtbevölkerung Leipzig	DDR	Übergewicht	ca. 50%	RIES, 1970
Klinikpatienten 1933–1951, n = 34 468 Universitätsklinik Bonn	Bonn	> 10% n. BROCA	1933 ca. 9% 1946 ca. 2% 1951 ca. 11%	GROSSE-BROCKHOFF, 1953

Tabelle 3a. (Fortsetzung)

Untersuchtes Kollektiv	Ort	Kriterium	Morbidität	Autor
Lebensversicherungsabschlüsse 1955	BRD	> 40% Übergew.	8%	GERCKE, 1968
Pensionäre im Alter von 82–100 J. n = 286	CSSR	> 10% Idealgew.	M 29% F 35%	HEJDA, 1962
Ländl. kleinstädt. Bevölkerung Erwachsene, n = 30516	DDR	> 20% n. BORCA	M 27% F 52%	v. KNORRE et al., 1971
Gesamtbevölkerung Erwachsene geschätzt	USA	> 10% Durchschnittsgew.	M 20% F 25%	LEW, 1961
Gesamtbevölkerung, hochgerechn.	Groß-Brit.	MLIC-Index	M 48% F 46%	MONTEGRIFFO, 1971
Bevölkerungsuntersuchung über 40 Jahre, Mittelschweden	Schweden		50%	SJÖVALL, 1956
Reihenuntersuchungen, Angestellte einer Firma, 50–59 J. Chicago	USA		22%	STAMLER et al., 1960
Klinikpatienten Leipzig	DDR		M 13% F 15%	BÜRGER u. RIES, 1958
Studenten, Minnesota	USA	> + 10% Übergew.	14%	SHEPARD u. DIEHL, 1924
Bevölkerungsuntersuchung über 14 J. Voivodina, n = 952	Jugoslaw.	> Idealgew.	M 29% F 42%	RADOVANOVIC, 1968
Bevölkerungsuntersuchung der DDR n = 45168	DDR	> + 20% n. BROCA	M 14,2% F 35,8% insg. 27%	MÜLLER u. PAUL, 1970
Bevölkerungsuntersuchung DDR n = 79708	DDR	> + 20% n. BROCA	L 23 S 14 L 49 S 32 M 19% F 42% insges. 33%	MÜLLER et al., 1970
Bevölkerung über 21 J. Rangiora/ Neuseeland n = 244	Neuseeland	> 20% Idealgew.	M 31% F 46%	BENSON u. COOPER et al., 1975
8 Bevölkerungskollektive im deutschen Bundesland Hessen	BRD	+ 15% n. BROCA	M 47% F 55%	Dtsch. Ges. Ernährung 1976

Abkürzungen: M = Männer; F = Frauen; L = Landbevölkerung; S = Stadtbevölkerung

13. Literatur

Monographien, Kongreßberichte

AMERICAN INSTITUTE OF BIOLOGICAL SCIENCES: Brain and behavoir, second conference. Brain Research Institute, University of California, Los Angeles. Washington Dc, (1962).

BAIRD, I., M., HOWARD, A. N.: Obesity, medical and scientific aspects. London: Livingstone 1969.

BLANKART, R. (ed.): Adipositas – Kreislauf-Anorektika. Bern: Huber 1974.

BLIX, G. (ed.): Occurence, causes and prevention of overnutrition. Second symposium of the Swedish Nutrition Foundation, Uppsala: Almqvist & Wiksells 1964.

BRAI, G. A. (ed.): Obesity in perspective, DHEW Publication No. (NIH) 75–708, Superintendent of Documents, US Gov. Printing office, Washington Dc 1975.

BRAY, G. A., BETHUME, J. E.: Treatment and management of obesity. Hagerstown: Harper and Row 1974.

BRODOFF, B. N. (ed.): Adipose tissue metabolism and obesity. Annals New York Adacemy of Sciences, (New York) Vol. **131**, Art. 1 (1965).

BURLAND, W. L., SAMUEL, P. D., YUDKIN, J. (ed.): Obesity. London: Churchill Livingstone 1974.

COLLIP, P. J. (ed.): Childhood obesity. Publishing Sciences Group (1975).

CRADDOCK, D.: Obesity and it's management, 2nd. ed. London: Churchill Livingstone 1973.

GALTON, D. J.: The human adipose cell. London: Butterworths 1971.

GARROWS, J. S.: Energy balance and obesity in man. Amsterdam: North Holland Publ. Co. New York: Amer. Elsevier Publ. 1974.

GRETEN, H., LEVINE, R., PFEIFFER, E., RENOLD, A. E. (ed.): Lipid metabolism, obesity, and diabetes mellitus: Impact upon atherosclerosis. Horm. metabol. Res. Suppl. 4. Stuttgart: Thieme 1974.

GRÜTTNER, R., ECKERT, I. (ed.): Adipositas im Kindesalter. Stuttgart: Thieme 1974.

HOWARD, A. (ed.): Recent advances in obesity research: I. Proc. 1st Int. Congr. on Obesity, London: Newman Publ. 1975.

HUSEMANN, B.: Die chirurgische Therapie von Adipositas und Hyperlipaemie. Baden-Baden: Witzstrock 1975.

JEANRENAUD, B., HEPP, D. (ed.): Adipose tissue. Regulation and metabolic function. Horm. metabol. Res. Suppl. 2. Stuttgart: Thieme 1970.

JEQUIER, E. (ed.): Regulation of energy balance in man. Geneva: Ed. Med. Hyg. 1975.

KASPER, H., ZANG, E.: Übergewicht. Grundlagen und Diätprogramme für Arzt und Patient. München: Urban und Schwarzenberg 1975.

KIELL, N.: The psychology of obesity: Dynamics and treatment. Springfield, Ill.: Charles C. Thomas 1973.

MAYER, J.: Overweight, causes, cost and control. Englewood Cliffs N. J.: Prentice Hall 1968.

NOVIN, D., WYRWICKA, W., BRAY, G. A.: Hunger, basic mechanisms and clinical implications. New York: Raven Press 1976.

REICHSMAN, F. (ed.): Hunger and satiety in health and disease. Adv. psychosomat. Med. Vol. 7, Basel: Karger 1972.

RENOLD, A. E., CAHILL, G. F. (ed.): Adipose tissue. Handbook of Physiology No. 5, Washington D. C.: American Physiological Society 1965.

RIES, W.: Fettsucht. Leipzig: J. A. Barth 1970.

RODAHL, K., ISSEKUTZ, B. (ed.): Fat as a tissue. Proceedings of a Conference held at the Lakeman Hospital, New York: McGraw-Hill Book Co. 1964.

ROSSI, E. (ed.): Ernährung und Stoffwechsel. Die Adipositas im Kindesalter. Paediat. Fortbildk. Praxis, Vol. 42, Basel: Karger 1975.

RYNEARSON, E. H., GASTINEAU, C. F.: Obesity. Springfield: Thomas 1949.

SCHETTLER, D., BOECKER, W. (ed.): Fettsucht – Gicht. Stuttgart: Thieme 1971.

SEKTION GASTROENT/ DTSCH. KLINIK FÜR DIAGNOSTIK: Aktuelle Therapie der Adipositas. Stuttgart: Schattauer 1972.

SILVERSTONE, J. T.: Obesity, pathogenesis and management. Medical & Technical Publ. Co. Lancaster 1975.

VAGUE, J. (ed.): Physiopathology of adipose tissue. Amsterdam: Excerpta Medica 1969.

VAGUE, J., BOYER, J. (ed.): The regulation of the adipose tissue mass. Amsterdam: Excerpta Medica, New York: Amer. Elsevier Publ. 1974.

WHENLAN, H., SILVERSTONE, T. (ed.): Obesity, a bibliography 1964–1973. London: Information Retrieval Ltd. 1974.

Originalarbeiten

ABE, M.: The physiologic role of glucagon; Discussion. In: B. S. Leibel and G. S. Wrenshal (eds.): On the Nature and Treatment of Diabetes p. 283. Amsterdam: Excerpta Medica 1965.

ABRAMSON, E., ARKY, R. A.: Treatment of the obese diabetic. A. comparative study of placebo, sulfonylurea and phenformin. Metabolism **16**, 204–212 (1967).

ACHESON, R. M., O'BRIEN, W. M.: Dependence of serum uric acid on haemoglobin and other factors in the general population. Lancet **II**, 777 (1966).

ACTUAR. SOC. AMERICA: (1913); o. a. Medico Actuarial Mortality Investigation (1913).

ADAMS, V. J.: AN 448: a double blind trial in obese mild to moderate hypertensive patients. In: A. Howard (Ed.), Recent Advances in Obesity Research: I, p. 393–395. London: Newman Publ. 1975.

ADDINGTON, W. W., PFEFFER, S. H., GAENSLER, E. A.: Obesity and alveolar hypoventilation. Respiration **26**, 214–225 (1969).

ADLERSBERG, D.: Obesity, fat metabolism and diabetes. Diabetes **7**, 236–242 (1958).

ADLERSBERG, D., COLER H. R., LAVAL, J.: Effect of weight reduction on course of arterial hypertension. J. Mt. Sinai Hospital **12**, 984 (1946).

ADLERSBERG, D., EISLER, L.: Circulating lipids in diabetes mellitus J. Am. Med. Ass. **170**, 1261–1265 (1959).

ADLERSBERG, D., MAYER, M. E.: Results of prolonged medical treatment of obesity with diet alone, diet and thyroid preparations and diet and amphetamin. J. Clin. Endocrin. **9**, 275–284 (1949).

AHNEFELD-OLBERTZ, S., RUDOLFSKY, G., SCHULTIS, K.: Zur Behandlung der Adipositas. Schweiz. Rundschau für Medizin (Praxis) **62**, 1065–1071 (1974).

ALBRINK, M.: Chorionic gonadotropin in obesity? Am. J. Clin. Nutr. **22**, 681–685 (1969).

ALBRINK, M. J., MAN, E. B.: Serumtriglycerides in health and diabetes. Diabetes **7**, 194–201, 1958.

ALBRINK, M. J., MEIGS, J. W.: Interrelationship between skinfold thickness, serum lipids and blood sugar in normal men. Amer. J. clin. Nutr. **15**, 255 (1964).

ALBRINK, M. J., MEIGS, J. W.: The relationship between serum triglycerides and skin thickness in obese subjects. Ann. N. Y. Acad. Sci. **131**, 673–683, (1965).

ALBRINK, M. J., MEIGS, J. W., GRANOFF, M. A.: Weight gain and serum triglycerides in normal men. New Engl. J. Med. **266**, 484 (1962).

ALEXANDER, J. K.: Obesity and cardiac performance. Amer. J. Cardiol. **14**, 860 (1964).

ALEXANDER, J. K.: Chronic heart disease due to obesity. J. chron. Dis. **18**, 895–898 (1965).

ALEXANDER, J. K.: Gross obesity. The cardiovascular consequenses. In: Blackburn H. Willis,

J. (ed.): The Minnesota symposium on prevention in cardiology. Minn. Med. **52**, 89–91 (1969).

Alexander, J. K.: Effects of weight reduction on the cardiovascular system. In: Bray, G. A. (ed.): Obesity in Perspective, DHEW Publication No. (NIH) 75–708, p. 233. Washington Dc, 1975.

Alexander, J. K., Amad, K. H., Cole, V. W.: Obervations on some clinical features of extreme obesity with particular reference to cardiorespiratory effects. Amer. J. Med. **32**, 512–524 (1962a).

Alexander, J. K., Cruthrice, A. E., Sakaguchi, R., Crawford, H. W., Cole, V. W.: Lung volume changes with extreme obesity. Clin. Res. **7**, 171 (1959).

Alexander, J. K., Dennis, E. W., Smith, W., G., Amad, K. H., Duncan, W. C., Austin, R. C.: Blood volume, cardiac output, and distribution of systemic blood flow in extreme obesity. Cardiovasc. Res. Ctr. Bull. **1**, 39 (1962b).

Alexander, J. K., Peterson, K. L.: Cardiovascular effects of weight reduction. Circulation **45**, 310–318 (1972).

Alexander, J. K., Pettigrove, J. R.: Obesity and congestive heart failure. Geriatrics **22**, 101 (1967).

Allen, T. H., Peng, M. T., Chen, K. P., Hung, R. F., Chang, C., Fang, H. S.: Prediction of total adiposity from skinfolds and the curvilinear relationship between external and internal adiposity. Metabolism **5**, 346–352 (1956).

Allison, R. S.: Carbohydrate tolerance in overweight and obesity. Lancet **I**, 537–540 (1927).

Allon, N.: Fat is a dirty word: fat as a sociological and social problem. In: Howard, A. (ed.): Recent advances in obesity research: I. p. 244. London: Newman Publ. 1975.

Amad, K. H., Brennan, J. C., Alexander, J. K.: The cardiac pathology of chronic exogenous obesity. Circulation **32**, 740–745 (1965).

Anand, B. K.: Nervous regulation of food intake. Physiol. Rev. **41**, 677 (1961).

Anand, B. K.: Effects of fenfluramine on the activity of feeding and satiety centers of hypothalamus. S. Afr. Med. J. **45**, Suppl., 12–13, 1971.

Anderson, J.: Drugs and appetite. Practitioner **212**, 536–544 (1974).

Anderson, J. W., Herman, R. H.: Effect of fasting, caloric restriction, and refeeding on glucose tolerance of normal men. Am. J. Clin. Nutr. **25**, 41 (1972).

Anderson, J. W., Herman, R. H., Newcomer, K. L.: Improvement in glucose tolerance in fasting obese patients given oral potassium. Am. J. Clin. Nutr. **22**, 1859 (1969).

Anderson, D. B., Kauffmann, R. G., Kastenschmidt, L. L.: Lipogenic enzyme activities and cellularity of porcine adipose tissue from various anatomical locations. J. Lipid Res. **13**, 593–599, 1972.

Andres, R., Cader, G., Zierler, K. L.: The quantitatively minor role of carbohydrate in oxidative metabolism by skeletal muscle in intact man in the basal state. Measurements of oxygen and glucose uptake and carbon dioxide and lactate production in the forearm. J. clin. Invest. **35**, 671 (1956).

Angel, A.: Cholesterol and obesity. In: Bray G. A. (ed.): Obesity in Perspective, DHEW Publication No. (NIH) 75–708, p. 265. Washington 1975.

Angel, A., Desei, K., Halperin, M. L.: The effect of norepinephrenie (N), ACTH and dibutyryl – 3', 5' – cyclic AMP (DBC) on ATP metabolism. Clin. Res. **17**, 544 (1969).

Antonetti, V. W.: The equations governing weight change in human beings. Am. J. Clin. Nutr. **26**, 64 (1973).

Apfelbaum, M., Boudon, P., Lacatis, E., Nillus, P.: Effects métaboliques de la diète protidique chez 41 sujets obèses. Presse Médicale **78**, 1917–1920, (1970).

Archer, J. A., Gordon, P., Gavin, J. R., Lesniak, M. A., Roth, J.: Insulin receptor in human circulating lymphozytes: Application to the study of insulin resistance in man. J. clin. Endocrinol. Metab. **36**, 627 (1973a).

Archer, J. A., Gordon, P., Kahn, R., Gavin, J. R., Neville, D. M., Martin, M. M., Roth,

J.: Insulin receptor deficiency states in man: Two clinical forms. Amer. Soc. clin. Invest. 65. Ann. Meet. Abstr. **14**, 4 a, (1973b).

ARENDT, E. C., PATTEE, C. J.: Studies in obesity. I. The insulin glucose tolerance curve. J. clin. Endocrin. **16**, 367–374 (1956 a).

ARENDT, E. C., PATTEE, C. J.: Studies on obesity. II. Blood pyruvate and lactate curves in obese and normal subjects after ingestion of glucose. J. clin. Endocrin. **16**, 375-379 (1956b).

ARKY, R. A., FREINKEL, N.: Alcohol hypoglycemia. V. Alcohol infusion to test gluconeogenesis in starvation with special reference to obesity. New Engl. J. Med. **274**, 426 (1966).

ARMATRUDA, J. M., LIVINGSTON, J. N., LOCKWOOD, D. H.: Insulin receptor: Role in the resistance of human obesity to insulin. Science **188**, 264 (1975).

ARMSTRONG, D. B., DUBLIN, L. I., WHEATLEY, G. M.: Obesity and its relation to health and disease. J. Amer. Med. Assoc. **147**, 1007–1014, (1951).

ARNOLDI, W.: Untersuchungen über den Stoffwechsel bei der Fettsucht. Z. klin. Medizin **94**, 268–316 (1921).

ARZNEIMITTELKOMMISSION DER DEUTSCHEN ÄRZTESCHAFT: Unerwünschte und gefährliche Kreislaufreaktionen beim längeren Gebrauch von sogenannten Appetitzüglern. Dtsch. Ärztebl. **67**, 2568 (1970).

ASHER, W. L., DIETZ, R. E.: Effectiveness of weight reduction involving „diet pills". Curr. Therapeut. Res. **14**, 510–524 (1972).

ASHER, W. L., HARPER, H. W.: Effect of human chorionic gonadotropin on weight loss, hunger, and feeling of wellbeing. Am. J. clin. Nutr. **26**, 211–218 (1973).

ASHMORE, J.: The effects of glucocorticoids on insulin action. Diabetes **13**, 349–354 (1964).

ASHWELL, M.: The relationship of the age of onset of obesity to the success of its treatment in the adult. Brit. J. Nutr. **34**, 201–204 (1975).

ASHWELL, M., ETCHELL, L.: Attitude of the individual to his own body weight. In: Howard, A. (ed.): Recent advances in obesity research: I. p. 232. London: Newman Publ. 1975.

ASHWELL, M., GARROW, J. S.: Full and empty fat cells. Lancet **II**, 1036–1037 (1973).

ASHWELL, M., PRIEST, P., BONDOUX, M.: Adipose tissue cellularity in obese women. In: Howard, A., (ed.): Recent advances in obesity research: I. p. 74–77. London: Newman Publ. 1975.

ASTRAND, I.: Aerobic work capacity in men and women with special reference to age. Acta physiol. Scand. **49**, Suppl. 169, (1960).

ASTWOOD, E. B.: The heritage of corpulance. Endocrinology **71**, 337 (1962).

ATKINSON, R. M., RINGUETTE, E. L.: A survey of biographical and psychological features in extraordinary fatness. Psychosom. Med. **29**, (1967).

AUN, F., SOELDNER, J. S., MEGUID, M. M., STOLF, N. A. G.: Urinary insulin levels in health and disease: a concise review. Postgr. Med. J. **51**, 622–626 (1975).

AXELSSON, C., ANDERSEN, J. A.: Lipohyperplasie of the ileocoecal region. Acta. Chir. Scand. **140**, 649 (1974).

AZERAD, E., LUBETZKI, J., DUPREY, J., FRIEDLER, D.: Etude de la sécrétion insulinique au cours des perfusions de glucose chez des sujets normaux et diabétiques. Journées Diabétologie-Hotel Dieu: Flammarion Edit., p. 157–177 (1969).

BAADER, O.: Gewichtskontrolle während der Schwangerschaft. Dtsch. Ärztebl. **69**, 886 (1972).

BABER, J. C. jr., HAYDEN, W. F., THOMPSON, B. W.: Intestinal bypass operations for obesity. Am. J. Surgery **126**, 769–772 (1973).

BAGDADE, J. D.: Basal insulin and obesity. Lancet **II**, 630–631 (1968).

BAGDADE, J. D., BIERMAN, E. L., PORTE, D.: Influence of obesity on the relationship between insulin and triglyceride levels in endogenous hypertriglyceridemia. Diabetes **20**, 664 (1971).

BAGDADE, J. D., BIERMAN, E. L., PORTE, D.: Hyperinsulinism – A metabolic consequence of obesity. Diabetes **17**, 315 (1968).

BAGDADE, J. D., BIERMAN, E. L., PORTE, D.: Basal and stimulated insulin levels: Comparison of insulinogenic effects of oral glucose and intravenous tolbutamide in nondiabetic and diabetic subjects. Metabolism **20**, 1000 (1971).

BAGDADE, J. D., BIERMAN, E. L., PORTE, D.: The significance of basal insulin in the evaluation of the insulin response to glucose in diabetic and non diabetic subjects. J. clin. Invest. **46**, 1549–1557 (1967).

BAGDADE, J. D., PORTE, D., BIERMAN, E. L.: The interaction of diabetes and obesity on the regulation of fat mobilization in man. Diabetes **18**, 759–772 (1969).

BAHNER, F.: Fettsucht und Magersucht. In: Bergmann, G., Frey W., Schwiegk, H. (eds.): Handbuch der inneren Medizin, Band 7, 1. Teil, p. 978. Berlin-Heidelberg: Springer 1955.

BAIER, H., KNICK, B., EMDEN, A., RUCKES, J.: Fettleber, Fettsucht und latenter Diabetes. Med. Welt **15**, 1813–1861, (1964).

BAIER, H., ROTHER, F., BAUER, H., KNICK, B.: Leberbioptische Befunde bei verschiedenen Formen von Diabetes mellitus. Münch. med. Wschr. **2**, 89–94 (1965).

BAILE, C. A.: Regulation of feed intake in ruminants. Fed. Proc. **27**, 1361 (1968).

BAILE, C. A., FORBES, J. M.: Control of feed intake and regulation of energy balance in ruminants. Physiol. Rev. **54**, 160 (1974).

BAIRD, I. M.: Urinary corticosteroid excretion in obese adults. Lancet **II**, 1022 (1963).

BAIRD, I. M., PARSONS, R. L., HOWARD, A. N.: Clinical and metabolic studies of chemically defined diets in the management of obesity. Metabolism **23**, 645–657 (1974).

BALASSE, E. O.: Influence of norepinephrine, growth hormone, and fasting on FFA mobilization and glucose metabolism in lean and obese subjects. Diabetologia **4**, 20 (1968).

BALASSE, E. O., OOMS, H. A.: Role of plasma free fatty acids in the control of insulin secretion in man. Diabetologia **9**, 145–151 (1973).

BALL, E. G.: Some energy relationships in adipose tissue. Ann. NY. Acad. Sci. **131**, 225 (1965).

BALL, E. G., JUNGAS, R. L.: On the action of hormones which accelerate the rate of oxygen consumption and fatty acid release in rat adipose tissue in vitro. Proc. Nat. Acad. Sci. **47**, 932–941, (1961).

BALL, J. P., DONALD, R. A., ESPINER, E. A.: Pituitary response to insulininduced hypoglycemia in obese subjects before and after fasting. J. clin. Endocr. **31**, 546 (1970).

BALL, M. F., CANARY, J. J., KYLE, L. H.: Comparative effects of caloric restriction and total starvation on body composition in obesity. Am. Intern. Med. **67**, 60–67 (1967 a).

BALL, M. F., CANARY, J. J., KYLE, L. H.: Tissue changes during intermittent starvation and caloric restrictions as treatment for severe obesity. Arch. Intern. Med. **125**, 62–68 (1970 a).

BALL, M. F., EL-KHODARY, A. Z., CANARY, J. J.: Growth hormone response in the thinned obese. J. Clin. Endocr. Metab. **34**, 498–511 (1972).

BALL, M. F., EL-KHODARY, A. Z., CANARY, J. J., ALDIGE, C.: Growth hormone response to oral glucose in the thinned obese. Clin. Res. **18**, 599 (1970 b).

BALL, M. F., KYLE, L. H., CANARY, J. J.: Comparative effects of caloric restriction and metabolic acceleration on body composition in obesity. J. Clin. Endocrin. **27**, 273–278 (1967 b).

BANTING, W.: Letter on corpulence. 3. Aufl. London: Harrison 1864.

BARACH, H. J.: Constitutional and hereditary traits in diabetes. Am. J. Med. Sci. **172**, 243–248 (1926).

BARACH, H. J.: Obesity, its associated diseases and treatment. Am. J. dig. diseases **19**, 37–44 (1952).

BARRERA, F., REIDENBERG, M. M., WINTERS, W. L.: Pulmonary function in the obese patient. Amer. J. Med. Sci. **254**, 785 (1967).

BARTA, L., ROSTA, J.: Juvenile obesity. Investigation of carbohydrate and fat metabolism. Ann. Paediat. **196**, 189–203 (1961).

BASLER, H. D., SCHWOON, D. R.: Methoden der Verhaltenstherapie bei Adipösen. Med. Klin. **68**, 1722–1728 (1973).

Bassas-Grau, E. u. M.: Klinische, aetiologische, pathologische und therapeutische Überlegungen zur Zellulitis (Pannikulose). Münch. med. Wschr. **108**, 431 (1966).

Bauer, J.: Über Fettansatz. Klin. Wschr. **1**, 1977–1983 (1922).

Bauer, J.: Constitution and disease. New York: Grune and Stratton Inc. 1945.

Baum, J. D., Ounsted, M., Smith, M. A.: Weight gain in infancy and subsequent development of diabetes mellitus in childhood. Lancet **II**, 866 (1975).

Baxter, D., Gates, R. J., Lazarus, N. R.: Insulin receptor in the New Zealand obese mouse (NZO): Changes following the implantation of islets of Langerhans. Exerpta Medica (Amsterdam) Int. Congr. Series **280**, 74 (1973).

Bayer, P. M., Grabl, F., Schnack, H., Zyman, H.: Vorsorgeuntersuchung Hyperlipidämie. Serumlipidwerte bei 3006 Erwachsenen aus dem Bereich von Wien. Wien. klin. Wschr. **87**, 756–759 (1975).

Bayles, S.: Psychiatric contributions to the treatment of obesity. Am. J. Med. Sci. **219**, 104–107 (1950).

Beck, P., Koumans, J. H. T., Winterling, C. H., Stein, M. F., Daughaday, W. H., Kipnis, D. M.: Studies of insulin and growth hormone secretion in human obesity. J. Lab. clin. Med. **64**, 654–667 (1964).

Bedell, G. N., Wilson, W. R., Seebohn, P.: Pulmonary function in obese persons. J. clin. Invest. **37**, 1049 (1958).

Behnke, A. R.: Physiologic studies pertaining to deep sea diving and aviation, especially in relation to the fat content and compositio of the body. Harvey Lectures NY **37**, 198–226 (1941).

Behnke, A. R.: The relation of lean body weight to metabolism and some consequent systematizations. Ann. NY Acad. Sci. **56**, 1095 (1953).

Behnke, A. R., Feen, B. G., Welham, W. C.: The specific gravity of healthy men. J. Am. Med. Ass. **118**, 495–501 (1942).

Bell, J. P., Donald, R. A., Espiner, E. A.: Pituitary response to insulin induced hypoglycemia in obese subjects before and after fasting. J. clin. Endocr. **31**, 546 (1970).

Benedetti, A., Simpson, R. G., Grodsky, G. M., Forsham, P. H.: Exaggerated insulin response to glucagon in simple obesity. Diabetes **16**, 666–669 (1967).

Benedict, F. G.: A study of prolonged fasting. Carnegie Institution of Washington Publication Nr. 203, Washington D. C. 1975.

Bengstsson, K., Karlberg, B., Lindgren, S.: Lactic acidosis in phenformintreated diabetics. Acta med. scand **191**, 203–208 (1972).

Bennett, V., Cuatrecasas, P.: Insulin receptor in fat cells in insulin resistant metabolic states. Science **176**, 805 (1972).

Bennion, L. J., Grundy, S. M.: Effects obesity and caloric intake on biliary lipid metabolism in man. J. clin. Invest. **56**, 996–1011 (1975).

Benoit, F. L., Durrance, F. Y.: Radiothyroxine turnover in obesity. Am. J. Med. Sci. **249**, 647–653 (1965).

Benoit, F. L., Martin, R. L., Watten, R. H.: Changes in body composition during weight reduction in obesity. Ann. intern. Med. **63**, 604–612 (1965).

Benson-Cooper, D., Bird, D., Lanig, J. K., Hannah, E. E., Carell, R. W., Beanan, D. W.: Obesity in a New Zealand community. New Zealand Med. J. **82**, 115–119 (1975).

Berchtold, P.: Glukosetoleranz, Plasmainsulin, Serumlipide und Fettgewebszellularität bei Männern verschiedenen Alters und Herzinfarktpatienten mit spezieller Berücksichtigung des körperlichen Trainings. Habil. Schrift Düsseldorf (1974 a).

Berchtold, P.: Herzinfarkt und Diabetes mellitus. Therapiewoche **24**, 2624 (1974 b).

Berchtold, P., Berger, M., Dohse, M., Glawar, E., Potthoff, H., Gries, F. A., Zimmermann, H.: Ist der Adipöse ein Risikopatient für cardiovaskuläre Krankheiten? 10. Kongress Dtsch. Diabetes Ges. 1975.

Berchtold, P., Berger, M., Wiegelmann, W., Drost, H., Kley, H. K., Cüppers, H. J., Schäfer, U., Gries, F. A., Zimmermann, H.: Hormonelle Reaktionen unter Muskelarbeit. Wiss. Arbeitstagung, Deutsche Diabetes Gesellschaft, Ausschuß Ernährung. Stuttgart: SchattauerVerlag 1976 im Druck.

BERCHTOLD, P., BJÖRNTORP, P., GUSTAFSON, A., LINDHOLM, B., TIBBLIN, G., WILHELMSEN, L.: Glucose tolerance, plasma insulin and lipids in relation to adipose tissue cellularity in men after myocardial infarction. Acta med. Scand. **191**, 35 (1972).

BERCHTOLD, P., BOLLI, P., ARBENZ, U., KEISER, G.: Intestinale Absorptionsstörung infolge Metforminbehandlung (zur Frage der Wirkungsweise der Biguanide). Diabetologia **5**, 405–412 (1969a).

BERCHTOLD, P., BOLLI, P., KEISER, G.: Mauriac-Syndrom und diabetische Enteropathie. Praxis **58**, 1108–1115 (1969b).

BERCHTOLD, P., DAHLQVIST, A., GUSTAFSON, A., ASP, N. G.: Effects of a biguanide (metformin) on vitamin B_{12} and folic acid absorption and intestinal enzyme activities. Scand. J. Gastroent. **6**, 751–754 (1971).

BERCHTOLD, P., GRIES, F. A.: Kohlenhydratstoffwechsel. In: Buchborn, E., Jahrmärker, H., Karl, H. J., Martini, G. A., Müller, W., Riecker, G., Schwiegk, H., Siegenthaler, W., Stich, W. (eds.): Therapie innerer Krankheiten, p. 275. Berlin-Heidelberg: Springer 1974.

BERG, B. N., SIMMS, H. S.: Nutrition and longevity in the rat. II. Longevity and onset of disease with different levels of food intake. J. Nutr. **71**, 255 (1960).

BERGER, M.: Untersuchungen zur Lipolyse am menschlichen Fettgewebe in vitro. Inaugural Diss. Düsseldorf (1968).

BERGER, M., BAUMHOFF, E., GRIES, F. A.: Effect of weight reduction upon glucose tolerance in obesity. A follow up study of five years. In: Howard A. (ed.): Recent advances in obesity research: I. p. 128. London: Newman Publ. 1975.

BERGER, M., BAUMHOFF, E., GRIES, F. A.: Gewichtsreduktion und Glukose-Intoleranz bei Adipositas. Eine Verlaufsstudie über 5 Jahre. Dtsch. med. Wschr. **101**, 307 (1976a).

BERGER, M., BERCHTOLD, P., KRÜSKEMPER, G. M., ZIMMERMANN, H.: Therapie der Fettsucht. Internist im Druck (1976b).

BERGER, M., GRANZ, M., BERCHTOLD, P., KRÜSKEMPER, G. M., ZIMMERMANN, H.: Verlaufsuntersuchungen zum Langzeit-Effekt der Nulldiät. Dtsch. Med. Wschr. **101**, 601 (1976c).

BERGER, M., GRIES, F. A., BERCHTOLD, P.: Risikofaktoren bei Herzinfarkt: Adipositas. Therapiewoche **26**, 455 (1976d).

BERGER, M., HAGG, S. A., GOODMAN, M. N., RUDERMAN, N. B.: Glucose metabolism in perfused skeletal muscle. Effects of starvation, diabetes, fatty acids, acetoacetate, insulin and exercise on glucose uptake and disposition. Biochem J. in press (1976e).

BERGER, M., HERBERG, L., GRIES, F. A.: Fettmobilisation und Insulinempfindlichkeit des menschlichen Fettgewebes in vitro in Abhängigkeit von Alter, Übergewicht und Diabetes mellitus. In: Magyar, J., Beringer, A. (eds.): Diabetes mellitus. p. 409. Wien: Verl. Wien. Med. Akademie 1971a.

BERGER, M., PREISS, H., HESSE-WORTMANN, C., GRIES, F. A.: Altersabhängigkeit der Fettzellgröße und der lipolytischen Aktivität im menschlichen Fettgewebe. Gerontologia **17**, 312 (1971b).

BERGER, W., ROTEN, L., AMREIN, R., CHRISTELLER, M.: Aktion zur Früherfassung von Zuckerkranken in Basel 1972. Schweiz. med. Wschr. **106**, 51–58 (1976).

BERGMANN, von G.: Der Stoff- und Energieumsatz beim infantilen Myxödem und bei Adipositas universalis, mit einem Beitrag zur Schilddrüsenwirkung. Z. exper. Path. u. Ther. **5**, 646–730 (1909).

BERGMANN, von G.: Die Fettsucht. In: Oppenheimer, C. (ed.): Handbuch der Biochemie des Menschen und der Tiere. Band 4, 2. p. 208–237. Jena: G. Fischer 1910.

BERINGER, A., BÄNDER, A., GLANINGER, J., MAYERHOFER, E.: Der Einfluß der Lipolyse und ihrer Hemmung auf die diabetische Stoffwechselstörung und den Cholesteringehalt des Blutes. Wiener Ztschr. Inn. Med. **52**, 1–14 (1975).

BERINGER, A., THALER, H.: Zusammenhänge zwischen Diabetes und Fettleber. Dtsch. med. Wschr. **95**, 836–838 (1970).

BERKOWITZ, D.: Metabolic changes associated with obesity before and after weight reduction. J. Am. Med. Ass. **187**, 399–403 (1964).

BERNHARDIS, L. L., FROHMAN, L. A.: Effects of hypothalamic lesions at different loci on development of hyperinsulinemia and obesity in the weanling rat. J. Comp. Neurol. **141**, 107–115 (1971).

BERNHARDT, H.: Zur Behandlung der Fettleibigkeit. Dt. med. Journal **7**, 226–229 (1956).

BERNSTEIN, R. A., GIEFER, E. E., RIMM, A. A.: Gallbladder disease – I. Assessment of validity and reliability of data derived from a questionnaire. A study of 62739 weight conscious women. J. chron. Dis. **29**, 51–58 (1976).

BERNSTEIN, R. A., GRANT, N., KIPNIS, D. M.: Hyperinsulinemia and enlarged adipocytes in patients with endogenous hyperlipoproteinemia without obesity or diabetes mellitus. Diabetes **24**, 207–213 (1975).

BERNSTEIN, R. A., WERNER, L. H., RIMM, A. A.: Relationship of gallbladder disease to parity, obesity and age. Health service Rep. **88**, 925–936 (1973).

BERTRAM, F.: Zur Pathogenese der Regulationskrankheiten. Dtsch. Med. Wschr. **75**, 134–138 (1950).

BIERMAN, E. L., BAGDADE, J. D., PORTE, D. jr.: Obesity and diabetes: the odd couple. Am. J. clin. Nutr. **21**, 1434–1437 (1968).

BIERMAN, E. L., GLOMSET, J. A.: Disorders of lipid metabolism. In: Williams R. H.: Textbook of Endokrinology. p. 890. Philadelphia: Saunders 1974.

BIERMAN, E. L., PORTE, D.: Carbohydrate intolerance and lipemia. Ann. intern. Med. **68**, 926 (1968).

BILLEWICZ, W. Z., KEMSLEY, W. F. F., THOMSON, A. M.: Indices of adiposity. Brit. J. Prev. Soc. Med. **16**, 183–188, (1962).

BISMARK, H. D.: Die Adipositas als schrittmachender und gemeinsamer Faktor der Polymorbidität im Alter. Ztschr. Altersforschung **21**, 151–157, (1968).

BJÖRNTORP, P.: Studies on adipose tissue from obese patients with or without diabetes mellitus. II. Basal and insulin-stimulated glucose metabolism. Acta med. Scand. **179**, 229 (1966).

BJÖRNTORP, P.: The effect of insulin in vitro on human adipose tissue from normal and diabetic subjects. Acta med. Scand. **181**, 389 (1967).

BJÖRNTORP, P.: Disturbances in the regulation of food intake. Obesity: Anatomic and physiologic-biochemical observations. Adv. psychosom. Med. **7**, 116 (1972 a).

BJÖRNTORP, P.: Size, number and function of adipose tissue cells in human obesity. In: Greten, H., Levine, R., Pfeiffer, E. F., Renold, A. E. (eds.): Lipid metabolism, obesity, and diabetes mellitus: Impact upon atherosclerosis. Horm. metab. Res. Suppl. 4, p. 77, Stuttgart: Thieme 1972 b.

BJÖRNTORP, P.: Effects of age, sex and clinical conditions on adipose tissue cellularity in man. Metabolism **23**, 1091–1102 (1974 a).

BJÖRNTORP, P.: Renaissance of a new frontier in obesity research. Acta. med. Scand. **196**, 145–147 (1974 b).

BJÖRNTORP, P.: Effects of physical conditioning in obesity. In: Bray, G. A. (ed.): Obesity in perspective. DHWE Publication No. (NIH) 75–708. p. 397. Washington, D. C. 1975.

BJÖRNTORP, P., BENGTSSON, C., BLOHMÉ, G., JONSSON, A., SJÖSTRÖM, L., TIBBLIN, E., TIBBLIN, G., WILHELMSEN, L.: Adipose tissue fat cell size and number in relation to metabolism in randomly selected middle-aged men and women. Metabolism **20**, 927–935 (1971 a).

BJÖRNTORP, P., BERCHTOLD, P., TIBBLIN, G.: Insulin secretion in relation to adipose tissue in men. Diabetes **20**, 65–70 (1971 b).

BJÖRNTORP, P., BERGMAN, H., VARNAUSKAS, E.: Plasma free fatty acid turnover rate in obesity. Acta med. Scand. **185**, 351 (1969 a).

BJÖRNTORP, P., BERGMAN, H., VARNAUSKAS, E., LINDHOLM, B.: Lipidmobilization in relation to body composition in man. Metabolism **18**, 840 (1969 b).

BJÖRNTORP, P., CARLGREN, G., ISAAKSSON, B., KROTKIESWSKI, M., LARSSON, B., SJÖSTRÖM, L.:

Effect of an energy-reduced dietary regimen in relation to adipose tissue cellularity in obese women. Am. J. clin. Nutr. **28**, 445–452 (1975).

BJÖRNTORP, P., GUSTAFSON, A., PERSSON, B.: Adipose tissue fat cell size and number in relation to metabolism in endogenous hypertriglyceridemia. Acta med. Scand. **190**, 363–367 (1971c).

BJÖRNTORP, P., GUSTAFSON, A., TIBBLIN, G.: Relationship between adipose tissue cellularity and carbohydrate and lipid metabolism in a randomly selected population. In: R. J. Jones. (ed.): Atherosclerosis, Proc. of the second Intern. Symp., p. 374. Berlin-Heidelberg: Springer 1970a.

BJÖRNTORP, P., HOOD, B., MARTINSSON, A., PERSSON, B.: The composition of human subcutaneous adipose tissue in obesity. Acta. med. Scand. **180**, 117, 1966.

BJÖRNTORP, P., JOUNGE, DE K., KROTKIEWSKI, M., SULLIVAN, L., SJÖSTRÖM, L., STEINBERG, J.: Physical training in human obesity. III. Effects of long-term physical training on body composition. Metabolism **22**, 1467–1475 (1973a).

BJÖRNTORP, P., JOUNGE, DE K., SJÖSTRÖM, L., SULLIVAN, L.: The effect of physical training on insulin production in obesity. Metabolism **19**, 631–637 (1970b).

BJÖRNTORP, P., JOUNGE, DE K., SJÖSTRÖM, L., SULLIVAN, L.: Physical training in human obesity. II. Effects on plasma insulin in glucoseintolerant subjects without marked hyperinsulinemia. Scand. J. clin. Lab. Invest. **32**, 41 (1973b).

BJÖRNTORP, P., KARLSSON, M.: Triglyceride synthesis in human subcutaneous adipose tissue cells of different size. Europ. J. clin. Invest. **1**, 112 (1970).

BJÖRNTORP, P., LINDHOLM, B., ÖRNDAHL, G.: Adipose tissue cellularity in relation to metabolism in dystrophia myotonica. Zit. n. Björntorp et al. Acta med. Scand. **190**, 363 (1971d).

BJÖRNTORP, P., MARTINSSON, A.: The composition of human subcutaneous adipose tissue in relation to its morphology. Acta. med. Scand. **179**, 475–481 (1966).

BJÖRNTORP, P., SJÖSTRÖM, L.: The number and size of adipose tissue fat cells in relation to metabolism in human obesity. Metabolism **20**, 703 (1971).

BJÖRNTORP, P., SJÖSTRÖM, L.: The composition and metabolism in vitro of adipose tissue fat cells of different sizes. Europ. J. clin. Invest. **2**, 78–84 (1972).

BJÖRNTORP, P., SJÖSTRÖM, L., BERCHTOLD, P. et al.: Diagnose und Behandlung der Adipositas. Schweiz. Rundschau Med. **60**, 698 (1971 e).

BJURULF, P.: Artherosclerosis and body build with special reference to size and number of subcutaneous fat cells. Acta med Scand. **66**, Suppl. 349, 29–53 (1959).

BLACK, M., BOTTOMS, E., SHUSTER, S.: Skin collagen and thickness in simple obesity. Brit. med. J. **4**, 149–150 (1971).

BLACKBURN, H.: Progress in the epidemiology and prevention of coronary heart disease. In: Yn P. N., Groodwin J. F.: Progress in cardiology. p. 1 Lea and Febiger, Philadelphia: 1974.

BLACKBURN, L., BISTRIAN, B. R., FLATT, J. P.: Role of a protein sparing fast in a weight reduction programm. In: A. Howard (ed.): Recent Advances in obesity research: I. p. 279–281 London: Newman Pbl. Ltd. 1975.

BLECKET, R. B., WOODHILL, J. M., LEELARTHAEPIN, B., PALMER, A. J.: Typ IV hyperlipidaemia and weight-gain after maturity. Lancet **II**, 517 (1975).

BLEULER, M.: „Psychosomatik" der Fettsucht. Helv. Med. Acta. **19**, 293–308 (1952).

BLODGET, F. M., IEZZONI, L., GRIBETZ, D., TALBOT, N. B.: Effects of prolonged cortisone treatment on the statural growth, skeletal maturation and metabolic status of children. New. Engl. J. Med. **254**, 636 (1956).

BLOEM, W. L., AZAR, G., CLARK, J., MACKAY, H. J.: Comparison of metabolic changes in fasting obese and lean patients. Ann. N.Y. Acad. Sci. **131**, 623–631 (1965).

BLONDHEIM, S. H., KAUFMANN, N., POZNANSKI, R.: The treatment of obesity in an outpatient diabetic unit. J. Am. Med. Ass. **186**, 1043–1046 (1963).

BLOOM, W. L.: Fasting as an introduction to the treatment of obesity. Metabolism **8**, 214–220 (1959).

Bloom, W. L.: Fasting ketosis in obese men and women. J. lab. clin. Med. **59**, 605 (1962).

Bloom, W. L.: To fast or exercise. Am. J. clin. Nutr. **21**, 1475–1479 (1968)

Bloom, W. L., Azar, G., Clark, J., MacKay, J. H: Comparison of metabolic changes in fasting obese and lean patients. Ann. NY Acad. Sci. **131**, 623 (1965).

Bloom, W. L., Eidex, M.: Inactivity as a major factor in adult obesity. Metabolism **16**, 679–684 (1967 a).

Bloom, W. L., Eidex, M. F.: The comparison of energy expenditure in the obese and lean. Metabolism **16**, 685–692 (1967 b).

Boeuf, G., Vague, Ph.: Le dosage radio-immunologique de l'insuline plasmatique dans le diabète et les obésités. Le Diabète **15**, 185–195 (1967).

Börjeson, M.: Oberweight children. Acta paediat. **51**, Suppl. 132 (1962).

Boileau, J. G., Lizoa, E. P.: Dépistage du numbre d'enfants obèses et étude sommaire dú status socioéconomique de leur famille. Vie médicale du Canada Francaise **1**, 572 (1972).

Bollinger, R. E., Brown, R. W., Lukert, B. P., Monroe, M. L.: Insulin-like activity in urine of normal and obese subjects. Metabolism **14**, 568–577 (1965).

Bollinger, R. E. Lukert, B. P., Brown, R. W., Guevara, L., Steinberg, R.: Metabolic balance of obese subjects during fasting. Arch. Intern. Med. **118**, 3–8 (1964).

Boller, R.: Die Fettsucht als Gegenwartsproblem. Med. Welt **51**, 570–577 (1956).

Bolodeoku, J. O., Abadevoh, B. K. Palmer, E. D.: Therapeutic effect of fenfluramine (ponderax) in obese nigerians-weight reducing and hypotensive properties. Nigerian Med. J. **2**, 199–202 (1972).

Bolte, R., Gleiss, J.: Fettsucht im Kindesalter. Kinderärztl. Praxis **37**, 123–137 (1969).

Bolzano, K., Lisch, H.-J., Aigner, A., Sandhofer, F., Sailer, S.: Der Einfluß einer Null-Caloriendiät auf die Herzleistung von kreislaufgesunden,übergewichtigen Frauen. Wiener klin. Wschr. **85**, 657–661 (1973).

Bonnet, F., Gosselin, L., Chautraine, J., Seuterre, J.: Subcutaneous adipose cell size and number in normal and obese children. Proc. XIII int. Congr. Pediatr. p. 231. Wien. med. Akad. Vol. 7 (1971).

Booyens, J., McCane, R. A.: Individual variations in expenditure of energy. Lancet **I**, 223–229 (1957).

Bornhardt, A.: Die Körperwägungen der Einberufenen als Mittel zur Bestimmung der Tauglichkeit zum Militärdienst. Sankt Petersburger Medizinische Wochenschrift **11**, 108–109 (1886).

Bornstein, J., Lawrence, R. D.: Plasma insulin in human diabetes mellitus. Brit. Med. J. **2**, 1541 (1951).

Bortz, W. M.: Glucose turnover and oxidation in lean and obese humans. Fed. Proc. **27**, 807 (1968).

Bortz, W. M.: Metabolic consequences of obesity. Ann. intern. Med. **71**, 833–843 (1969).

Bortz, W. M.: The pathogenesis of hypercholesterolemia. Ann. intern. Med. **80**, 738–746 (1974).

Bortz, W., Holmes, W. L.: Plasma FFA response to starvation in lean and obese subjects. Zit. Bortz: Ann. intern. Med. **71**, 833 (1969).

Bory, R., Pardon, N.: Contribution a l'évaluation du facteur alimentaire dans l'obesité. Presse Medicale **60**, 333–334 (1962).

Boshell, B. R., Chandalia, H. B., Kreisberg, R., Roddam, R. F.: Serum insulin in obesity and diabetes mellitus. Am. J. clin. Nutr. **21**, 1419–1428 (1968).

Bottermann, P., Schulze-Sölde, R., Dammbacher, M.: Untersuchungen über den Fettstoffwechsel bei der Fettsucht. Diabetologia **1**, 180–186 (1965/66).

Bouchardat, A.: De la glycosurie au diabete sucré. Gerner-Bailliere, Paris 1875.

Boyer, J., Clement, M., Vague, P., Vague, J.: Le taux de production de cortisol dans les obésités feminines In: Atti: XII Congresso Nazionale della Sociéta Italiana di Endocrinologia: Componenti Endocrine nelle Obesità, Catania 1968, p. 197. Milan: La Pigraf 1968.

Boyer, J., Girodengo, M., Dzieniszewski, J., Vague, J.: La reponse sécrétoire corticosurrénale des sujets obèses à l'injection de 1–24 corticotrophine. Ann. Endocr. (Paris) **31**, 869 (1970).

Bram, J.: Psychich factors in obesity; observation in over 2000 cases. Arch. Paediatr. **67**, 543–552 (1950).

Braunstein, J. J.: Management of the obese patient. Med. Clin. North. America **55**, 391–401 (1971).

Braunsteiner, H., Sailer, S., Sandhofer, F., Di Pauli, R., Gable, E., Jung, A.: Lipidwerte bei gesunden Personen und Patienten mit Myokardinfarkt. Wien. Klin. Wschr. **77**, 859–862 (1965).

Bräutigam, W.: Psychosomatische Gesichtspunkte zur Genese und Therapie der Übergewichtigkeit. Therapiewoche **26**, 1206–1212 (1976).

Bray, G. A.: Effect of diet and triiodothyronine on the activity of sn-glycerol-3-phosphate dehydrogenase and on the metabolism of glucose and pyruvate by adipose tissue of obese patients. J. clin. Invest. **48**, 1413–1422 (1969 a).

Bray, G. A.: Effect of caloric restriction on energy expenditure in obese patients. Lancet II, 397–398 (1969 b).

Bray, G. A.: Measurement of subcutaneous fat cells from obese patients. Ann. intern. Med. **73**, 565–569 (1970).

Bray, G. A.: Obesity: A serious symptom. Ann. intern. Med. **77**, 779–795 (1972).

Bray, G. A.: Lipogenesis in human adipose tissue: some effects of nibbling and gorging. J. clin. Invest. **51**, 537–548 (1972).

Bray, G. A.: Genetic and regulatory aspects in obesity of animals and man. Horm. metab. Res. Suppl. **4**, 63–69 (1974).

Bray, G. A.: Metabolic responses of human adipose tissue in obesity. In: Bray G. A. (ed.): Obesity in perspective, DHEW Publication No. (NIH) 75–708, p. 253, Washington 1975 b.

Bray, G. A., (ed.): Obesity in perspective. DHEW Publication No. (NIH) 75–708, Washington 1975 a.

Bray G. A., Campfield, L. A.: Metabolic factors in the control of energy stores. Metabolism **24**, 99 (1975).

Bray, G. A., Davidson, M. B., Drenick, E. J.: Obesity: A Serious Symptom. Ann. Intern. Med. **77**, 779–805 (1972).

Bray, G. A., Gallagher, T. F.: Effect of nutritional state and triiodithyronine on the metabolism of adipose tissue in obesity. Clin. Res. **16**, 331 (1968).

Bray, G. A., Gallagher, T. F.: Hypothalamic obesity in man. Clin. Res. **20**, 190 (1972).

Bray, G. A., Gallagher, T. F.: Manifestations of hypothalamic obesity in man: a comprehensive investigation of eight patients and a review of the literature. Medicine **54**, 301 (1975).

Bray, G. A., Glennon, J. A., Ruedi, B., Cheifetz, P., Cassidy, C. E.: Triiodothyronine and mercurial diuretics. Effects on excretion of a water load and on plasma free fatty acids in obese patients. Am. J. Clin. Nutr. **22**, 1420–1422 (1969).

Bray, G. A., Kenneth, E. W., Chopra, M., Chopra, J.: Effect of triiodothyronine on some metabolite responses of obese patients. Ann. J. Clin. Nutr. **26**, 715–721 (1973).

Bray, G. A., Londono, J., Gallagher, T. F.: Effect of weight loss and triiodothyronine on plasma growth hormone and insulin in obesity. Ann. Intern. Med. **70**, 1100 (1969).

Bray, G. A., York, D. A.: Genetically transmitted obesity in rodents. Physiol. Rev. **51**, 598 (1971).

Brech, W. J., Gordon, E. S., Glennon, J. A.: Kinetische Studien des Glukosestoffwechsels bei der Adipositas. Verh. dtsch. Ges. inn. Med. **77**, 908 (1969).

Brobeck, J. R., Tepperman, J., Long, C. N. H.: Experimental hypothalamic hyperphagia in albino rat. Yale J. biol. Med. **15**, 893 (1943).

Brook, C. G. D.: Evidence for a sensitive period in adipose-cell replication in man. Lancet **II**, 624–627 (1972).

BROOK, C. G. D., LLOYD, J. K.: Adipose cell size and glucose tolerance in obese children and effects of diet. Arch. disease childhood **48**, 301–304 (1973).

BROOK, C. G. D., LLOYD, J. K., WOLF O. H.: Relation between age of onset of obesity and size and number of adipose cells. Brit. Med. J. **II**, 25–27 (1972).

BROWN, D. F., DOYLE, J. T.: Pre-beta-lipoproteinemia. Its bearing on the dietary management of serum lipid disorders as related to ischemic heart desease. Am. J. clin. Nutr. **20**, 324 (1967).

BROWN, R. G., O'LEARY, J. P., WOODWARD, E. R.: Hepatic effects of jejunoileal bypass for morbid obesity. Am. J. Surgery **127**, 53–58 (1974).

BROZEK, J., KEYS, A.: Relative body weight, age and fatness. Geriatrics **8**, 70–75 (1953).

BRUCH, H.: Obesity in childhood. 4. Energy expenditure of obese children. Amer. J. dis. child. **60**, 1082 (1940).

BRUCH, H.: The importance of overweight. New York: Norton 1957.

BRUCH, H.: Developmental obesity and schizophrenia. Psychiatry **21**, 65 (1958).

BRUCH, H.: Über die psychologischen Aspekte der Fettleibigkeit. Med. Klin. 295–300 (1964).

BRUCH, H.: Eating disorders: obesity, anorexia nervosa and the person within. London: Routledge and Kejan, 1974.

BRÜGEL, H.: Die Behandlung der Adipositas mit Schilddrüsenhormon-Analogen. Münch. Med. Wschr. **106**, 214–217 (1964).

BRUGSCH, T.: Fettsucht. In: Kraus, F., Brugsch, T. (eds.): Spezielle Pathologie und Therapie innerer Krankheiten. 1. Band, p. 297. Berlin: Urban + Schwarzenberg, 1919.

BUCHWALD, H., LOBER, P. H., VARCO, R. L.: Liver biopsy findings in serenty = seven consecutive patients undergoing jejunoileal bypass for morbid obesity. Am. J. Surgery **127**, 48–52 (1974).

BUCHWALD, H., VARCO, R.: A bypass operation for obese hyperlipidemia patients. Surgery **70**, 62–70 (1971).

BUGYI, B.: Hautfalten Untersuchungen an der heranwachsenden Jugend. Z. Morph. Anthropolog. **61**, 207–216 (1969).

BÜHLMANN, A. A.: Atmung. In: Siegenthaler W. (ed.): Klinische Pathophysiologie p. 656. Stuttgart: Thieme 1973.

BÜRGER, M.: Verdauungs- und Stoffwechselkrankheiten. Berlin VEB Volk und Gesundheit. 1953.

BULLEN, B. A., QUAADE, F., OLESEN, E., LUND, S. A.: Ultrasound reflections used or measuring subcutaneous fat in humans. Human Biol. **37**, 375–384 (1965).

BURCHER, S. K., SORELL, V. F.: Intestinal bypass for obesity. N. Z. Med. J. **73**, 128–135 (1971).

BÜRGER, M., RIES, U.: Zum Problem der Fettsucht. Münch. Med. Wschr. **100**, 258–265 (1958).

BURMEISTER, W.: Eine neue Methode zur Bestimmung der Körperzellmasse. Klin. Wschr. **43**, 750–751 (1965).

BURNS, Th. W., HALES, C. N.: Regulation of lipolysis in isolated human adipose tissue cells. Lancet **I**, 796 (1966).

BURT, V., STUNKARD, A.: Body weight and achilles reflex time. Ann. Intern. Med **60**, 900–902 (1964).

BURWELL, C. S., ROBIN, E. D., WHALEY, R. D., BICHELMANN, A. G.: Extreme obesity associated with alveolar hypoventilation – a pickwickian syndrome. Amer. J. med. **21**, 811 (1956).

BUSCHMANN, G., FRITZE, E., MARSCH, A.: Verlaufsbeobachtungen an 1500 Zuckerkranken. Dtsch. Med. Wschr. **83**, 1284–1289 (1958).

BUSKIRK, R. R., THOMPSON, R. H., LUTWAK, L., WHEDON, G. D.: Energy balance of obese patients during weight reduction: influence of diet restriction and exercise. Ann N Y Acad Sci **110**, 918 (1963).

Butterfield, W. J. H., Hanley, T., Whichelow, M. J.: Peripheral metabolism of glucose and free fatty acids during oral glucose tolerance tests. Metabolism **14**, 851 (1965).

Butterfield, W. J. H., Whichelow, M. J.: Fenfluramine and muscle glucose uptake in man. Lancet **2**, 109 (1968).

Cahill, G. F.: Starvation in man. N. Engl. J. Med. **282**, 668–675 (1970).

Cahill, G. F.,: Obesity and insulin levels. N. Engl. J. Med. **284**, 1268 (1971).

Cahill, G. F., Herrera, M. G., Morgan, A. P., Soeldner, J. S., Steinke, J., Levy, P. L., Reichard, B. A., Kipnis, D. M.: Hormone-fuel interrelationship during fasting. J. clin. Invest. **45**, 1751 (1966).

Cahill, G. F., Owen, O. E., Felig, P., Morgan, A. P.: The endocrine control of metabolism during fasting. Excerpta medica Intern. Cong. Ser. **184**, 148–151 (1968 a).

Cahill, G. F. jr., Owen, O., Morgan, A. P.: The consumption of fuels during prolonged starvation. In: G. Weber, (ed.): Advances in enzyme regulation **6**, 143 (1968 b).

Caldwell, A. B., Watson, P., Green, D. B., Florin, A., Braun, P., Bierenbaum, M. L.: Weight reduction and serum cholesterol levels. Amer. J. clin. Nutr. **12**, 401–405 (1963).

Canzler, H.: Energiemessungen unter KH- bzw. Fettreicher Kost. In: Jahnke, K., Mehnert, H. und Drost, H., (eds.): Metabolische und klinische Aspekte der Kohlenhydrate in der Ernährung. p. 136. Mainz: Kirchheim 1975.

Cargille, C. M.: Human chorionic gonadotropin not indicated for obesity. J. Amer. med. Ass. **219**, 1485 (1972).

Carlson, L. A.: Obesitas; steady state. In: Melin H. (ed.): Nordisk Symposium om obesitas, p. 63 (1967).

Carne, S.: The action of chorionic gonadotropin in the obese. Lancet **II**, 1282–1284 (1961).

Carter, J. E. L., Phillips, W. H.: Structural changes in exercising middle-aged males during a 2 year period. J. appl. Physiol. **27**, 787 (1969).

Castelnuovo-Tedesco, P., Schiebel, D.: Studies of superobesity: II. Psychiatric appraisal of jejuno-ileal bypass surgery. Amer. J. Psychiatry **133**, 26–31 (1976).

Catenacci, A. J., Anderson, J. D., Boersma, D.: Anesthetic hazards of obesity. J. Amer. med. Ass. **175**, 657 (1961).

Ceresa, F., Angeli, A., Boccuzzi, G., Perotti, L.: Impulsive and basal ACTH secretion phases in normal subjects, in obese subjects with signs of adrenocortical hyperfunction and in hyperthyroid patients. J. Clin. Endocrinol. **31**, 491–501 (1970).

Cermak, J.: Das Herzvolumen bei Fettleibigen. Das Herzvolumen und seine Beziehung zur Körpermasse, zum Gewicht und zur Körpermasse bei obesen und proportional entwikkelten Knaben. Arch. Kreisl. Forsch. **47**, 234 (1965).

Challoner, D. R.: Hypothesis: Hypermetabolic states, Lancet II, 681 (1966).

Chapman, J. M., Massey, F. J.: The interrelationship of serum cholesterol, hypertension, body weight and risk of coronary heart disease: results of the first ten years follow-up in the Los Angeles heart study. J. chron. Dis. **17**, 933–949 (1964).

Chetwynd, S. J., Stewart, R. A., Powell, G. E.: Social attitudes toward the obese physique. In: Howard A. (ed.): Recent advances of obesity research: I. p. 223. London: Newman Publ. 1975.

Chiang, B. N., Perlman, L. V., Epstein, F. H.: Overweight and hypertension. A review. Circulation **39**, 403 (1969).

Chief medical officer of the Ministry of Education (1962): Report on the Health of the School Child (1960/1961). London, HMSO (1962).

Chiles, R., Tzagournis, M.: Excessive serum insulin response to oral glucose in obesity and mild diabetes. Diabetes **19**, 458–464 (1970).

Chiumello, G., Del Guercio, M. J., Carnelutti, M., Bidone, G.: Relationship between obesity, chemical diabetes and beta pancreatic function in children. Diabetes **18**, 238 (1969).

Chlouverakis, C., Hojnicki, D.: Effect of fat cell size on its sensitivity to insulin measured by a new method. Steroids Lipid Res. **5**, 351–358 (1974).

Christakos, G.: Community programs for weight reduction: Experience of the bureau of nutrition, New York City. Canad. J. Publ. Health. **58**, 499 (1967).

Cianoli, A. C.: Die Behandlung der Adipositas mit 500 Kalorien-Diät und humanem Choriongonadotropin. Gynäkolog. Rundschau **12**, 279–290 (1972).

Cioffi, L. A., Speranza, A.: Physiological and psychological components of the body weight control system in the obese. Bibl. Nutr. Dieta **77**, 154 (1972).

Claussen, F., Jahnke, K., Daweke, H., Liebermeister, H., Oberdisse, K.: Diabetesmorbidität in einer soziologisch definierten Bevölkerungsgruppe (Bäckermeister einer Großstadt). Dtsch. med. Wschr. **95**, 431 (1970).

Clive, D., Ball, M. F., Meloni, C. R., Werdein, E. J., Canary, J. J., Kyle, L. H.: Modifications of the helium dilution method of measuring human body volume. J. Lab. clin. Med. **66**, 841 (1965).

Cogate, A. N., Prunty, F. T. G.: Adrenocortical function in "obesity with pink striae" in the young adult. J. clin. Endocrinol. **23**, 747 (1963).

Cohen, J.: 17-Ketogenic steroid excretion in obese children before and after weight reduction. Brit. Med. J. **5072**, 686 (1958).

Cohn, C., Joseph, D.: Influence of body weight and body fat on appetite of normal, lean and obese rats. Yale J. biol. Med. **34**, 598 (1962).

Coleman, D. L., Hummel, K. P.: Effects of parabiosis of normal with genetically diabetic mice. Amer. J. Physiol. **217**, 1298 (1969).

Colwell, J. A., Lein, A.: Diminished insulin response to hyperglycemia in prediabetes and diabetes. Diabetes **16**, 560–565 (1967).

Comstock, G. W., Kendrick, M. A., Livesay, V. T.: Subcutaneous fatness and mortality. Amer. J. epidemiol. **83**, 548 (1966).

Conradi, M.-L., Conradi, E.: Zur Indikation klinischer Fastenbehandlung. Ztschr. ärztl. Fortbild. **63**, 1284–1288 (1969).

Cope, C. L.: Studies on urea excretion. The effects on the urea clearance of changes in protein and salt content of the diet. J. clin. invest. **12**, 967 (1933).

Copinschi, G., Cornie, A., Leclercq, R., Frankson, J. R. M.: Cortisol secretion rate and urinary corticoid excretion in normal and obese subjects. Acta endocr. (Kbh) **51**, 186 (1966).

Copinischi, G., Wegienka, L. C., Hane, S., Forsham, P. H.: Effect of arginine on serum levels of insulin and growth hormone in obese subjects. Metabolism **16**, 485–491 (1967).

Corvilain, J., Loeb, H., Champenois, A., Abramow, M.: Effect of fasting on levels of plasmanonesterified fatty acids in normal children, normal adults and obese adults. Lancet **I**, 534–535 (1961).

Court, J. M.: The management of obesity. Drugs **4**, 411–418 (1972).

Court, J. M., Hill, G. J., Dunlop, M., Boulton, T. J. C.: Hypertension in childhood obesity. Aust. paediat. J. **10**, 296–300 (1974).

Craddock, D.: Obesity and its management. II. Edit. London, New York, Edinburgh: Churchill Livingstone. 1973.

Craddock, D.: Psychological and personality factors associated with succesfull weight reduction: a 10-year follow up of 134 personal cases. In: Howard A. (ed.): Recent advances in obesity research: I, p. 220. London: Newman Publ. 1975.

Cramer, M.: Statistische Untersuchung der Metabolite des Fett- und KH-Stoffwechsels im Serum bei Normalpersonen und Personen mit Adipositas, Arteriosklerose und Diabetes mellitus. Dissertation, Düsseldorf 1970.

Crane, M. G., Harris, J. J., Herber, R., Shankel, S., Specht, N.: Excessive fluid retention related to cellulose ingestion: studies on two patients. Metabolism **18**, 945–960 (1969).

Creutzfeldt, W.: The relationship between aetiological and promoting factors in the pathogenesis of diabetes mellitus in man and animals. In: Luft, R., Randle, J. (eds.): On the pathogenesis of diabetes mellitus. Acta diabet. lat. 7, Suppl. **1**, 341–359, (1970).

Creutzfeld, W., Sickinger, K., Frerichs, F.: Diabetes und Lebererkrankungen. In: Pfeiffer, E. F. (ed.). Handbuch des Diabetes mellitus Band II, p. 807. München: Lehmanns 1971.

Crisp, A. H., McGuiness, B.: Jolly fat, relation between obesity and psychoneurosis in general population. Brit. med. J. **1**, 7–9 (1976).

Crisp, A. H., Stonehill, E., Koval, J.: The pycnic habitus in psychiatric illness. In: Howard A. (ed.): Recent advances in obesity research: I p. 199. London: Newman Publ. 1975.

Crockford, P. M., Hazzard, W. R., Williams, R. H.: Insulin response to glucagon; the opposing effects of diabetes and obesity. Diabetes **18**, 216–224 (1969).

Crockford, P. M., Salmon, P. A.: Hormones and obesity: changes in insulin and growth hormone secretion following surgically induced weight loss. Canad. Med. Ass. J. **103**, 147–150 (1970).

Crofford, O. B.: The uptake and inactivaton of native insulin by isolated fat cells. J. biol. Chem. **243**, 362 (1968).

Croughs, W., Schopman, W., Tiddens, H. A.: Helv. Paediat. Acta **23**, 464 (1968) l. c. Rabinowitz (1970).

Cuatrecasas, P.: Interaction of insulin with the cell membrane: The primary action of insulin. Proc. Nat. Acad. Sci (USA) **63**, 450 (1969).

Cuatrecasas, P.: Perturbation of the insulin receptor of isolated fat cells with proteolytic enzymes: Direct measurement of insulin-receptor interactions. J. biol. Chem. **246**, 6522 (1971).

Cuatrecasas, P.: Insulin receptor interractions in adipose tissue: Direct Measurement and Properties. Proc. Nat. Acad. Sci. (USA) **68**, 1264 (1971).

Cuatrecasas, P.: Membrane Receptors. Ann. Rev. Biochem. **43**, 169 (1974).

Cubberley, P. T., Polster, C. S. A., Schulman, C. L.: Lactic acidosis and death after the treatment of obesity by fasting. N. Engl. J. Med. **272**, 628–630 (1965).

Cullen, J. H., Formel, P. F.: The respiratory defects in extreme obesity. Amer. J. Med. **32**, 525 (1962).

Cunningham, G. L. W.: Diethylpropion in the treatment of obesity. J. coll. Gen. Praet. 347–349 (1963).

Cutillo, S., Ansanelli, V., Stoppoloni, G., Pacelli, V., D'Onofrio, F.: Insulin response to glucagon in obese children. Lancet. **II**, 1188 (1968).

Czyzyk, A., Tawecki, J., Sadowski, J., Ponikowska, I., Szczepanik, Z.: Effects of biguanides on intestinal absorption of glucose. Diabetes **17**, 492–498 (1968).

Dahr, P.: Fettleibigkeit und Zuckerkrankheit. Inaugural – Diss. Köln, 1930.

Dalén, N., Hallberg, D., Lamke, B.: Bone mass in obese subjects. Acta med. Scand. **197**, 353 (1975).

Damon, A., Goldman, R. F.: Predicting fat from body measurements. Densitometric validation of ten anthropometric equations. Human Biology **36**, 32–44 (1964).

Danø, P., Christiansen, C., Lenz, K., Jakobsen, E., Justesen, T.: Bile acid metabolism, intestinal bacterial flora and calcium metabolism after three types of intestinal shunt operation for obesity. In: A. Howard (ed.): Recent Advances in obesity Research I. p. 341 London: Newman Publ. 1975.

Danowski, T. S., Morgan, C. R., Simder, J. H., Moses, C., Sabeh, G.: Immuno assayable insulin and glucose tolerance in non-obese and obese subjects. Exp. Med. Surg. **25**, 122 (1967).

Danowski, T. S., Tsai, C. T., Morgan, C. R., Sieracki, J. C., Alley, R. A., Robbins, T. J., Sabeh, G., Sunder, J. H.: Serum growth hormone and insulin in females without glucose intolerance. Metabolism **18**, 811–820 (1969).

Davidoff, E., Reifenstein, E. C.: The stimulating action of benzedrine sulfate: a comparative study of the responses of normal persons and of depressed patients. J. Am. Med. Ass. **108**, 1770–1776 (1937).

Davidoff, L. M.: Studies in Acromegaly III. The anamnesis and sympomatology in one hundred cases. Endocrinology **10**, 461–467 (1926).

DAVIDSON, M. B.: Effect of obesity on insulin sensitivity of human adipose tissue. Diabetes **21**, 6–12 (1972).

DAVIDSON, M. B., KAPLAN, S. A.: Increased insulin binding by hepatic plasma membranes of diabetic rats:Normalization by insulin therapy. Clin. Res. **23**, 419 A (1975).

DAVIES, C. T. M., DRYSDALE, H. C., PASSMORE, R.: Does exercise promote health? Lancet **II**, 930 (1963).

DAWEKE, H., VAN LANDEGHEM, H., BACH, I., ZIMMERMANN, H., BREITBACH, A.: Bestimmung der insulinähnlichen Aktivität und der physiologischen Insulinreserve bei schwerer Adipositas. Klin. Wschr. **43**, 185 (1965).

DAWEKE, H., LIEBERMEISTER, H., GRÜNEKLEE, D., OBERDISSE, K.: Die Insulinsekretion bei Adipositas und Diabetes. Med. Welt **20**, 1872–1876 (1969).

DAWEKE, H., RÜENAUVER, R., SCHILLING, W., GRÜNEKLEE, D., JAHNKE, K., LIEBERMEISTER, H., GRIES, F. A., OBERDISSE, K.: Untersuchungen des Kohlenhydrat- und Fettstoffwechsels bei Praediabetes. Diabetologia **4**, 349–357 (1968).

DAWEKE, H., VAN LANDEGHEM, H., WINKELMANN, W., BACH, I.: Der Einfluß der Adipositas auf die insulinähnliche Aktivität und physiologische Insulinreserve beim Altersdiabetes. Klin. Wschr. **43**, 190–196 (1965).

DEBEUS, A. F., KRIMSKY, I., FRAN, A.: Rapid effects of insulin on the hyptothalamic satiety center. Am. J. Physiol. **217**, 1114 (1969).

DECKERT, T., HAGERUP, L.: Serum insulin in normal and obese persons. Acta Med. Scand. **182**, 225–232 (1967).

DEETHS, T. M., DODDS, W. J.: Lipoma of the colon. Amer. J. Gastroent. **58**, 326 (1972).

DEETHS, T. M., MADDEN, P. N., DODDS, W. J.: Multiple Lipomas of the stomach and duodenum. Dig. Dis. **20**, 771 (1975).

DEFELICE, E.A., CHAYKIN, L. B., COHEN, A.: Double blind clinical evaluation of mazindol, dextroamphetamin and placebo in treatment of exogenous obesity. Current. therapeut. Res. **15**, 358–366 (1973).

DE MEYTS, P., ROTH, J. NEVILLE, D. M., GAVIN, J. R., LESNIAK, M. A.: Insulin interaction with its receptors: Experimental evidence for negative cooperativity. Biochem. Biophys. Res. Commun. **55**, 154 (1973).

DELSO BLANCO, A. E.: Obesity in rural environment. l. c. Ries, W. (1970).

DE RAMOS, E. C.: The use of diethylpropion in the treatment of obesity. Brit. J. Clin. Practice **18**, 210 (1964).

DERCUM, F. X.: A subcutaneous connective tissue dystrophy of the arm and neck, associated with symptoms resembling myxedema. Univ. Med. Mag. **1**, 140–150 (1888).

Deutsche Gesellschaft für Ernährung: Ernährungsbericht 1976. Frankfurt 1976.

DIETZE, G., WICKLMAYR, M., HEPP, K. D., MEHNERT, H.: Kohlenhydratverwertung des Zentralnervensystems und des Skelettmuskels während längerem Fasten. In: K. Jahnke, H. Mehnert, H. Drost (eds.): Metabolische und klinische Aspekte der Kohlenhydrate in der Ernährung. p. 110–113. Mainz: Verlag Kirchheim & Co., 1975.

DI GIROLAMO, M., MENDLINGER, S., FERTIG, J. W.: A simple method to determine fat cell size and number in four mammalian species. Am. J. Physiol. **221**, 850–858 (1971).

DI NATALE, B. DEVETTA, M., ROSSI, L., GARLASCHI, C., CACCAMO, A., DEL GUERCIO, M. J., CHIMUELLO, G.: Circadian rhythm of plasma growth hormone, cortisol and insulin in obese and diabetic children. Helv. paediat. Acta **28**, 591 (1973).

DITSCHUNEIT, H.: Obesity and diabetes mellitus. In: Rodriguez, R. R., Vallance-Owen. J., (eds.): Diabetes. p. 526, Amsterdam, Exerpta Medica 1971.

DITSCHUNEIT, H.: Erfahrungen mit ambulanter Nulldiät. Verhdlg. IV. Internat. Donau-Symposiums über Diabetes mellitus, Dubrovnik (1975).

DITSCHUNEIT, H., FAULHABER, J.-D., BEIL, J., PFEIFFER, E. F.: Veränderungen des Stoffwechsels bei Null-Diät. Internist **11**, 176–183 (1970).

DOLE, V. P.: Relation between non-esterified fatty acids in plasma and metabolism of glucose. J. clin. Invest. **35**, 150 (1956).

DRENICK, E. J.: Weight reduction by prolonged fasting. In: Bray, G. A. (ed.): Obesity in perspective, DHEW Publication No. (IH) 75–708 p. 341, Washington DC (1975).
DRENICK, E. J., ALVAREZ, L. C.: Neutropenia in prolonged fasting. Am. J. Clin. Nutr. **24**, 859–863 (1971).
DRENICK, E. J., BRICKMAN, A. S., GOLD, E. M.: Dissociation of the obesity-hyperinsulinism relationship following dietary restriction and hyperalimentation. Amer. J. Clin. Nutr. **25**, 746 (1972).
DRENICK, E. J. HUNT, J. E., SWENDSEID, M. E.: Magnesium depletion during prolonged fasting of obese males. J. Clin. Endocrin. **29**, 1341–1348 (1969).
DRENICK, E. J., JOHNSON, D.: Evolution of diabetic ketoacidosis in gross obesity. Amer. J. Clin. Nutr. **28**, 264–272 (1975).
DRENICK, E. J., JOVEN, C. B., SWENDSEID, M. E.: Occurance of acute Wernicke's encephalopathy during prolonged starvation for the treatment of obesity. New Engl. J. Med. **274**, 937–939 (1966).
DRENICK, E. J., SIMMONS, F., MURPHY, J. F.: Effect on hepatic morphology of treatment of obesity by fasting, reducing diets and small bowel bypass. New Engl. J. Med. **282**, 829–834 (1970).
DRENICK, E. J., SWENDSEID, M. E., BLAND, W. H., TUTTLE, S. G.: Prolonged starvation as treatment for obesity. J. Am. Med. Ass. **187**, 100–105 (1964).
DRESSLER, D.: Die sogenannte Zellulitis (Pannikulose) Fortsch. Med. **88**, 1294 (1970).
DROST, H., GRÜNEKLEE, D., GRIES, F. A.: Das Verhalten von Blutglucose, Seruminsulin und Plasmaglucagon im sukzessiven Glucose-Tolbutamid-Test und deren differential-diagnostische und differential-therapeutische Bedeutung bei Diabetes mellitus. IV. Internat. Donau-Symposium über Diabetes mellitus, Dubrovnik (1975).
DROST, H., JAHNKE, K.: Zur Frage der Nährstoffaufnahme Fettleibiger. In: Jahnke, K., Mehnert, H. u. Drost, H., (eds.): Metabolische und klinische Aspekte der Kohlenhydrate in der Ernährung. p. 114 Mainz: Kirchheim 1975.
DUBLIN, L.J.: The influence of weight on certain causes of death. Human Biol. (Baltimore) **2**, 159 (1930).
DUBLIN, L.J., LOTKA, A.J.: Length of life. New York, Ronald Press Co. 1936.
DUBLIN, L.J., MARKS, H.H.: The build of women and its relation to their mortality. Trans. Ass. Life. Insur.Med. Dir. Amer. **24**, 47 (1937).
DUBLIN, L.J., MARKS, H.H.: Mortality among insured overweights in recent years. Trans. Ass. Life Insurance Med. Dir. Amer. **35**, 235 (1951).
DUBOFF, G.S., LUBY, E.D.: Adrenocortical, anterior pituitary and gonadal activity in an extremely obese male. Metabolism **13**, 60–62 (1964).
DUCHOSAL, F., ALLEMANN, H., WIDMER, L.K., BREIL, H., LEU, H.J.: Varikosis – Alter – Körpergewicht. Z. Kreisl. Forsch. **57**, 380 (1968).
DUDDLESTON, A.K., BENNION, M.H.: Effect of diet and / or exercise on obese college women. J. Am. Diet, Ass. **56**, 126–129 (1970).
DU FLOREY, C.V.: The use and interpretation of ponderal index and other weight – height ratios in epidemiological studies. J. Chron. Dis. **23**, 93–103 (1970).
DUNCAN, G.C., DUNCAN, T.G., SCHATANOFF, J.: Refractory obesity and diabetes. Ann. N.Y. Acad. Sci. **148**, 906–913 (1968).
DUNKELMAN, S.S., FAIRHURST, B., PLAGER, J., WATERHOUSE, C.: Cortisol metabolism in obesity. J. Clin. Endocrin. Metab. **24**, 832 (1964).
DURNIN, J.V.G.A.: Age, physical activity and energy expenditure. Proc. Nutr. Soc. **25**, 107–113 (1966).
DURNIN, J.V.G.A., RAHAMAN, M.M.: The assessment of the amount of fat in the human body from measurements of skinfold thickness. Brit. J. Nutr. **21**, 681–689 (1967).
DURNIN, J.V.G.A., WOMERSLEY, J.: The metabolic effects, and the composition of tissue lost, in reduction by obese patients on treatment with fenfluramine. Brit. J. Pharmacol. **49**, 115–120 (1973).
DURNIN, J.V.G.A., WOMERSLEY, J.: Body fat assessed from total body density and its

extimation from skinfold thickness; measurements on 481 men and women aged from 16 to 72 years. Brit. J. Nutr. **32**, 77–97 (1974).

DYER, A.R., STAMLER, J., BERKSON, D.M., LINDBERG, H.A.: Relationship of relative weight and body mass index to 14-year mortality in the Chicago Peoples Gas Company study. J. chron. Dis. **28**, 109–123 (1975).

DYKES, M.H.M.: Evaluation of three anorexiants. J. Am. Med. Ass. **230**, 270–272 (1974).

EASTMAN, N.J., JACKSON, E.: Weight relationships in pregnancy 1. The bearing of maternal weight gain and the pre-pregnancy weight on birth weight in full term pregnancies. Obstet. Gynecol. Surv. **23**, 1003–1025 (1968).

EBSTEIN, W.: Die Fettleibigkeit (Korpulenz) und ihre Behandlung nach physiologischen Grundsätzen. Wiesbaden, Bergman (1882).

EDHOLM, O.G.: Energy expenditure and calorie intake in young men. Proc. Nutr. Soc. **20**, 71–76 (1961).

EDHOLM, O. G., FLETCHER, J.G., WIDDOWSON, E.M., MCCANE, R.A.: The energy expenditure and food intake of individual men. Brit. J. Nutr. **9**, 286–300 (1955).

EDITORIAL: Effects of meal eating versus nibbling on body composition. Nutr. Rev. **19**, 9–11 (1961).

EDITORIAL: Drugs and obesity. J. Am. Med. Ass. **204**, 328–329 (1968a).

EDITORIAL: Reducing pills and digitalis intoxication. J. Am. Med. Ass. **206**, 1078–1079 (1968b).

EDITORIAL: The measurement of obesity. S. Afr. Med. J. **43**, 1273 (1969).

EDITORIAL: Drastic cures for obesity. Lancet **I**, 1094 (1970).

EDITORIAL: Effects of meal frequency during weight reduction. Nutr. Rev. **30**, 158–162 (1972).

EDITORIAL: Effects of bypass on liver remain unclear. J. Am. Med. Ass. **225**, 13–14 (1973).

EDWARDS, D.A.W.: Observations on the distribution of fat. Clin.Sci. **9**, 259–270 (1950).

EDWARDS, D.A.W.: Estimation of the proportion of fat in the body by measurement of skinfold thickness. Am. J. Clin. Nutr. **4**, 35–36 (1956).

EDWARDS, D.A.W., HAMMOND, W.H., HEALTY, M.J.R., TANNER, J.M., WHITEHOUSE, R.H.: Design and accuracy of calipers for measuring subcutaneous tissue thickness. Brit. J. Nutr. **9**, 133–143 (1955).

EDWARDS, K.D.G., WHYTE, H.M.: The simple measurement of obesity. Clin. Sci. **22**, 347–352 (1962).

EGERT, H., RAPTIS, S., JAHN, O.: Zur lipolytischen Wirkung von Adrenalin bei Adipositas vor und nach Trijodthyronin. Wien. Klin. Wschr. **80**, 405–409 (1968).

EID, E.E.: Follow up study of physical growth of children who had exessive weight gain in first six months of life. Brit. Med. J. **2**, 74–76, 1970.

EITNER, S., ACHTERBERG, J.: Zum Problem des Über- und Untergewichts im Alter aus arbeitshygienischer Sicht. Dtsch. Gesundheitswesen **20**, 1240–1247 (1965)

EL-KHODARY, A.Z., BALL, M.F., BALL, J.J.: Plasma insulin levels and body composition in obesity. Clin. Res. **16**, 341 (1968).

EL-KHODARY, A.Z., BALL, M.F., OWEISS, I.M., CANARY, J.J.: Insulin secretion and body composition in obesity. Metabolism **21**, 641–655 (1972).

EL-KHODARY, A.Z., BALL, M.F., STEIN, B., CANARY, J.J.: Effect of weight loss on the growth hormone response to arginine infusion in obesity. J. Clin. Endocrinol. **32**, 42–51 (1971).

ELLIOTT, B.W.: A collaborative investigation of fenfluramine: anorexigenic with sedative properties. Curr. Therapeut. Res. **12**, 502–515 (1970).

EMERSON, K., SAXENY, B.N., POINDEXTER, E.L.: Calorie cost of normal pregnancy. Obstet. Gynecol. **40**, 786–794, 1972.

ENDE, N.: Starvation studies with special reference to cholesterol. Amer. J. Clin. Nutr. **11**, 270–280 (1962).

ENGLHARDT, A., GRIES, F.A., LIEBERMEISTER, H., JAHNKE, K.: Size, lipid and enzyme content of isolated human adipozytes in relation to nutritional state. Diabetologia **7**, 51–58 (1971).

ENGLHARDT, A., GRIES, F.A., PREISS, H., JAHNKE, K.: Vergleichende Untersuchungen über Protein- und Lipidgehalt und die Aktivitäten von Enzymen der Glykolyse und des Pentosephosphatshunt im Fettgewebe und in isolierten Fettzellen Stoffwechselgesunder. Horm. Metab. Res. **1**, 228 (1969).

ENGLHARDT, A., HAGEMANN, K., JAHNKE, K.: Enzyme des energieliefernden Stoffwechsels im menschlichen Fettgewebe. Enzym. biol. clin. **9**, 287 (1968).

ENGLHARDT, A., JAHNKE, K.: Moderne Behandlung der Fettsucht. Dtsch. Med. J. **15**, 292–298, 1964.

ENGLHARDT, A., JAHNKE, K., PILGER, H.: Ernährungsgewohnheiten Fettsüchtiger und Wege zu ihrer therapeutischen Beeinflussung. Med. Klinik **58**, 1754–1759 (1963).

EPRIGHT, E.S. et al: 1956, l. c. Luhanova 1969.

ERIKSEN, M., DECKERT, T., HANSEN, P.F.: Glukosetolerans hos 70 öarige personer. Nordisk Medicin **83**, 748–753 (1970).

EVANS, E., MILLER, D.S.: Bulking agents in the treatment of obesity. Nutr. Metabol. **18**, 199–203 (1975).

FABRY, P., FODOR, J., HEJL, Z., BRAUN, T., ZVOLANKOVA, K.: The frequency of meals: its relation to overweight, hypercholesterolemia and decreased glucose tolerance. Lancet II, 614 (1964).

FAHLÉN, M., STENBERG, J., BJÖRNTORP, P.: Insulin secretion in obesity after exercise. Diabetologia **8**, 141 (1972).

FAHRNER, H.: Erfahrungen mit der strengen Nahrungskarenz bei der Behandlung der essentiellen Adipositas. Therapiewoche: 2068–2069 (1968).

FARRANT, P.C., NEVILLE, R.W.J., STEWART, G.A.: Insulin release in response to oral glucose in obesity: the effect of reduction of body weight. Diabetologia **5**, 198–200 (1969).

FAIN, J.N., LIKEN, S.C.: Response of trypsin-treated brown and white fat cells to hormones. J. biol. Chem. **244**, 3500 (1969).

FALOON, W.W.: An evaluation of risks – bypass versus obesity. N. Engl. J. Med. **294**, 159–160 (1976).

FALTA, W., HÖGLER, F.: Die Zuckerkrankheit. 4. Aufl., Halle: Markhold Verl. 1953.

FANKHAUSER, S.: Zur Indikation und praktischen Verwendung der oralen Anti-Diabetika. Schweiz. med. Wschr. **103**, 856 (1972).

FAREBROTHER, M.J.B., MCHARDY, G.J.R., MUNRO, J.F.: Relation between pulmonary gas exchange and closing volume before and after substantial weight loss in obese subjects. Brit. Med. J. **3**, 391–393 (1974).

FARQUHAR, J.W., OLEFSKY, J., STERN, M., REAVEN, G.M.: Obesity, insulin and triglycerides. In: Bray, G.A. (ed.): Obesity in Perspective, DHEW Publication No. (NIH) 75–708, p. 313, Washington DC 1975.

FAULHABER, J.D., PETRUZZI, E.N., EBLE, H., DITSCHUNEIT, H.: In-vitro-Untersuchungen über den Fettstoffwechsel isolierter menschlicher Fettzellen in Abhängigkeit von der Zellgröße: Die durch Adrenalin induzierte Lipolyse. Horm. Metab. Res. **1**, 80 (1969).

FAVRE, H., BUSSET, R., QUOIDBACH, A., DAYER, A., CHARLIER, B.: Evaluation des modifications de la composition corporelle de l'obèse au cours de l'amaigrissement. Praxis **38**, 1202–1205 (1969).

FAZEKAS, F.: Current concepts in therapy: Anorexigenic agents. N. Engl. J. Med. **264**, 501–503 (1961).

FDA DRUG BULLETIN: Food and Drug Administration. Rockville, Md. Dezember 1972.

FEINBERG, Cr.: Obesity: class IV anesthesia risk. N.Y. State J. Med. **71**, 2200–2101 (1971).

FEINSTEIN, A.R.: The measurement of success in weight reduction. J. Chron. Dis. **10**, 440–456 (1959).

FEINSTEIN, A.R.: The treatment of obesity: an analysis of methods, results, and factors which influence success. J. Chron. Dis. **11**, 349–393 (1960).

FELBER, J.P., VANOTTI, A.: Effects of fat infusion on glucose tolerance and insulin plasma levels. Exptl. Med. **10**, 153 (1964).

FELDMAN, E.B., BENKEL, P., NAYAK, R.V.: Physiologic factors influencing circulating triglycerides in women: Age, weight gain and ovarian function. J. lab. clin. Med. **62**, 437–448 (1963).

Feldman, R., Sender, H.J., Siegelaub, A.B.: Difference in diabetic and non-diabetic fat distribution patterns by skinfold measurements. Diabetes **18**, 478 (1969).

Felig, P., Marliss, E., Cahill, G.F.: Plasma amino acid levels and insulin secretion in obesity. N. Engl. J. Med. **281**, 811–816 (1969).

Felig, P., Marliss, E., Cahill, G.F.: The plasma amino acid levels elevated in obesity. N. Engl. J. Med. **282**, 166 (1970).

Felig, P., Wahren, J.: Influence of endogenous insulin secretion on splanchnic glucose and amino acid metabolism in man. J.clin.Invest. **50**, 1702 (1971).

Felig, P., Wahren, J.: The liver as site of insulin and glucagon action in normal, diabetic and obese humans. Israel J. med. Sci. **11**, 528 (1975).

Felig, P., Wahren, J., Hendler, R.: Influence of oral glucose ingestion on splanchnic glucose and gluconeogenic substrate metabolism in man. Diabetes **24**, 468 (1975).

Felig, P., Wahren, J., Hendler, R., Brundin, T.: Splanchnic glucose and amino acid metabolism in obesity. J. clin. Invest. **53**, 582 (1974).

Fergel, P.P., Fernandes, J., Haverkamp Begemann, P.: Plasma triglyceride clearing in obese children. Amer. J. clin. Nutr. **28**, 858 (1975).

Fernandez, N.A., Burgos, J.C., Roberts, L.J., Asenjo, C.F.: Nutritional status in Puerto Rican slum area. Amer. J. clin. Nutr. **21**, 646–656 (1968).

Ferner, H.: Das Inselsystem des Pankreas. Entwicklung, Histologie und Pathophysiologie, mit besonderer Berücksichtigung des Diabetes mellitus. Stuttgart: Thieme Verlag 1952.

Ferstl, R., Richter: Abnehmen per Post. Psychologie Heute **3**, 23–26 (1976).

Fetter, F., Durkin, J.K., Duncan, G.G.: Dietary versus insulin treatment of the obese diabetic patient. Amer. J. Med. Sci. **195**, 781–787 (1938).

Fineberg, S.E., Merimee, T.J.: The effects of hyperinsulism upon insulin sensitivity. Clin. Res. **22**, 467A (1974).

Fineberg, S.K.: The obesity-diabetes clinic. J. Amer. med. Ass. **181**, 862–865 (1962).

Fineberg, S.K.: Combinations of oral hypglycemic drugs in obese, insulin resistant diabetics. Geriatrics 137–146 (1968).

Finkelstein, B., Fryer, B.A.: Meal frequency and weight reduction of young women. Am. J. clin. Nutr. **24**, 465–468 (1971).

Fisch, H.P., Reutter, F.W.: Spätresultate der Nullkalorien-Diätbehandlung bei Adipositas. Schweiz. med. Wschr. **106**, 339–343 (1976).

Fiser, R.H. jr., Bray, G.A.: Effects of carbohydrate and calories on hormonal-metabolic parameters in obesity. Clin. Res. **22**, 467 A (1974).

Fiser, R.H., Fisher, D.A.: Current understanding of pathogenesis of obesity. South. Med. J. **68**, 931 (1975).

Fitch, C.D.: Muscle wasting disease of endocrine origin. Med. Clin. N. Am. **52**, 243 (1968).

Flatt, J.P.: Role of the increased adipose tissue mass in the apparent insulin insensitivity of obesity. Am. J. clin. Nutr. **25**, 1189 (1972).

Fleisch, A., Ries, W.: Grundumsatz bei Fettleibigkeit. Schweiz. Med. Wschr. **95**, 1092–1096 (1965).

Fletcher, A.P.: The effect of weight reduction upon blood pressure of obese hypertensive women. Quart. J. Med. **23**, 331–345 (1953).

Fletcher, R.F.: The measurement of total body fat with skinfold calipers. Clin. Sci. **22**, 333–346 (1962).

Floyd, J.C., Fajans, S.S., Conn, J.W.: Stimulation of insulin secretion by amino acids. J. clin. Invest. **45**, 1487 (1966).

Floyd, J.C., Fajans, S.S., Knopf, R.F., Rull, J., Conn, J.W.: Stimulation of insulin-secretion by amino acids. Clin. Res. **12**, 322 (1964).

Floyd, J.C., Pek, S., Fajans, S.S., Schteingart, D.E., Conn, J.W.: Effect upon plasma glucagon of severe and prolonged restriction of food intake in obese and nonobese subjects. Diabetes **21**, 331 (1972).

FLURY, A.: Endokrinologie und Fettsucht. In: Boecker, W. (ed.): Fettsucht-Gicht. p 48. Stuttgart: Thieme 1971.

FOLIN, O., DENNIS, W.: On starvation and obesity. J. biol. Chem. **21**, 183–192 (1915).

FORD, S., BOZIAN, R.C., KNOWLES, H.C.: Interactions of obesity, and glucose and insulin levels in hypertriglyceridemia. Amer. J. clin. Nutr. **21**, 904–910 (1968).

FOREYT, J.P., KENNEDY, W.A.: Treatment of overweight by aversion therapy. Behav. Res. Ther. **9**, 29–34 (1971).

FÖRSTER, H., MEHNERT, H.: Biochemische und klinische Überlegungen zur Diättherapie der Fettsucht. Dtsch. med. Wschr. **98**, 26–29, 742–743 (1973).

FORGET, P.P., FERNANDES, J., HAVERKAMP BEGEMANN, P.: Plasma triglyceride clearing in obese children. Am. J. clin. Nutr. **28**, 858 (1975).

FRANK, G.W.: The use of chorionic gonadotropin hormone in the treatment of obesity. Am. J. clin. Nutr. **14**, 133–136 (1964).

FRANKEN, F.H., IRMSCHER, K.: Aldosteronausscheidung bei Adipositas. Ärztl. Wschr. **14**, 325 (1959).

FRANCKSON, J.R.M., MALAISSE, W., ARNOULD, Y., RASIO, E., OOMS, H.A., BALASSE, E., CONARD, V., BASTENIE, P.A.: Glucose kinetics in human obesity. Diabetologia **2**, 96–103 (1966).

FRASER, R., JOPLIN, G.F., OPIE, L.H., RABINOWITZ, D.: The augmented insulin tolerance test for detecting insulin resistance. J. Endocrinol. **25**, 299 (1962).

FRAYN, K.N., HEDGES, A., KIRBY, M.J.: Stimulation by fenfluramine of glucose uptake into skeletal muscle in vitro. Horm. Metab. Res. **6**, 86 (1974).

FREDRICKSON, D.S., LEVY, R.I., LEES, R.S.: Fat transport in lipoproteins – an integrated approach to mechanisms and disorders. N. Engl. J. Med. **276**, 43 (1967).

FRERICHS, F.T. v.: Über den Diabetes. Berlin 1884.

FRERICHS, H., DAWEKE, H., GRIES, F.A., GRÜNEKLEE, D., HESSING, J., JAHNKE, K., KEUP, U., MISS, H., OTTO, H., PULS, W., SCHMIDT, D., ZUMFELDE, C.: A novel pancreatic amylase inhibitor (BAY d 7791). Experimental studies on rats and clinical observations in normal and obese diabetic and non-diabetic subjects. Diabetologia **9**, 68 (1973).

FREYBERGER, H., STRUBE, K.: Zur Psychosomatik und Psychotherapie der Fettsucht. Dtsch. med. Wschr. **87**, 2199–2203 (1962).

FREYBERGER, H., STRUBE, K.: Zur Psychodynamik und Psychotherapie gesteigerter Eßbedürfnisse bei Fettsuchtkranken. Schweiz. Med. Wschr. **93**, 550 (1963).

FREYCHET, P., LUADAT, M.H., LUADAT, P. et al.: Impairment of insulin binding to the fat cell membrane in the obese hyperglycemic mouse. FEBS Letters **25**, 339 (1972).

FRIEDMAN, G.D., KAUNEL, W.B., DAWKER, T.R.: The epidemiology of gallbladder disease: Observations in the Framingham – study. J. chron. Dis. **19**, 273–292 (1967).

FRÖHLICH, A.: Ein Fall von Tumor der Hypophysis cerebri ohne Akromegalie. Wien. klin. Rdsch. **15**, 883–886, 906–908 (1901).

GABE, D., IRMSCHER, K.: Beitrag zur Frage einer gestörten Nierenfunktion bei exogen alimentärer Fettsucht. Klin. Wschr. **45**, 707 (1967).

GADERMANN, E., JUNGMANN, H.: Der Kreislauf bei freiwilliger befristeter Nahrungskarenz und bei Anorexia nervosa. Med. Klinik **61**, 204–208 (1966).

GALBRAITH, W.B., CONNOR, W.E., STONE, D.B.: Weigth loss and serum lipid changes in obese subjects given low calorie diets of varied cholesterol content. Ann. int. Med. **64**, 268–275 (1966).

GALTON, D.J.: Lipogenesis in human adipose tissue. J. Lipid Res. **9**, 16–26 (1968).

GALTON, D.J.: The human adipose cell. London: Butterworths 1971.

GALTON, D.J., BRAY, G.A.: Effects of epinephrine on isolated adipose cells from normal and overweight patients. J. clin. Invest. **45**, 1010 (1966).

GALTON, D.J., BRAY, G.A.: Metabolism of α-glycerol phosphate in human adipose tissue in obesity. J. clin. Endocrinol. Metab. **27**, 1573–1580 (1967).

GALTON, D.J., WILSON, J.P.D.: The effect of starvation and diabetes on glycolytic enzymes in human adipose tissue. Clin. Sci. **41**, 545 (1971).

GARATTINI, S., BIZZI, A., DE GAETANO, G., JORI, A., SAMANIN, R.: Recent advances in the pharmacology of anorectic agents. In: Howard A. (ed.): Recent advances in obesity research: I. p. 354, London: I. Newman Publ. 1975.

GARB, J.R., STUNKARD, A.J.: Effectiveness of a self-help group in obesity control. Arch. intern. Med. **134**, 716–720 (1974).

GARLAND, P.B., NEWSHOLME, E.A., RANDLE, P.J.: Regulation of glucose uptake by muscle, part. 9. Effects of fatty acids and ketone bodies, and of alloxan-diabetes and starvation, on pyruvate metabolism and on lactate/pyruvate and 1-glycerol 3-phosphate/dihydroxyacetone phosphate concentration ratios in rat heart and rat diaphragm muscles. Biochem. J. **93**, 665–678 (1964).

GARN, S.M.: Radiographic analysis of body composition. In: J. BROZEK, A. HENSCHEL, (eds.): Techniques for Measuring body composition. pp. 36–58. Nat. Ac. Sci.-Nat. Res. Council, Washington, 1961.

GARN, S.M., GORMAN, E.L.: Comparison of pinch-caliper and teleroentgenogrammetrie measurements of subcutaneous fat. Human Biol. **28**, 407 (1956).

GARNETT, E.S., BARNARD, D.L., FORD, J., GOODBORY, R.A., WOODHOUSE, M.A.: Gross fragmentation of cardiac myofibrils after therapeutic starvation. Lancet **I**, 914–916 (1969).

GARROW, F.S.: Energy balance and obesity in man. Amsterdam, North-Holland Publishing. Company (1974).

GAVIN, J.R., GORDON, P., ROTH, J.: Characteristics of the human lymphocyte insulin receptor. J. biol. Chem. **248**, 2202 (1973).

GAVIN, J.R., ROTH, J., JEN, P., FREYCHET, P.: Insulin receptors in human circulating cells and fibroblasts. Proc. Nat. Acad. Sci. (USA) **69**, 747 (1972).

GEISLER, L.S.: Das Pickwick-Syndrom. Dtsch. med. Wschr. **96**, 212–216 (1971).

GENUTH, S.M.: Effects of prolonged fasting on insulin secretion. Diabetes **15**, 798–806 (1966).

GENUTH, S., VERTES, V.: Weight reduction by supplemented fasting: In: Howard A. (ed.): Recent Advances in Obesity Research I. p. 277 London: Newman Publ. Ltd. 1975.

GERCKE, W.: Das Fettsuchtproblem aus der Sicht der Versicherungsträger. In: Cremer, H.D., Heilmeyer, L., Holtmeier, H.J., Hötzel, D., Kühnau, J., Schretzenmeyer, A. (eds.): Fettsucht, Gefahren, Prophylax, Therapie. München: J.F. Lehmann Verlag 1968.

GERSON, A.C., MARTIN, D.G., HAWRYLUK, G.A.: Field-dependence in two different populations of obese and normal weight-subjects. In: Howard A. (ed.): Recent Advances in Obesity Research: I. p. 194. London: Newman Publ. Ltd. 1975.

GIBSON, T.C., HORTON, E.S., WHORTON, E.B.: Interrelationships of insulin, glucose, lipid and anthropometric data in a natural population. Am. J. clin. Nutr. **28**, 1387 (1975).

GILBERT, R., SIPPLE, J.H., AUCHINCLOSS, J.W.: Respiratory control and work of breathing in obese subjects. J. appl. Physiol. **16**, 21 (1961).

GIRARD, J.: Kindliche Adipositas: Differentialdiagnose und Hypothese zur Pathophysiologie. In: Rossi, E. (ed.): Ernährung und Stoffwechsel. Die Adipositas im Kindesalter. Pädiat. Fortbild. K. Praxis **42**, 69 (1975).

GLENISTER, T.W., HYTTEN, F.E., KERR, M.G.: Human reproduction. In: Passmore R., Robson, J.S. (eds.): A companion to medical studies. Vol. 1. p. 37, 47. Oxford: Blackwell 1971.

GLENNON, J.A., BRECH, W.J.: Serum protein-bound iodine in obesity. J. Clin. Endocr. **25**, 1673 (1965).

GLENNON, J.A., BRECH, W.J., GORDON, E.S.: Effect of a short period of cold exposure on plasma FFA level in lean and obese humans. Metabolism **16**, 503 (1967).

GLICK, S.M.: Normal and abnormal secretion of growth hormone. Ann. N.Y. Acad. Sci. **148**, 471 (1968).

GLIEMAN, J., VINTEN, J.: Glucose metabolism and insulin sensitivity of single fat cells. Israel J. med. Sci. **8**, 34 (1972).

GLUCKSMAN, M.L.: Psychiatric observations in obesity. In: Reichsman, F. (ed.): Hunger and satiety in health and disease. Adv. psychosom. Med. **7**, 194–216 (1972).
GLUCKSMAN, M.L., HIRSCH, J.: The response of obese patients to weight reduction. III. The perception of body size. Psychosom. Med. **31**, 1 (1969).
GLUECK, C.J., TSANG, R., FALLAT, R., BUNCHER, C.R., EVANS, G., STEINER, P.: Familial hypertriglyceridemia: studies in 130 children and 45 siblings of 36 index cases. Metabolism **22**, 1287 (1973).
GODLOWSKY, Z.: Carbohydrate metabolism in obesity. Edinburgh Med. J. **53**, 574–582 (1946).
GOLDBERG, E.M., GORDON, E.S.: Free fatty acid metabolism in human obesity. J. lab. clin. Med. **60**, 877 (1962).
GOLDBERG, M., GORDON, E.S.: Energy metabolism in human obesity. J. Amer. med. Ass. **189**, 616 (1964).
GOLDBLATT, P.B., MOORE, M.E., STUNKARD, A.J.: Social factors in obesity. J. Amer. Med. Ass. **192**, 1039 (1965).
GOLDFINE, I.D., KIRSTEIN, L., LAWRENCE, A.M.: Exessive glucagon responses to arginine in active acromegaly. Horm. Metab. Res. **4**, 97–100 (1972).
GOLDFINE, D., KAHN, C.R., NEVILLE, D.M. et al.: Decreased binding of insulin to its receptors in rats with hormone induced insulin resistance. Biochem. Biophys. Res. Comm. **53**, 852 (1973).
GOLDMAN, A.G., VARADY, P.D., FRANKLIN, S.S.: Body habitus and serum cholesterol in essential hypertension and renovascular hypertension. J. Amer. med. Ass, **221**, 378–383 (1972).
GOLDRICK, R.B.: Effects of insulin on glucose metabolism in isolated human fat cells. J. Lipid Res. **8**, 581 (1967).
GOLDRICK, R.B., HIRSCH, J.: Serial studies on the metabolism of human adipose tissue. II. Effects of caloric restriction and refeeding on lipogenesis and the uptake and release of free fatty acids in obese and nonobese individuals. J. clin. Invest. **43**, 1793 (1964).
GOLDRICK, R.B., MCLOUGHLIN, G.M.: Lipolysis and lipogenesis from glucose in human fat cells of different sizes. Effects of insulin, epinephrine and theophylline. J. clin. Invest. **49**, 1213–1223 (1970).
GOLDRICK, R.B., HAVENSTEIN, N., CARROLL, K.F., PEARDON, M.: Effect of overfeeding on lipid and carbohydrate metabolism in lean young adults. Metabolism **21**, 761 (1972).
GOLDSTEIN, M.S., MULLICK, V., HUDLESTUN, B., LEVINE, R.: Action of muscular work on transfer of sugars across cell barriers: comparison with action of insulin. Amer. J. Physiol. **173**, 212 (1953).
GOMEZ-PEREZ F.J., RYAN J.R., STAUB, R.: Influence of phenformin on gastric emptying rate. J. clin. Pharmacol. **14**, 261–263 (1974).
GOODMAN, L.S., GILMAN, A.: The pharmacological basis of therapeutics. London: Macmillan 1971.
GOODNER, C.J., WERRBACH, J.H., CONWAY, M.J.: Studies of the regulation of insulin, glucose and FFA in hyperglycemic adult onset diabetes. Diabetes **18**, 357 (1969).
GORDON, E.S.: Non-esterified fatty acids in the blood of obese and lean subjects. Am. J. clin. Nutr. **8**, 740–747 (1960).
GORDON, E.S.: Relationship between obesity and diabetes mellitus. Metabolism **11**, 819–832 (1962).
GORDON, E.S.: New concepts of the biochemistry and physiology of obesity. Med. Clin. N. Amer. **48**, 1285 (1964).
GORDON, E.S., GOLDBERG, M., CHOSY, J.: A new concept in the treatment of obesity. J. Amer. med. Ass. **186**, 50 (1963).
GORDON, T., KANNEL, W.B.: The effects of overweight on cardiovascular diseases. Geriatrics **28**, 80–88 (1973).
GORDON, P., ROTH, J.: Circulating insulin „Big“ and „Little“. Arch. Intern. Med. **123**, 237–247 (1969).

GORDON, P., ROTH, J., FREYCHET, P., KAHN, R.: The circulating proinsulin-like components. Diabetes **21**, 673 (1972).

GÖSCHKE, H.: Zur Behandlung der Adipositas mit prolongiertem Fasten. Schweiz. med. Wschr. **25**, 940–944 (1971).

GOSSAIN, V., MATUTE, M., KALKHOFF, R.K.: Plasma glucagon in obesity and diabetes. Clin. Res. **21**, 625 (1973).

GOSSAIN, V.V., MATUTE, M.L., KALKHOFF, R.K.: Relative influence of obesity and diabetes on plasma alpha-cell glucagon. J. Clin. Endocrinol. Metab. **38**, 238–243, (1974).

GOTO, Y., NAKAYAMA, Y., YAGI, T.: Influence of the world war II food shortage on the incidence of diabetes mellitus in Japan. Diabetes **7**, 133 (1958).

GOTZSCHE, H., PETERSEN, V.P.: Obesity associated with cardiopulmonary failure – the Pickwickian syndrome. Acta med. Scand. **161**, 383–390 (1958).

GRAB, W., OBERDISSE, K.: Die medikamentöse Behandlung der Schilddrüsenerkrankungen. Stuttgart: Georg Thieme Verlag 1959.

GRAFE, E.: Ernährungs- und Stoffwechselkrankheiten und ihre Behandlung. p. 368 ff. Berlin-Göttingen-Heidelberg: Springer 1958.

GRAFE, E., KOCH, R.: Über den Einfluß langdauernder Überernährung auf die Intensität der Verbrennung im menschlichen Organismus (Untersuchungen bei Mastkuren). Dtsch. Arch. klin. Med. **56**, 564–584 (1912).

GRAHAME, R., SCOTT, J.T.: Clinical survey of 354 patients with gout. Ann. rheum. Dis **29**, 461–468 (1970).

GRANT, D.B.: Fasting serum insulin levels in childhood. Arch. Dis. Childhood **42**, 375–378 (1967).

GRAUHAN, M.: Über die Altersadipositas der Frau. Zschft. f. Altersforschung **2**, 277–300 (1940).

GRAY, H., LUNNON, J.B., POND, M.H., SIMPSON, S.L.: Steroid studies in normal and adipose children. J. clin. Endocrinol. **16**, 473–482 (1956).

GREEN, M.B., BECKMAN, M.: Obesity and hypertension. N.Y. State J. Med. **48**, 1250–1253 (1948).

GREISER, E.: Epidemiologische Untersuchungen zum Zusammenhang zwischen Appetitzüglereinnahme und primär vasculärer pulmonaler Hypertonie. Internist **14**, 437–442 (1973).

GREY, N., KIPNIS, D.M.: Effect of diet composition on hyperinsulinemia of obesity. N. Engl. J. Med. **285**, 827–831 (1971).

GRIES, F.A.: Wechselbeziehungen zwischen Fett- und Kohlenhydratstoffwechsel. Habil. Schrift. Düsseldorf 1967.

GRIES, F.A.: Hormonal control of human adipose tissue metabolism in vitro. In: Jeanrenaud, B., Hepp, D. (eds.): Adipose Tissue. Horm. Metab. Res. Suppl. 2, p. 167. Stuttgart: Thieme 1970.

GRIES, F.A.: Biguanid-Therapie bei Adipositas? Dtsch. Med. Wschr. **98**, 1823–1824 (1973).

GRIES, F.A., BERGER, M., HERBERG, L., PREISS, H., HESSE-WORTMANN, Ch., JAHNKE, K.: Pathologische Reaktionen des menschlichen Fettgewebes auf lipolytisch und antilipolytisch wirksame Substanzen in vitro bei Adipositas mit und ohne Diabetes mellitus. Medizin, Ernährung **10**, 99 (1969).

GRIES, F.A., BERGER, M., NEUMANN, M., PREISS, H., LIEBERMEISTER, H., HESSE-WORTMANN, C., JAHNKE, K.: Effect of norepinephrine, theophylline and dibutyryl cyclic AMP on in vitro lipolysis of human adipose tissue in obesity. Diabetologia **8**, 75–83 (1972).

GRIES, F.A., BERGER, M., OBERDISSE, K.: Untersuchungen zum antilipolytischen Effekt des Insulins am menschlichen Fettgewebe in vitro. Diabetologia **4**, 262 (1968).

GRIES, F.A., DAWEKE, H., LIEBERMEISTER, H.: Diabetes mellitus bei Fettsucht. Verh. dtsch. Ges. inn. Med. **76**, 51 (1970a).

GRIES, F.A., ENGLHARDT, A., CRAMER, M., JAHNKE, K.: Metabolite des Fett- und Kohlenhydratstoffwechsels bei normgewichtigen Stoffwechselgesunden sowie bei Adipösen und Diabetikern. Verh. dtsch. Ges. inn. Med. **76**, 371 (1970b).

GRIES, F.A., JAHNKE, K., PREISS, H., CANZLER, H., MISS, H.D.: Diättherapie essentieller Hyperlipämien. Dtsch. med. Wschr. **94**, 2307 (1969).

GRIES, F.A., KOSCHINSKY, A., HERBERG, L.: Increased glucose metabolism and insulin sensitivity in large adipozytes. In: Vague, J., Boyer, J., (eds.): The regulation of the adipose tissue mass. p. 89. Amsterdam: Exerpta Medica 1974.

GRIES, F.A., OBERDISSE, K.: Fettstoffwechselstörungen und Diabetes mellitus. Dtsch. med. Wschr. **95**, 727 (1970).

GRIES, F.A., STEINKE, J.: Insulin and human adipose tissue in vitro: A brief revicw. Metabolism **16**, 693 (1967).

GRIES, F.A., ZIMMER, G., JAHNKE, K.: Fettstoffwechselstudien bei Adipositas. Verh. dtsch. Ges. inn. Med. **70**, 424–427 (1964).

GRIESENER, R.D., THOMAS, R.W.: Lipogenesis in human skin. V. Effect of dietary changes in an obese male. J. Invest. Derm. **50**, 358 (1968).

GRIFFITH, J.D., NUTT, J.G., JASINSKI, D.R.: A comparison of fenfluramine and amphetamine in man. Clin. Pharm. Therapeut. **18**, 563–570 (1975).

GRINKER, J.: Behavioral and metabolic consequences weight reduction. J. Am. Diet. Ass. **62**, 30–34 (1973).

GRIVAUX, M., GENTILINI, M., SOULIE, J., BADONAL, P.: Adénolipomatose symétrique de Launois et Bensaude et troubles du métabolisme lipidique. Sem Hôp. Paris **45**, 1958 (1966).

GRODSKY, G.M., BENOIT, F.L.: Effect of massive weight reduction on insulin secretion in obese subjects. In: Östman, J. (ed.): Diabetes. Proc. VI. Congr. internat. Diabetes Fed. p. 540. Amsterdam, Excerpta Med. Found. 1969.

GRODSKY, G.M., KARAM, J.H., PAVLATOS, F.Ch., FORSHAM, P.H.: Reduction by phenformin of excessive insulin levels after glucose loading in obese and diabetic subjects. Metabolism **12**, 278–286 (1963).

GRÖNBERG, A., LARSSON, T., JUNG, J.: Diabetes in Sweden. A clinico – statistical epidemiological and genetic study of hospital patients and death certificates. Acta med. Scand. Suppl. **477** (1967).

GROOTHOF, G., DU PLESSIS, J.P., VERSLUIS, E.E., LOUW, M.E.J., ALBERTS, A., VISAGIE, M.E., LAUBSCHER, N.F., GALPIN, J.S., MARKHAM, R.: Biochemical aspects of a study of 100 obese white subjects. S. Afr. Med. J. **49**, 893–897 (1975).

GROSSE-BROCKHOFF, F.: Obesitas als Stoffwechselproblem. Helv. Med. Acta **19**, 271–290 (1952).

GROSSE-BROCKHOFF, F.: Die Bedeutung der Adipositas als Krankheitsursache, ihre Therapie und Prophylaxe. Dtsch. med. Wschr. **78**, 399–402, 435–439 (1953).

GROTT, J.W., MARZEC, L., GRINTOWT-DZIWILL, W., KORZON, J., PIETER, R., POSKUTA, W., ZURKOWSKI, J.W.: La fréquence du diabète et de l' état prédiabétique chez 1000 personnes à 40 ans passés obèses ou prédisposés à l'obésité. Diabète **10**, 5–13 (1962).

GRUBNER, R., UNGERLEIDER, H.E.: Electrocardiographic criteria of left ventricular hypertrophy. Arch. intern. Med. **72**, 196 (1943).

GRÜNEKLEE, D., GRIES, F. A., PREISS, H., JAHNKE, K., DAWEKE, H.: Seruminsulin bei essentiellen und alkoholinduzierten Hyperlipämien. Verh. dtsch. Ges. inn. Med. **75**, 875 (1969).

GULICK, A.: A study of weight regulation in the adult human body during overnutrition. Amer. J. Physiol. **60**, 371–395 (1922).

GÜNTHER, H.: Die Lipomatosis und ihre klinischen Formen. Ein Beitrag zur Physiologie und Pathologie des Fettgewebes. Jena: Gustav Fischer 1920.

GURTNER, H.P.: Pulmonale Hypertonie nach Appetitzüglern. Med. Welt **23**, 1036–1041 (1972).

GUSTAFSON, A., ELMFELDT, D., WILHELMSEN, L., TIBBLIN, G.: Serum lipids and lipoproteins in men after myocordial infarction compared with representative population sample. Circulation **46**, 709 (1972).

Gwinup, G.: Effect of exercise alone on the weight of obese women. Arch. intern. Med. **135**, 676 (1975).

Gwinup, G., Chelvam, R., Steinberg, T.: Thickness of subcutaneous fat and activity of underlying muscles. Ann. intern. Med. **74**, 408 (1971).

Gwinup, G., Poucher, R.: A controlled study of thyroid analogs in the therapy of obesity. Am. J. Med.Sci. **50**, 416–420 (1967).

Haase, K.-E., Hosenfeld, H.: Zur Fettsucht im Kindesalter. Zeitschrift Kinderheilk. **78**, 1–27 (1956).

Hackenberg, K., Zimmermann, H., Dressel, R., Daweke, H., Grüneklee, D., Liebermeister, H.: Der Einfluß von 6-Dehydro-16-Methylenhydrocortison auf Cortisol- und Corticosteronsekretionsraten, Glukosetoleranz und Insulinspiegel bei Adipösen. Acta. endocr. (Kbh.), Suppl. **152**, 45 (1971).

Hadden, D. R., Lucey, C.: Diethylpropion in the treatment of obesity. Ulster med. J. **30**, 109 (1961).

Haefs, K.: Untersuchungen über das Blutvolumen, die extracelluläre Flüssigkeit und das Gesamtkörperwasser bei Fettsüchtigen. Dissertation, Düsseldorf (1972).

Hall, A. P., Barry, P. E., Dawher, T. R., McNamara, P. M.: Epidemiology of gout and hyperuricemia: a long-term population study. Amer. J. Med. **42**, 27 (1967).

Hales, C. N., Greenwood, F. C., Mitchell, F. L., Strauss, W. T.: Blood glucose, plasma insulin and growth hormone concentrations of individuals with minor abnormalities of glucose tolerance. Diabetologia **4**, 73 (1968).

Hales, C. N., Randle, P. J.: Effects of low carbohydrate diet and diabetes mellitus on plasma concentrations of non-esterified fatty acids, glucose and insulin during oral glucose-tolerance tests. Lancet **I**, 790–794 (1963).

Hallberg, D., Backman, L., Espmark, S.: Surgical treatment of obesity. Progr. Surg. **14**, 46–83 (1975).

Hallberg, L.: Kaloriintaget vid obesitas. In: Melin H. (ed.): Nordisk symposium om obesitas Umea (1967).

Hallenberg, L., Svanborg, A.: Cholesterol, phospholipids, and triglycerides in plasma in 50 year old women. Influence of menopause, body-weight, skinfold thickness, weight gain, and diet in a random population sample. Acta med. Scand. **181**, 185 (1967).

Hamburger, W. W.: Emotional aspects of obesity. Med. Clin. N. Amer. **35**, 483 (1951).

Hamilton, C. I.: Physiologic control of food intake. J. Amer. Diet. Ass. **62**, 35 (1973).

Hammermüller, B., Leonhardt, W., Hanefeld, M.: Vorläufige Mitteilung über die elektronische Messung der Volumenverteilungskurven menschlicher Fettzellen bei Adipositas und ihre Beziehung zum Diabetes mellitus. Dtsch. Gesundheitswesen **25**, 2020–2022 (1970).

Hammond, E. C., Garfinkel, L.: Coronary heart disease, stroke and aortic aneurysm. Factors in etiology. Arch. environ. Health **19**, 167–182 (1969).

Hanefeld, M., Naumann, H. J., Renger, F.: Statistische Untersuchungen zur Pathogenese der Fettleber. II. Pathogenetische Faktoren der Steatosis hepatis. Dtsch. Gesundheitswesen **23**, 2467 (1968).

Hanley, T., Lewis, J. G., Knight, G. J.: The influence of fatness in the plasma NEFA response to glucose ingestion. Metabolism **16**, 324 (1969).

Hansen, Aa. P.: Serum growth hormone response to exercise in non-obese and obese normal subjects. Scand. J. clin. Lab. Invest. **31**, 175 (1973).

Hanzlickova, L., Krizek, V., Stepanek, P.: Dermatologische Befunde bei Fettleibigkeit. Münch. med. Wschr. **199**, 586–591 (1967).

Harding, T.: Depression following fenfluramine withdrawal. Brit. J. Psychiatry **121**, 338 (1972).

Harger, B. S., Miller, J. B., Thomas, J. C.: The caloric cost of running. Its impact on weight reduction. J. Am. Med. Ass. **228**, 482 (1974).

HARLAN, W. R., OBERMAN, A., MITCHELL, R. E., GRAYBIEL, A.: Constitutional and environmental factors related to serum lipid and lipoprotein levels. Ann. intern. Med. **66**, 540 (1967).

HARRIS, J. M., WARSAW, E.: Obesity: a problem with many facts: observations on treatment with chorionic gonadotropin as an adjunct to dietary measures. J. Amer. Geriatric Soc. **12**, 987–995 (1964).

HARRIS, S. C., JOY A. C., SEARLE, L. M.: The mechanism of amphetamine induced loss of weight. J. Amer. Med. Ass. **134**, 1468–1475 (1947).

HARRISON, L. C., KING-ROACH, A. P., SANDY, K. C.: Effects of mazindol on carbohydrate and insulin metabolism in obesity. Metabolism **24**, 1353–1361 (1975 a).

HARRISON, L. C., KING-ROACH, A., MARTIN, F. J. R., MELICK, R. A.: The effect of fenfluramine on insulin binding and on basal and insulin-stimulated oxidation of 1-C^{14}-glucose by human adipose tissue. Postgrad. Med. J. **51**, (Suppl. 1) 110–114 (1975 b).

HARRISON, M. T., HARDEN, R. M.: The long term value of fasting in the treatment of obesity. Lancet II, 1340 (1966).

HART, A., COHEN, H.: Treatment of obese non-diabetic patients with phenformin. A double-blind crossover trial. Brit. med. J. **1**, 22–24 (1970).

HARTMANN, G., SCHMID, R.: Prolongiertes Fasten als Behandlungsform der Adipositas. Dtsch. med. Wschr. **92**, 163–168 (1967).

HARTMANN, G.: Calorie consumption and plasma lipid levels. In: Schettler, G., Weigel, A. (eds.): Atherosclerosis III, p. 761 Berlin – Heidelberg: Springer 1974.

HARTMANN, G.: Ernährung und Serumlipide. In: Rossi, E. (ed.) Ernährung und Stoffwechsel. Die Adipositas im Kindesalter. Pädiat. Fortbild K. Praxis **42**, 29 (1975).

HASHIM, S. A., VAN ITALLIE, T. B.: Studies in normal and obese subjects with a monitored food dispensing device. Ann. N. Y. Acad. Sci. **131**, 654–661 (1965).

HASIK, J., TYC, M.: Leberfunktion bei Adipositas unter Hungertherapie. Dt. Z. Verdauungs- und Stoffwechselkrankheiten **32**, 101–103 (1972).

HAUSBERGER, F. X.: Composition of adipose tissue in several forms of obesity. Anat. Rec. **127**, 305 (1957).

HAVEL, R. J., NAIMARK, A., BORCHGREVINK, C. F.: Turnover rate and oxidation of free fatty acids of blood plasma in man during exercise: studies during continuous infusion of palmitate-1-C^{14}. J. clin. Invest. **42**, 1054 (1963).

HAYWARD, J. S., LYMAN, C. P., TAYLOR, C. R.: The possible role of brown fat as a source of heat during hibernation. Ann. NY Acad. Sci. **131**, 441 (1965).

HEALD, F. P., MUELLER, P. S., DAUGELA, M. Z.: Glucose and free fatty acid metabolism in obese adolescents. Amer. J. Clin. Nutr. **16**, 256–264 (1965).

HEDDERICH, G., WEIDLICH, S.: Das nicht bewußte Eigenurteil adipöser Patienten. Dtsch. med. Wschr. **96**, 784 (1971).

HEDHAMMAR, A., FU-MING W., KROOK, L., SCHRYVEN, H., LAHUNTA, A., WAHLEN, J. P., KALL JELTY, F. A., NUNEY, E. A., HINTRY, H. F., SHEFFEY, B. E., RYAN, G. D.: Overnutrition and skeletal disease, an experimental study in growing great Dane dogs. The Carmel Veterinarian Suppl. **5** (1974).

HEESSEN, H., GEISSLER, D., JÖNS, P., PETERSEN, H.: Verhalten des Thiamins und Thiaminpyrophosphats bei Fettsüchtigen unter Reduktionskost und Nulldiät. Dtsch. med. Wschr. **100**, 544–548 (1975).

HEGGLIN, R.: Differentialdiagnose innerer Krankheiten p. 63. Stuttgart: Thieme 1975.

HEJDA, S.: Das frühere und gegenwärtige Körpergewicht hochbetagter Personen. Zschft. Altersforschung **16**, 129–134 (1962).

HELBIG, W.: Wasserhaushaltsstörungen bei Adipositas und ihre Erfassung durch den Volhardschen Versuch. Dtsch. Gesundheitswesen **19**, 340 (1964).

HELLIER, M. D.: The effects of prolonged starvation and refeeding on 24-hours urinary insulin levels in obese subjects. J. Endocrinology **47**, 73 (1970).

HELMREICH, E., CORI, C. F.: Studies of tissue permeability. II. The distribution of pentoses between plasma and muscle. J. biol. Chem. **224**, 663 (1957).

HENDRIX, R. C., FOX, J. E.: Relation of obesity and abnormalities of lipid metabolism to lipid embolization of lungs. Amer. J. clin. Pathol. **44**, 55 (1964).

HENNEMAN, P. H.: Plasma growth hormone during prolonged starvation in obesity. Internat. Symp. Growth Hormone. Amsterdam. Excerpta Med. International Congr. Series **142**, 52 (1967).

HENSCHEN, F.: Morgagni's Syndrom. Jena: Gustav Fischer 1937.

HEPP, D., CHALLONER, D. R., WILLIAMS, R. H.: Respiration in isolated fat cells and the effect of epinephrine. J. biol. Chem. **243**, 2321 (1968).

HERBERG, L.: Die spontan-diabetischen Tiere. In Oberdisse, K., (ed.): Handbuch der Inneren Medizin, Bd. 7 A, Diabetes mellitus. p. 561. Berlin – Heidelberg: Springer 1975.

HERBERG, L., DÖPPEN, W., MAJOR, E., GRIES, F. A.: Dietary – induced hypertrophic-hyperplastic obesity in mice. J. Lip. Res. **15**, 580–585 (1974).

HERBERG, L., FROHN, C., SOLBACH, H. G., ZIMMERMANN, H.: Der Einfluß der Metopirondosis auf die Corticosteroidausscheidung in Abhängigkeit vom Körpergewicht. Symp. Dtsch. Ges. Endokrin. **15**, 356–358 (1969).

HERBERG, L., GRIES, F. A., HESSE-WORTMANN, C.: Effect of weight and cell size on hormone induced lipolysis in New Zealand obese mice. Diabetologia **6**, 300 (1970).

HERMANN, L. S., NATHAN, E., EBBERSEN, I.: The influence of phenformin on lactate metabolism in diabetic patients in relation to hypoxia and exercise. Acta med. Scand. **194**, 111–116 (1973).

HERMANSEN, L., DÖBELN, W. v.: Body fat and skinfold measurements. J. clin. Lab. Invest. **27**, 315–319 (1971).

HESSE, R., DÖLL, G.: Zur Nahrungsaufnahme Fettsüchtiger. Dtsch. Gesundheitswesen **5**, 208–210 (1975).

HEWING, R., LIEBERMEISTER, H., DAWEKE, H., GRIES, F. A., GRÜNEKLEE, D.: Weight regain after low calorie diet: Long term pattern of blood sugar, serum lipids, ketone bodies and serum insulin levels. Diabetologia **9**, 197–202 (1973).

HEYDEN, S.: Angewandte Epidemiologie der Herz- und Gefäßkrankheiten. Umschau Wissenschaft Technik. **71**, 511–515 (1971).

HEYDEN, S.: Klinische Epidemiologie des Krebses. p. 97. Stuttgart: Thieme 1972.

HEYDEN, S., DEMARIA, W., BARBEE, S., MORRIS, M.: Weight reduction in adolescents. Nutr. Metabol. **15**, 295–304 (1973).

HEYDEN, S., HAMES, C. G., BARTEL, A., CASSEL, J. C., TYROLER, H. A., CORNONI, J. C.: Weight and weight history in relation to cerebrovascular and ischemic heart disease. Arch. int. Med. **128**, 956–960 (1971).

HIMSWORTH, H. P.: Diet and the incidence of diabetes mellitus. Clin. Sci. **2**, 117–148 (1935).

HIMSWORTH, H. P.: Diabetes mellitus. It's differentiation into insulin sensitive and insulin insensitive types. Lancet **I**, 127 (1936).

HIPPOKRATES: l. c. E. Grafe: Ernährungs- und Stoffwechselkrankheiten und ihre Behandlung. p. 186. Berlin – Heidelberg: Springer Verlag 1958.

HIRSCH, J., GALLIAN, E.: Methods for the determination of adipose cell size and cell number in man and animals. J. Lipid Res. **9**, 110 (1968).

HIRSCH, J., GOLDRICK, R. B.: Serial studies on the metabolism of human adipose tissue. I. Lipogenesis and free fatty acid uptake and release in small aspirated samples of subcutaneous fat. J. clin. Invest. **43**, 1776 (1964).

HIRSCH, J., HAN, P. W.: Cellularity of rat adipose tissue: effects of growth, starvation and obesity. J. Lipid Res. **10**, 77–82 (1969).

HIRSCH, J., KNITTLE, J. L.: Cellularity of obese and nonobese human adipose tissue. Fed. Proc. **29**, 1516–1521 (1970).

HIRSCH, J., KNITTLE, J. L., SALANS, L. B.: Cell lipid content and cell number in obese and nonobese human adipose tissue. J. clin. Invest. **45**, 1023 (1966).

HIRSCH, J., VAN ITALLIE, T. B.: The treatment of obesity. Am. J. Clin. Nutr. **26**, 1039–1044 (1973).

HOCHREIN, M., SCHLEICHER, I.: Zur Beurteilung, Begutachtung und Behandlung der Fettleibigkeit. Med. Mschr. **9**, 649, 730 (1955).
HOEBEL, B. G.: Feeding: Neural control of intake Ann. Rev. Physiol. **33**, 533 (1971).
HOFFBRAND, B. J., ADADEVOH, B. K., REUTER, C., SAMUEL, P., TURNER, P.: Fenfluramine and its derivatives. Postgrad. Med. J. **51**, Suppl. 1 (1975).
HOFMAN, G. G., SCHNEIDER, G., STROHMEYER, E., PICKARDT, C. R., KRICK, L.: Thyroid hormones in obesity: thyroid function, effects on isolated fat cells of man and therapeutical application. In: A. Howard (ed.): Recent Advances in Obesity Research Research I p. 383–386. London: Newman Publ., 1975.
HOHLWEG-MAJERT, P., SCHWAB, H., WITTLINGER, H.: Entbindung bei übergewichtigen Frauen. Therapeut. Umschau **32**, 571 (1975).
HOLLAND, J., MASLING, J., COPLEY, D.: Mental illness in lower class normal, obese and hyperobese women. Psychosom. Med. **32**, 351 (1970).
HOLLENBERG, C. H., RABEN, M. S.: Effect of growth hormone on plasma fatty acids. J. clin. Invest. **38**, 484 (1959).
HOLLENBERG, C. H., VOST, A., PATTEN, R. L.: Regulation of adipose mass: control of fat cell development and lipid content. Rec. Progr. Hormon Res. **26**, 463–503 (1970).
HOLLEY, H. S., MILIC-EMILI, J., BECKLAKE, M. R., BATES, D. V.: Regional distribution of pulmonary ventilation and perfusion in obesity. J. clin. Invest. **46**, 475 (1967).
HOLLIFIELD, G.: Glucocorticoid-induced obesity – a model and a challenge. Am. J. clin. Nutr. **21**, 1471–1474 (1968).
HOLLIFIELD, G., PARSON, W.: Overweight in the aged. Am. J. clin. Nutr. **7**, 127–131 (1959).
HOLLINGSWORTH, D. R., AMATRUDA, T. T., SCHEIG, R.: Quantitative and qualitative effects of L-Triiodothyronine in massive obesity. Metabolism **19**, 934–945 (1970).
HOLLISTER, L. E., BECKMAN, W. G., BAKER, M.: Comparative variability of serum cholesterol and serum triglycerides. Amer. J. med. Sci. **248**, 329 (1964).
HOLLISTER, L. E., OVERALL, J. E., SNOW, H. L., Relationship of obesity to serum triglyceride, cholesterol, and uric acid, and to plasma glucose levels. Amer. J. clin. Nutr. **20**, 777–782 (1967).
HOLLOBAUGH, S. L., BOSHELL, B. R.: Direct evidence for increased insulin turnover in obesity. Diabetes **18**, 359 (1969).
HOLLOBAUGH, S. L., RAO, B., KRUGER, F. A.: Studies on the site and mechanism of action of phenformin. Diabetes **19**, 45–49 (1970).
HOLTMEIER, H. J.: Diät bei Übergewicht und gesunde Ernährung. Stuttgart: Thieme 1966.
HOOD, B., BJÖRNTORP, P.: Studies on adipose tissue from obese patients with or without diabetes mellitus. III Transformation of U-^{14}C-acetate and 1-^{14}C-glycerol into carbon dioxide and lipid. Acta med. Scand. **179**, 349 (1966).
HOOD, C. E. A., GOODHART, J. M., FLETCHER, R. F., GLOSTER, J., BERTRAND, P. V., CROOKE, A. C.: Observations on obese patients eating isocaloric reducing diets with varying proportions of carbohydrate. Brit. J. Nutr. **24**, 39–44 (1970).
HORTON, E. S., DANFORTH, E., SIMS, E. A. H., SALANS, L. B.: Correlation of forearm muscle and adipose tissue metabolism in obesity before and after weight loss. Clin. Res. **20**, 548 (1972).
HORTON, E. S., RUNGE, C. F., SIMS, E. A. H.: Forearm metabolism in human experimental obesity. J. clin. Invest. **49**, 45 a (1970).
HOWARD, A. N.: Dietary treatment of obesity. In: Baird, I. M., Howard, A. N. (eds.): Obesity. Medical and Scientific Aspects. p. 96. Edinburgh and London E. u. S. Livingstone Ltd., 1969.
HOWARD, A. N., DUB, J., MCMAHON, M.: The incidence, cause and treatment of obesity in Leicester School children. Practioner **207**, 662–668 (1971).
HUBER, E. G.: Formen der kindlichen Fettsucht und ihre Häufigkeit. Helv. paed. acta **2**, 114–137 (1962).
HUNDLEY, J. H.: Need for control programs. In: Weight control. p. 1–17. Ames, I a.: Iowa State College Press 1955.

HUNDLEY, J. H.: Diabetes – overweight: U. S. problems. J. Am. diet. Ass. **32**, 417–422 (1956).

HUNECKE, I., REUTER, W., RIES, W.: Epidemiologische Zusammenhänge zwischen körperlicher Aktivität, Berufstätigkeit und Alter bei Adipösen. Z. Alternsforsch. **29**, 219–294 (1975).

HUNT, E. E.: Epidemiologic considerations. In: Reichsman F. (ed.): Hunger and satiety in health and disease. Adv. psychosom. Med. **7**, 148–172 (1972).

HUNTER, W. M., FRIEND, J. A. R., STRONG, J. A.: The diurnal pattern of plasma growth hormone concentration in adults. J. Endocrinol. **34**, 139 (1966).

HUNTER, W. M., WILLOUGHBY, J. M. T., STRONG, J. A.: Plasma insulin and growth hormone during 22 hr fasts and after graded glucose loads in six healthy adults. J. Endocrinol. **40**, 207 (1968).

HUSEMANN, G.: Dünndarmausschaltung zur Therapie der extremen Adipositas. Dtsch. med. Wschr. **98**, 2343–2347 (1973).

HÜTER, K. A.: Die Fettsucht in der Gynaekologie und Geburtshilfe. Mtkurse ärztl. Fortbild. **17**, 141–146 (1967).

HÜTER, K. A., BUCHENAU, H.: Ernährung der werdenden Mutter. Bundesausschuß für volkswirtschaftl. Aufklärung, Köln 1969.

HUTH, K.: Kohlenhydrate in der Diätetik bei Fettsucht. In: K. Jahnke, H. Mehnert, H. Drost (eds.): Metabolische und klinische Aspekte der Kohlenhydrate in der Ernährung. p. 131–135. Mainz: Verlag Kirchheim & Co, 1975.

HÜTHER, K. J., RITZL, F.: Selective lack of response of corticosterone to dexamethasone suppression in some obese subjects with asymptomatic diabetes mellitus. Acta endocr. (Kbh) Suppl. **152**, 47 (1971).

IMLAH, N.: Unusual effect of fenfluramine. Brit. Med. J. **II**, 178 (1970).

INNES, J. A., CAMPBELL, J. W., CAMPBELL, C. J., NEEDLE, A. L., MUNRO, J. F.: Long term follow-up of therapeutic starvation. Brit. Med. J. **II**, 356–359 (1974).

INSULL, W., HOUSER, H., LITTELL, A. S.: Fatty acid composition of human adipose tissue. Relationship to body weight, age and serum cholesterol 58th. Ann. Meeting. Am. Soc. clin. Invest. **54** (1966).

IRIE, M., TSUSHIMA, T., SAKUMA, M.: Effect of nicotinic acid administration on plasma HGH, FFA and glucose in obese subjects and in hypopituitary patients. Metabolism **19**, 972–979 (1970).

IRSIGLER, K.: Zum Energiehaushalt des menschlichen Organismus. Regulation des Körpergewichtes. Wien. Klin. Wschr. **81**, 845–854 (1969 a).

IRSIGLER, K.: Glucoseutilisation und Plasmalipoide bei adipösen Patienten unter dem Einfluß von Dimethylbiguanid (Glucophage). Wien. Med. Wschr. **119**, 191–194 (1969 b).

IRSIGLER, K.: Metforminwirkung auf Glucoseverwertung und Körpergewicht. Dtsch. med. Wschr. **95**, 2169–2171 (1970).

IRSIGLER, K.: Pathophysiologie und Klinik der Fettleber. Leber-Magen-Darm **3**, 117 (1971).

IRSIGLER, K., SCHMID, P., SCHLICK, W., HEITKAMP, H.: A new method of measuring body composition using a „buoyancy scale“ and „pressure volumetry“. In: A. Howard (ed.): Recent Advances in Obesity Research I. p. 110. London: Newman Publ., 1975.

IRSIGLER, K., WALDHÄUSL, W.: Änderungen einzelner Parameter des Fett- und Kohlenhydratstoffwechsels bei Adipösen durch Abmagerung. Wien. Klin. Wschr. **81**, 534–536 (1969).

ISAKSSON, B., LINDHOLM, B., SJÖGREN, B.: Body composition during long-term administration of cortisone and anabolic steroids in an asthmatic subject. Metabolism **16**, 162 (1967).

ISSEKUTZ, B. Jr., BORTZ, W. M., MILLER, H. I., PAUL, P.: Turnover rate of plasma FFA in humans and in dogs. Metabolism **16**, 1001, (1967 a).

ISSEKUTZ, B., BORTZ, W. M., MILLER, H. I., WROLDSEN, A.: Plasma – free fatty acid response to exercise in obese humans. Metabolism **16**, 492 (1967 b).

Issekutz, B. Jr., Paul, P., Miller, H. I., Bortz, W.M.: Oxidation of plasma FFA in lean and obese humans. Metabolism **17**, 62 (1968).

Jackson, I. M. D., McKiddie, M. T., Buchanan, K. D.: Effect of fasting on glucose and insulin metabolism of obese patients. Lancet **I**, 285 (1969).

Jacobsen, G., Seltzer, C. C., Bondy, P. K., Mayer, J.: Importance of body characteristics in the excretion of 17- ketosteroids and 17-ketogenic steroids on obesity. N. Engl. J. Med. **271**, 651 (1965).

Jacot, J. P., Zuppinger, K. A., Joss, E. E., Donath, A.: Evidence for two types of juvenile obesity on the basis of body composition and insulin release following small doses of glucose. Klin. Wschr. **51**, 1109–1114 (1973).

Jaffe, H. L., Corday, E., Master, A. M.: Evaluation of the precordial leads of the electrocardiogram in obesity. Amer. Heart J. **36**, 911 (1948).

Jahneke, J.: Risikofaktor Hypertonie. p. 41. Studienreihe Boehringer Mannheim 1974.

Jahnke, K.: Überernährung als Krankheitsursache und die Behandlung der Fettleibigkeit. Regensburger Jahrbuch ärztl. Fortb. **11**, 253–260 (1963).

Jahnke, K., Daweke, H., Liebermeister, H., Schilling, W., Grüneklee, D.: Über den Einfluß von Buformin auf das Verhalten von Gewicht und Stoffwechselmetaboliten bei Fettsüchtigen mit und ohne Störung der Glukosetoleranz. In: Oberdisse, K., Daweke, H., Michael G. (eds.): 2. Int. Biguanid Symposium. p. 82–91. Stuttgart: Thieme 1968.

Jahnke, K., Daweke, H., Liebermeister, H., Schilling, W. H., Thamer, G., Preiss, H., Gries, F. A.: Hormonal and metabolic aspects of obesity in humans. In: Östman, J., Milner, R. D. G., (eds.): Diabetes. p. 533–539. Amsterdam. Exerpta medica foundation, Int. Congress Series No. 172, (1969).

Jahnke, K., Daweke, H., Schilling, W. H., Rüenauver, R., Oberdisse, K.: Der potentielle Diabetes (sog. Praediabetes). Verh. dtsch. Ges. inn. Med. **72**, 851 (1967).

Jahnke, K., Englhardt, A., Jung, G. F., Pilger, H.: Die Behandlung der Fettsucht mit Mischkost und Formuladiät. Dtsch. med. Wschr. **88**, 2130 (1963).

Jahnke, K., Gabbe, R.: Bedeutung und Methodik von Ernährungsanamnesen. Nutr. et Dieta **2**, 115 (1960).

Jahnke, K., Gries, F. A., Wallenfels, H., Schulte, H.: Verhalten von Metaboliten des Fettstoffwechsels im Serum adipöser Personen unter Grundumsatzbedingungen. Klin. Wschr. **42**, 1016–1020 (1964).

Jahnke, K., Jahnke, K. A., Reis, H. E.: Über die Regenerationsfähigkeit der β-Zellenfunktion bei adipösen Diabetikern nach Gewichtsreduktion. Dtsch. med. Wschr. **101**, 73 (1976).

Jahnke, K., Miss, H. D., Drost, H.: Kriterien und Bewertung der Diabeteseinstellung. Bearbeitet im Auftrag der Deutschen Diabetes-Gesellschaft. Dtsch. med. Wschr. **99**, 870 (1974).

Jahnke, K. A., Reis, H. E., Jahnke, K.: Zur Beurteilung der Differentialtherapie des Diabetes mellitus durch Bestimmung der endogenen Insulinsekretion nach konsekutiver Glucose- und Tolbutamidstimulation. IV. Internat. Donau-Symposium über Diabetes mellitus, Dubrovnik (1975).

Jansen, M.: Beitrag zur Manifestation des Diabetes 1946. l. c. Ries W. (1970).

Januszewicz, W., Sznasderman-Ciswicka, M., Wocial, B.: Urinary excretion of catecholamines in fasting obese subjects. l. c. Rath, R., Kujalova, V. (1973).

Jarløv, E.: The clinical types of abnormal obesity. Copenhagen: NYT Nordisk Forlag 1932.

Jeanrenaud, B., Hepp, D.: Adipose tissue. Regulation and metabolic functions. Horm. metab. Res. Suppl. 2, Stuttgart: Thieme 1970.

Jeliffe, R. W., Hill, D., Tatter, D., Lewis, E. jr.: Death from weight control pills. A case report with objective postmortem confirmation. J. Am. Med. Ass. **208**, 1843–1847 (1969).

Jequier, E. (ed.): Regulation of energy balance in man. Edit. Médecine et Hygiène. Genève 1975.

Jequier, E., Pittel, PH., Gygax, P.-H., Chappnis, PH.: Deficits d'induction de la thermogenese chez l'obese: Etude par calorimetrie directe et indirecte. In: Jequier, E. (ed.): Regulation of energy balance in man. p. 44. Edition Médecine et Hygiène Genève 1975.

John, H. J.: A summary of the findings in 1100 glucose tolerance estimations. Endocrin. **13**, 388–392 (1929).

John, H. J.: Statistical study of 6000 cases of diabetes. Ann. Intern. Med. **33**, 925–940 (1950).

Johnson, H. J.: A study of 2400 electrocardiograms of apparently healthy males. J. Amer. med. Ass. **114**, 561 (1940).

Johnson, M. L., Burke, B. S., Mayer, J.: Relative importance of inactivity and overeating in the energy balance of obese high school girls. Amer. J. clin. Nutr. **4**, 37 (1956 a).

Johnson, M. L., Burke, B. S., Mayer, J.: The prevalence and incidence of obesity in a cross-section of elimentary and secondary school children. Am. J. clin. Nutr. **4**, 231–238 (1956 b).

Johnson, P. R., Hirsch, J.: Cellularity of adipose depots in six strains of genetically obese mice. J. Lipid Res. **13**, 2–11 (1972).

Johnson, P. R., Zucker, L. M., Cruce, J. A. F., Hirsch, J.: Cellularity of adipose depots in the genetically obese Zucker rat. J. Lipid. Res. **12**, 706–714 (1971).

Johnson, S., Karam, J. H., Levin, S. R., Grodsky, G. M., Forsham, P. H.: Hyperinsulin response to oral leucine in obesity and acromegaly. Clin. Endocrinol. Metab. **37**, 431–435 (1973).

Jolliffe, N., Rinzler, S. H., Archer, M.: Prudent reducing diet: effect on serum cholesterol, study of 111 obese men 50–59 years old. Arch. intern. Med. **109**, 506–572 (1962).

Joossens, J. V.: Kochsalz und Hypertonie, Härte des Wassers und Mortalität bei Herz-Kreislauf-Erkrankungen. Triangel **12**, Nr. 1, 9 (1973).

Jørgensen, K. R.: Evaluation of the double anti-body radioimmunoassay of insulin and the determination of insulin in plasma and urine in normal subjects. Acta Endocrin. **60**, 327 (1969).

Joslin, E. P.: The prevention of diabetes mellitus. J. Am. Med. Ass. **76**, 76–84 (1921).

Joslin, E. P., Dublin, L. J., Marks, H. H.: Studies in diabetes mellitus IV: Etiology. Part II. Am. J. Med. Sci. **192**, 9–23 (1936).

Joslin, E. P., Root, H. F., Withe, R., Marble, A.: The treatment of diabetes mellitus. London: H. Kimpton 1959.

Juergens, J. L., Barker, N. W., Hines, E. A.: Arteriosclerosis obliterans: Review of 520 cases with special reference to pathogenic and prognostic factors. Circulation **21**, 188–195 (1960).

Juhl, E., Christoffersen, P., Baden, H., Quadde, F.: Liver morphology and biochemistry in eight obese patients treated with jejunoiliacal anastomosis. N. Engl. J. Med. **285**, 543–547 (1971).

Julkunen, H., Heinonen, O. P., Pyöräla, K.: Hyperostosis of the spine in an adult population. Ann. rheum. Dis. **30**, 605 (1971).

Kaeding, A.: Blut- und Gewebszucker beim Stoffwechselgesunden und beim Diabetiker, 1952. l. c. Ries, W. 1970.

Kaeding, A., Hirschlipp, H.: Klinische und ernährungsanamnestische Erhebungen bei Norm- und Übergewichtigen. Zschr. ges. inn. Med. **23**, 225–228 (1968).

Kaeding, A., Rohmann, H.: Vergleichende Untersuchungen zu den Ernährungsgewohnheiten bei Norm- und Übergewichtigen. Dtsch. Gesundheitswesen **22** 395–398 (1967).

Kahn, C. R., Neville, D. M., Gordon, P., et al.: Insulin receptor defect in insulin resistance: Studies in the obese hyperglycemic mouse. Biochem. Biophys. Res. Comm. **48**, 135 (1972).

Kahn, C. R., Neville, D. M., Roth, J.: Insulin receptor interaction in the obese-hyperglycemic mouse – a model of insulin restistance. J. biol. Chem. **248**, 244 (1973 a).

Kahn, C. R., Neville, D. M., Soll, A.: Deficiency of insulin receptors in the insulin resistant obese hyperglycemic mouse. Excerpta Medica (Amsterdam). Internal. Congr. Series **280**, 75 (1973 c).

KAHN, C. R., SOLL, A., NEVILLE, D. M.: Severe deficiency in insulin receptor: A common denominator in the insulin resistance of obesity. Clin. Res. **21**, 628 (1973 b).

KAHN, C. R., SOLL, A. H., NEVILLE, D. M., GOLDFINE, I. D., ARCHER, J. A., GORDON, P., ROTH, J.: The insulin receptor in obesity and other states of altered insulin sensitivity. In: Bray, G. A. (ed.): Obesity in perspective DHEW Publication No (NIH) 75–708 p. 301. Washington 1975.

KALKHOFF, R. K.: Hormonal disturbances in obesity. In: Vague, J., Boyer. J. (eds.): The regulation of the adipose tissue mass. p. 271. New York: Exerpta medica American Elsevier, 1974.

KALKHOFF, R. K., FERROU, C. A.: Metabolic differences between obese overweight and muscular overweight men. N. Engl. J. Med. **284**, 1236 (1971).

KALKHOFF, R. K., GOSSAIN, V. V., MATUTE, M. L.: Plasma glucagon in obesity. response to arginine, glucose and protein administration. N. Engl. J. Med. **289**, 465–467 (1973).

KALKHOFF, R. K., KIM, H., CERLETTY, J., FERROU, C.: Effects of weight loss on abnormal plasma insulin and growth hormone responses in obese subjects. Diabetes **19**, 361–362 (1970).

KALKHOFF, R. K., KIM, H. J., CERLETTY, J., FERROU, C. A.: Metabolic effects of weight loss in obese subjects: changes in plasma substrate levels, insulin and growth hormone responses. Diabetes **20**, 83 (1971).

KALLIE, N. R., PETERS, J. A. M.: CHOW, S. C.: Submucous lipoma of the stomach. Canad. J. Surg. **19**, 42–45 (1976).

KALOFOUTIS, A., JULLIEN, G., KOUTSELINIS, A., MIRAS, C.: Erythrocyte 2, 3-Diphosphoglycerate as related to diabetes and obesity. Clin. Chem. **21**, 1414 (1975).

KANNEL, W. B., BRAND, N., SKINNER, J. J., DAWBER, T. R., MCNAMARA, P. M.: The relation of adiposity to blood pressure and development of hypertension. Ann. intern. Med. **67**, 48–59 (1967 a).

KANNEL, W. B., CASTELLI, W. P., MCNAMARA, P. M., MCKEE, P. A., FEINLEIB, M.: Role of blood pressure in the development of congestive heart failure. N. Engl. J. Med. **287**, 782 (1972).

KANNEL, W. B., GORDON, T.: Assessment of coronary vulnerability – the Framingham Study. In: Waldenström, J., Larsson, T., Ljungstedt, N. (eds.): Early phases of coronary heart disease. The possibility of prediction. p. 123. Stockholm: Nordiska Bokhandelns Förlag 1973.

KANNEL, W. B., GORDON, T.: Obesity and cardiovascular disease. The Framingham Study. In: Burland, W. L., Samnel, P. D., Yudkin, J. (eds.): Obesity symposium. p. 24 u. 57. London: Churchill Livingstone, 1974.

KANNEL, W. B., GORDON, T.: Some determinants of obesity and its impact as a cardiovascular risk factor. In: Howard, A. (ed.) Recent advances in Obesity Research I. p. 14. London: Newman Publ. Ltd. 1975.

KANNEL, W. B., KAGAN, A., DAWBER, T. R., REVOTSKIE, N.: Epidemiology of coronary heart disease. Geriatrics **17**, 675–690 (1962).

KANNEL, W. B., LE BAUER, E. J., DAWBER, T. R., MCNAMARA, P. M.: Relation of body weight to development of coronary heart disease. Circulation **35**, 734–744 (1967 b).

KANNEL, W. B., PEARSON, G., MCNAMARA, P. M.: Obesity as a force of morbidity and mortality in adolescents. In: Heald. (ed.). Nutrition and growth. p. 51 New York: Appleton-Century-Crofts, 1970.

KANNEL, W. B., SEIDMAN, J. M., FERCHO, W., CASTELLI, W. P.: Vital capacity and congestive heart failure. Circulation **49**, 1160–1166 (1974).

KAPELL, R.: Die Syntropie der Adipositas mit der Hypertonie, ihr Vorkommen und ihre Verteilung in einer ländlichen Bevölkerung nach dem Broca-Index und nach dem Optimalgewicht. Dtsch. Gesundheitswesen **26**, 2316 (1971 a).

KAPELL, R.: Zur Epidemiologie der Fettsucht. Med. alternd. Menschen **1**, 99–103 (1971 b).

KARAM, J. H., GRODSKY, G. M., FORSHAM, P. H.: Excessive insulin response to glucose in obese subjects as measured by immunochemical assay. Diabetes **12**, 197–205 (1963).

KARAM, J. H., GRODSKY, G. M., FORSHAM, P. H.: The relationship of obesity and growth hormone to serum insulin levels. Ann. N. Y. Acad. Sci. **131**, 374–387 (1965 a).

KARAM, J. H., GRODSKY, G. M., FORSHAM, P. H.: Weight gain in infancy and development of juvenile diabetes mellitus. Lancet **I**, 45 (1976).

KARAM, J. H., GRODSKY, G. M., PAVLATOS, F. C., FORSHAM, P. H.: Critical factors in excessive serum-insulin response to glucose. Lancet **I**, 286–289 (1965 b).

KARL, H. J., RAITH, L.: Cortisolsekretion und Cortisolabbauprodukte im Urin bei Fettsüchtigen im Vergleich zu Normalpersonen. Klin. Wschr. **39**, 702–703 (1961).

KARLBERG: The development of children in a Swedisch urban community. A prospective longitudinal study. Acta Paed. Scand. Suppl. **187**, 9 (1968).

KARPOWITZ, D. H., ZEIS, F. R.: Personality and behavioural differences among obese and non-obese adolescents. In: Howard, A. (ed.): Recent advences in obesity research I. p. 226. London: Newman Publ. 1975.

KASPER, H., PLOCK, E.: Körpergewicht bei fettreicher kohlenhydratarmer Diät. Med. Klinik **66**, 440–445 (1971).

KASPER, H., THIEL, H., EHL, M.: Response of body weight to a low carbohydrate, high fat diet in normal and obese subjects. Am. J. Clin. Nutr. **26**, 197–204 (1973).

KASPEREK, R., ENGLHARDT, A., LIEBERMEISTER, H., JAHNKE, K.: In vitro investigations of the glucose uptake of human adipose tissue in normalweight and obese subjects. Diabetologia **6**, 76 (1970).

KATO, Y., MORIMOTO, M., IMURA, H.: Plasma growth hormone in hyperthyroidism and obesity: Effect of propranolol infusion. Metabolism **19**, 406–408 (1970).

KATTERMANN, R., KÖBBERLING, J.: Serumlipide bei Verwandten ersten Grades von Diabetikern in Abhängigkeit von Körpergewicht und Glukosetoleranz. Dtsch. med. Wschr. **94**, 1273 (1969).

KAUFMANN, B. J., FERGUSON, M. H., CHERNIACK, R. M.: Hypoventilation in obesity. J. clin. Invest. **38**, 500 (1959).

KAUP, J., FÜRST, T.: Körperverfassung und Leistungskraft Jugendlicher. München u. Berlin: Verlag R. Oldenbourg 1930.

KÁZDOVA, L., FABRY, P., VRÁNA, A.: Adipose tissue hyperplasia induced by small doses of insulin. In: Vague J., Boyer, J. (eds.): The Regulation adipose tissue mass. Exerpta medica. p. 151. New York, American Elsevier 1974.

KÁZDOVA, L., VRÁNA, A.: Insulin and adipose tissue cellularity. Horm. Metab. Res. **2**, 117 (1970).

KECKWICK, A., PAWAN, G. L. S.: Caloric-intake in relation to body-weight changes in the obese. Lancet **II**, 155–161 (1956).

KECKWICK, A., PAWAN, G. L. S.: Metabolic study in human obesity with isocaloric diets high in fat, protein or carbohydrate. Metabolism **6**, 447–460 (1957).

KECKWICK, A., PAWAN, G. L. S.: Body-weight, food and energy. Lancet **I**, 822–825 (1959).

KECKWICK, A., PAWAN, G. L. S., CHALMERS, T. M.: Resistance to ketosis in obese subjects. Lancet **II**, 1157–1159 (1959).

KEEN, H.: The incomplete story of obesity and diabetes. In: Howard, A. (ed.): Recent advances in obesity research: I. p. 116. London: Newman Publ. 1975.

KEMPNER, W., NEWBORG, C., PESCHEL, R. L., SKYLER, J. S.: Treatment of massive obesity with rice reduction diet programm. Arch. intern. Med. **135**, 1575–1584 (1975).

KENNEDY, G. C.: The role of depot fat in the hypothalamic control of food inkake in the rat. Proc. Roy. Soc. London (Ser. B) **140**, 578 (1953).

KEPP, R., STAEMMLER, H. J.: Lehrbuch der Gynaekologie. 11. Auflage. p. 208. Stuttgart: Thieme 1974.

KEYS, A.: Coronary heart disease-the global picture. Atherosclerosis **22**, 149 (1975).

KEYS, A., ANDERSON, J. T., BROZEK, J.: Weight gain from simple overeating. Metabolism **4**, 427–432 (1955).

KEYS, A., ARAVANIS, C., BLACKBURN, H., VAN BUCHEM, F. S. P., BUZINA, R., DJORDJEVIC, B. S., Fidanza, F., KARVONEN, M. J., MENOTTI, A., PUDDU, V., TAYLOR, H. L.: Coronary heart disease: Overweight and obesity as risk factors. Ann. intern. Med. **77**, 15–27 (1972 a).

KEYS, A., BROZEK, J.: Body fat in adult man. Physiol. Rev. **33**, 245–325 (1953).

KEYS, A., FIDANZA, F., KARVONEN, M. J., KIMURA, N., TAYLOR, H. L.: Indices of relative weight and obesity. J. Chron. Dis. **25**, 329–343 (1972 b).

KEYS, A., GRANDE, F.: Body weight, body composition and calorie status. In: Goodhart, R. S., Shils, M. E. (eds.): Modern Nutrition in Health and Disease. p. 1–27. Philadelphia: Lea u. Febiger 1973.

KEYS, A., TAYLOR, H. L., BLACKBURN, H., BROZEK, J., ANDERSON, J. T., SIMONSON, E.: Mortality and coronary heart disease among men studied 23 years. Arch. intern. Med. **128**, 201–214 (1971).

KEYS, A., TAYLOR, H. L., MICKELSEN, O., HENSCHEL, A.: Famine edema and mechanism of its formation. Science **103**, 669 (1946).

KHOSLA, T., LOWE, C. R.: Indices of obesity derived from body weight and height. Brit. J. Prev. Soc. Med. **21**, 122–128 (1967).

KHOSLA, T., LOWE, C. R.: Obesity and smoking habits. Brit. Med. J. **4**, 10–13 (1971).

KIMMEL, D.: Körpergewicht und Varizen. Diss. Leipzig, 1963.

KINSELL, L. W., GUNNING, B., MICHAELS, G. D., RICHARDSON, J. COX, S. E., LEMON, C.: Calories do count. Metabolism **13**, 195–204 (1964).

KIPNIS, D. M., SCHALCH, D. S.: The impairment of carbohydrate tolerance by elevated plasma free fatty acids. J. clin. Invest. **43**, 1283 (1964).

KIPNIS, D. M., STEIN, M. F.: Insulin antagonism: fundamental considerations. In: M. P. Cameron, M. O'Connot, (eds.): Ciba Foundation Colloquia on Endocrinology 15, Aetiology of Diabetes Mellitus and its Complications. p. 156–191. Boston: Little Brown and Company, 1964.

KIRBY, M. J., TURNER, P.: Fenfluramine and norfenfluramine on glucose uptake into skeletal muscle. Postgrad. Med. J. **51**, (Suppl. 1), 73–76 (1975).

KIRBY, M. J., TURNER, P.: Do anorectic drugs produce weight loss by appetite suppression? Lancet **I**, 566–567 (1976).

KISCH, E. H.: Lipogener Diabetes. Münch. med. Wschr. **58**, 677–679 (1911).

KJELLBERG, J., REIZENSTEIN, P.: Body composition in obesity. Acta Med. Scand. **188**, 161–169 (1970).

KLEIN, B., CORNONI, J.C., JONES, F., BOYLE, E.: Overweight indices as correlates of coronary heart diseases and blood pressure. Human Biology **45**, 329–340 (1973).

KLEIN, D., AMMANN, F.: The syndrome of Laurence-Moon-Biedl and allied diseases in Switzerland. J. neurol. Sci. **9**, 479 (1969).

KLEIN, R.F., TROYER, W.G., BACK, K.W., HOOD, T.C., BOGDONOFF, M.D.: Lipid mobilization in lean and obese subjects. Ann. NY Acad. Sci. **131**, 662 (1965).

KLÖR, H.U., DITSCHUNEIT, H.: Über die Beziehungen zwischen Glukosetoleranz, Fettstoffwechselstörungen und Adipositas. 7. Kongr. dtsch. Diabetes Gesellschaft, Bad Nauheim 1972.

KNICK, B.: Fettleber – Symptomatologie und Therapie. Therapiewoche **20**, 1412 (1970).

KNITTLE, J.L.: Obesity in childhood: a problem in adipose tissue cellular development. J. Pediatrics **81**, 1048–1059 (1972).

KNITTLE, J.L., GINSBERG-FELLNER, F.: Effect of weight reduction on in vitro adipose tissue lipolysis and cellularity in obese adolescents and adults. Diabetes **21**, 754 (1971).

KNITTLE, J.L., HIRSCH, J.: Effect of early nutrition on the development of rat epididymal fat pads: Cellularity and metabolism. J. clin. Invest. **47**, 2091 (1968).

KNORRE, G.v.: Ergebnisse einer Diabetes – Reihenuntersuchung in einem Landkreis 1961/1962. Dtsch. Gesundheitswesen **19**, 593–598 (1964).

KNORRE, G.v., BODE, H., STEIGEMANN, M.: Fettsuchtfrequenz und Diabetesmorbidität. Zschr. inn. Med. **25**, 61–66 (1971).

KNOWLES, H.C.: Prevalence and development of diabetes. Fed. Proc. **27**, 945–947 (1968).

Knudsen, K.B., Sparberg, M., Lecocq, F.: Porphyria precipitated by fasting. N. Engl. J. Med. **277**, 350–351 (1967).

Knussmann, R., Toeller, M., Holler, H.D.: Zur Beurteilung des Körpergewichts. Med. Welt **23**, 529–535 (1972).

Koch, J.: Untersuchungen über das Körpergewicht von Patienten mit peripheren Durchblutungsstörungen. Diss. Leipzig 1963.

Köbberling, J., Appels, A., Köbberling, G., Creutzfeldt, W.: Glukosebelastungstest bei 727 Verwandten ersten Grades von Altersdiabetikern. Dtsch. med. Wschr. **94**, 416 (1969).

Köbberling, J., Creutzfeldt, W.: Comparison of different methods for the evaluation of the oral glucose tolerance test. Diabetes **19**, 870–877 (1970).

Koepp, P.: Laurence-Moon-Biedl syndrome associated with diabetes insipidus neurohormonalis. Europ. J. Pediat. **121**, 59–62 (1975).

Kohlrausch, W.: Methodik zur quantitativen Bestimmung der Körperfette in vivo. Arbeitsphysiologie **2**, 23–45 (1929).

Kohlrausch, W.: Physikalische Therapie der Fettsucht. In: Fettsucht, Pathogenese, Klinik und Therapie. Lochham: Pallas-Verlag 1961.

Kommission der Deutschen Ges. f. Kreislaufforschung: Empfehlungen zur indirekten Messung des Blutdruckes beim Menschen. Z. Kreisl. Forsch. **60**, Heft 6 (1971).

Konishi, F.: The relationship of urinary 17 – hydroxycorticosteroids to creatinine in obesity. Metabolism **13**, 847–851 (1964).

Kono, T.: Destruction of insulin effector system of adipose tissue cells by proteolytic enzymes. J. biol. Chem. **244**, 1772 (1969).

Kosaka, K., Hagura, R., Odagiri, R., Saito, F., Kuzuya, T.: Effect of weight changes on serum insulin response in subjects with normal oral glucose tolerance. J. clin. Endocrinol. Metab. **35**, 655–658 (1972).

Koschinsky, Th., Gries, F.A.: Glycerin-Kinase und Lipolyse des menschlichen Fettgewebes in Abhängigkeit vom relativen Körpergewicht. Hoppe-Seyler's Z. Physiol. Chem. **352**, 430–432 (1971).

Koschinsky, Th., Gries, F.A., Herberg, L.: Regulation of glycerol kinase by insulin in isolated fat cells and liver of Bar-Habor obese mice. Diabetologia **7**, 316–322 (1971).

Kotchen, J.M., Kotchen, T.A., Schwertman, N.C., Kuller, L.H.: Blood pressure distribution of urban adolescents. Amer. J. Epidemiol. **99**, 315 (1974).

Kotilainen, M.: Group therapy for obesity. Ann. Med. intern. Fam. **52**, 155 (1963).

Kotthaus, H.: Zur Nahrungsaufnahme Adipöser nach Gewichtsreduktion. Inaugural Diss., Düsseldorf 1975.

Kral, J.G.: Surgical reduction of adipose tissue. Effects of adipectomy and intestinal by-pass on adipose tissue cellularity. Thesis, University of Gothenburg 1976.

Kral, J.G., Sjöström, L.V.: Surgical reducion of adipose tissue hypercellularity. In: A. Howard, (ed.): Recent Advances in Obesity Research I. p. 327–330. London: Newman Publ., 1975.

Kraupp, O.: Pharmacology und Toxikologie der Appetitzügler. Regensburger Jahrbuch ärztl. Fortbildung **211**, 354–359 (1971).

Krogman, W.M.: Growth of man. Tabulae Biologicae, vol. XX. Den Haag: Dr. W. Junk 1941.

Krebs, W., Manger, S.: Die Syntropie cardiovasculärer Krankheiten mit der Adipositas. Dtsch. Gesundheitswesen **20**, 1040–1047 (1965).

Kreisberg, R.A.: Glucose metabolism in normal and obese subjects. Effect of phenformine. Diabetes **17**, 481 (1968).

Kreisberg, R.A., Boshell, B.R., Di Placido, J., Roddam, R.F.: Insulin secretion in obesity. N. Engl. J. Med. **276**, 314–319 (1967).

Kreisberg, R.A., Pennington, L.F., Boshell, B.R.: Lactate turnover and gluconeogenesis in normal and obese humans. Effect of starvation. Diabetes **19**, 53–63 (1970).

Kremer, G.J., Knick, B., Lange, H.J., Kössling, F.K., Grams, H.: Frühdiabetische Stoff-

wechselanomalien und bioptisch objektivierter Leberverfettungsgrad bei Gallensteinträgern. Schweiz. med. Wschr. **98**, 110–114 (1968).
KREMEN, H.J., LINNER, J.H., NELSON, C.H.: An experimental evaluation of nutritional importance of proximal and distal small intestine. Ann. Surgery **140**, 439 (1954).
KRONENBERG, R.S., GRABEL, R.A., SEVERINGHAUS, J.W.: Normal chemoreceptor function in obesity before and after ileal bypass surgery to force weight reduction. Amer. J. Med. **59**, 349–353 (1975).
KROTKIEWSKI, M., BJÖRNRORP, P., SJÖSTRÖM, L.: Regional variation of fat cell size in young, middle-aged and obese women. In: Howard, A. (ed.): Recent advances in obesity research I. p. 97–100. London: Newman, Publ. 1975.
KRÜGER, H.H.: Die Therapie der Fettsucht mit Schilddrüsenhormonen und Diuretika. Med. Klinik **59**, 217–225 (1964).
KRÜSKEMPER, G., ZIMMERMANN, H., BERGER, M., SCHLEGEL, S.: Psychological abnormalities associated with obesity and anorexia nervosa. In: Howard, A. (ed.): Recent advances in Obesity Research I. p. 251. London: Newman Publ. Ltd., 1975.
KRZYWICKI, H.J., WARD, G.M., RAHMAN, D.P., NELSON, R.A., CONSOLAZIO, C.F.: A comparison of methods for estimating human body composition. Am. J. Clin. Nutr. **27**, 1380–1385 (1974).
KUHLO, W., DOLL, E.: Beziehungen zentraler und kardiopulmonaler Funktionsstörungen am Beispiel des Pickwick-Syndroms. Zbl. ges. Neurol. Psychiat. **197**, 8 (1970).
KUHLO, W., DOLL, E., FRANCK, M.C.: Erfolgreiche Behandlung eines Pickwick-Syndroms durch eine Dauertrachealkanüle. Dtsch. med. Wschr. **94**, 1286 (1969).
KÜHNAU, J.: Festvortrag. 16. Dtsch. Kongr. f. Ärztl. Fortbildung, Berlin (1967).
KÜLZ, E.: Klinische Erfahrungen über den Diabetes mellitus. (bearbeitet von Th. Rumpff und anderen) Jena 1899.
KUNKEL, W., HAUPT, E., FRÖHLICH, A., SCHÖFFLING, K.: Der Einfluß einer Gewichtsreduktion auf Verlauf und Behandlung des Erwachsenendiabetes. Med. Welt **23**, 679 (1972).
KUO, P.T., FENG, L., COHEN, N.N., FITTS, W.T., MILLER, L.D.: Dietary carbohydrates in hyperlipemia (hyperglyceridemia): hepatic and adipose tissue lipogenic activities. Am. J. clin. Nutr. **26**, 116 (1967).
LABBÉ, M., BOULIN, R.: Obesity, Part I. L'épreuve de l'hypoglycemie provoquée chez les obéses. Bull. Soc. Méd. Hop. Paris 649–653 (1925).
LABHART, A.: Myatonic Diabetes (Prader-Labhart-Willi Syndrome) Obesity and vascular complications. In: Froesch, E.R., Yudkin, J. (eds): Nutrition and diabetes mellitus. Acta diabet. lat. **9** (Suppl.1) 469–483 (1972).
LACHNER, O.: Gesundheitszustand europäischer Jugendlicher. Ärztl. Jugendkunde **56**, 282–294 (1965).
LACHNIT, V.: Die Fettleibigkeit. Wien: Mandrich 1963.
LAMBERT, A.E., HOET, J.J., EKKA, E., HOREMANS, B.: Plasma insulin levels during pregnancy in obesity and potential diabetes. Diabetologia **2**, 260–264 (1966).
LAMKI, L., EZRIN, C., KOVEN, J., STEINER, G.: L-Thyroxine in the treatment of obesity without increase in loss of lean body mass. Metabolism **22**, 617–622 (1973).
LANCERAUX, E.: Bull. Acad. Méd. Paris, 1215 (1877).
LANCERAUX, E.: Étude comparative du diabète maigre et du diabète gras. Union méd. Paris **39**, 161 (1880).
LANDAU, B.R.: Adrenal steroids and carbohydrate metabolism. In: Harris, R.S., Wool, I.G., Loraine, J.A., (eds.): Vitamines and Hormones. p. 2–59. New York: Acad. Press 1965.
LANG, P.D., VOLLMAR, J., KLEMENS, K.H. et al.: Lipidsenkende Wirkung von Phenformin bei primärer Hyperlipoproteinämie Typ IV. Dtsch. med. Wschr. **98**, 2280 (1973).
LASAGNA, L.: Attitudes toward appetite suppressants. J. Amer. Med. Ass. **225**, 44–48, (1973).
LAUBE, H., KÖHLE, K., DITSCHUNEIT, H., PFEIFFER, E.F.: Klinik und Ergebnisse von Fastenkuren bei Fettsucht. Therapiewoche, 3944–3945 (1971).

Laube, H., Köhle, K., Ditschuneit, H., Pfeiffer, E.F.: Dauererfolg von Fastenkuren. Dtsch. med. Wschr. **97**, 830–835 (1972a).

Laube, H., Raptis, S., Chrisibu, M., Pfeiffer, E.F.: Der Einfluß verschiedener Reduktionsdiäten auf den Hyperinsulinismus bei Adipositas. Therapiewoche **22**, 4535 (1972b).

Laube, H., Raptis, S., Pfeiffer, E.F.: Der Einfluß von Ernährungsfaktoren auf die Entstehung von Fettsucht und Hyperinsulinismus. Dtsch. med. Wschr. **98**, 1256 (1973).

Lazlo, J., Klein, R.F., Bogdonoff, M.D.: Prolonged starvation in obese patients: in vitro and in vivo effects. Clin. Res. **9**, 183 (1961).

Laurence, J.Z., Moon, R.C.: Four cases of retinitis pigmentosa occuring in the same family, and accompanied by general imperfections of development. Ophth. Rev. London **2**, 32–41 (1866).

Lauter, I., Baumann, H.: Über den Kreislauf beim sogenannten Fettherzen. Klin. Wschr. **7**, 741–745 (1928).

Lawlor, T., Wells, D.G.: Metabolic hazards of fasting. Am. J. Clin. Nutr. **22**, 1142–1149 (1969).

Lawlor, T., Wells, D.G.: Fasting as a treatment of obesity. Postgrad. Med. Journal. June Suppl.: 452–458 (1971).

Lawson, A.A.H., Roscoe, P., Strong, J.A., Gibson, A., Peattie, P.: Comparison of fenfluramine and metformin in treatment of obesity. Lancet **II**, 437–440 (1970).

Lazarus, S.S., Volk, B.W.: The effect of protracted glucagon administration on blood glucose and on pancreatic morphology. Endocrinology **63**, 359 (1958).

Leelarthaepin, B., Woodhill, J.M., Palmer, A.J., Blacket, R.B.: Obesity diet and type-II hyperlipidaemia. Lancet **II**, 1217–1221 (1974).

Leevy, C.: Fatty liver: a study of 270 patients with biopsy proven fatty livers. Medicine **41**, 249 (1962).

Leger, L., Zara, M., Mouleé, P., Dentan, T.: Coust-circuit jéjuno-ileál dans le traitment de l'obésité. Clinigie **96**, 949–956 (1970).

Lemonnier, D.: Effect of age, sex, and site on the cellularity of the adipose tissue in mice and rats rendered obese by a high-fat diet. J. clin. Invest. **51**, 2907–2915 (1972).

Leonhardt, W.: Größenmessung menschlicher Fettzellen mit dem ZG 2 des VEB Transformatoren- und Röntgenwerkes, Dresden. I. Gewinnung der Fettzellen, Messung und Auswertung. Labortechnik **6**, 29–32 (1973).

Leonhardt, W., Hanefeld, M., Haller, H.: Die Volumina isolierter Fettzellen – ihre Verteilungsfunktion, Maximalgröße und Beziehung zum Gewichtsindex. Dtsch. Gesundheitswesen **26**, 2165–2168 (1971).

Leonhardt, W., Hanefeld, M., Schneider, H., Haller, H.: Human adipocyte volumes: Maximum size, and correlation to weight index in maturity onset-diabetes. Diabetologia **8**, 287–291 (1972).

Leonie, R.: Glucagon and the regulation of blood sugar. N. Engl. J. Med. **294**, 494 (1976).

Lesser, G.T., Deutsch, S., Markofsky, J.: Use of independent measurement of body fat to evaluate overweight and underweight. Metabolism **20**, 792–804 (1971).

Lessof, M.H., Mc Hardy Young, S., Greenwood, F.C.: Growth hormone secretion in obese subjects. Guy's Hospital Report **115**, 65–71 (1965).

Levine, R.: Glucagon and the regulation of blood sugar. N. Engl. J. Med. **294**, 494 (1976).

Levin, D., Devesa, S.S., Godwin, J.D., Silverman, D.T.: Cancer rates and risks. US Dept. H.E.W., Public health service, NIH, Washington D.C. (1974).

Levitz, L.S., Stunkard, A.J.: A therapeutic coalition for obesity behaviour modification and patient self-help. Am. J. Psych. **131**, 423–427 (1974).

Lew, E.A.: New data on underweight and overweight persons. J. Am. diet. Ass. **38**, 323–327 (1961).

Lewis, H.E., Masterton, J.P., Ferres, H.M.: Selection of representive sites for measuring changes in human subcutaneous tissue thickness. Clin. Sci. **17**, 369–376 (1958).

Lewis, L.A., Turnbull, R.B. jr., Page, J.H.: Effects of jéjunocolie shunt on obesity, serum lipoproteins, lipids and electrolytes. Arch. int. Med. **117**, 4 (1966).

LEWIS, S., HASKELL, W.L., WOOD, P., MANOOGIAN, N., BAILEY, J.E., PEREIRA, M.B.: Effects of physical activity on weight reduction in obese middleaged women. Am. J. Clin. Nutr. **29**, 151 (1976).

LIEBELT, R.A., IDIMOL, S., NICHOLSON, N.: Regulatory influences of adipose tissue on food intake and body weight. Ann. N.Y. Acad. Sci. **131**, 559 (1965).

LIEBERMEISTER, H.: Die Therapie der Fettsucht. Ihre Erfolge und ihre Stoffwechseleffekte. Habil. Schrift Düsseldorf (1968).

LIEBERMEISTER, H.: Prognose der Fettsucht. Lebensversicherungsmedizin **25**, 80–85 (1973).

LIEBERMEISTER, H.: Kohlenhydrate in der Diätetik bei Fettsucht. In: Jahnke, K, Mehnert, H., und Drost, H., (eds.): Metabolische und klinische Aspekte der Kohlenhydrate in der Ernährung. p. 135. Mainz: Kirchheim 1975.

LIEBERMEISTER, H.: Die Fettsucht als sozialmedizinisches Problem. Medical Tribune **5**, 19 (1970).

LIEBERMEISTER, H.: Gewichtsreduktion bei Adipositas durch Diät, Medikamente und operative Verfahren. Klin. Wschr. **49**, 125–134 (1971).

LIEBERMEISTER, H., DAWEKE, H., GRIES, F.A., SCHILLING, W.H., GRÜNEKLEE, D., PROBST, G., JAHNKE, K.: Einfluß der Gewichtsreduktion auf Metabolite des Kohlenhydrat- und Fettstoffwechsels und auf das Verhalten des Seruminsulins bei Adipositas. Diabetologia **4**, 123–132 (1968a).

LIEBERMEISTER, H., DAWEKE, H., JAHNKE, K., GRÜNEKLEE, D., PREISS, H., OBERDISSE, K.: Langzeitbeobachtungen des Kohlenhydratstoffwechsels und des Seruminsulins bei adipösen Diabetikern unter einer Reduktionsdiät. In: Beringer, A., Deutsch, E., (eds.): Diabetes mellitus. Internat. Donau-Symposium über Diabetes mellitus. p. 55. Wien 1969a.

LIEBERMEISTER, H., JAHNKE, K., VOSS, H.J., ENGLHARDT, A., PROBST, G.: Initial- und Spätergebnisse der Diätbehandlung bei Fettsucht. Dtsch. med. Wschr. **93**, 2149–2155 (1968b).

LIEBERMEISTER, H., PROBST, G., JAHNKE, K.: Erfahrungen mit dem Appetithemmer Fenfluraminhydrochlorid bei der Adipositas. Med. Klinik **64**, 1201–1207 (1969b).

LIECHTY, R.D., ALSERER, R.N., BURRINGTON, J.: Islet cell hyperinsulinism in adults and children. J. Amer. med. Ass. **230**, 1538–1543 (1974).

LINCOLN, J.E.: Calorie intake, obesity, and physical activity. Amer. J. clin. Nutr. **25**, 390–394 (1972).

LIPINSKI, B.G.: Life change events as correlates of weight gain. In: Howard A. (ed.): Recent advances in obesity research: I. p. 210. London: Newman Publ. 1975.

LISCH, H.J., SAILER, S., SANDHOFER, F., BRAUNSTEINER, H.: Untersuchungen an isolierten menschlichen Fettzellen verschiedener Gewebsregionen. II. Beziehungen zwischen Zellvolumen und basaler Lipolyse. Klin. Wschr. **48**, 1352–1356 (1970).

LIVI, R.: L'indice ponderale o repporto tra la Statura e il peso. Atti Soc Romano Antrop. **5**, 125–153 (1897).

LIVINGSTON, J.N., CUATRECASAS, P., LOCKWOOD, D.: Insulin insensitivity of large fat cells. Science **177**, 626 (1972).

LOCKWOOD, D.H., LIVINGSTON, J.N., AMATRUDA, J.M.: Relation of insulin receptors to insulin resistance. Fed. Proc. **34**, 1564 (1975).

LOEB, H., OOMS, H.A., WOLTER, R., BRUNET, N.: Study of the glycoregulation in obese children. Diabetologia **5**, 47 (1969).

LOEW, D., MENG, K. Zum Kochsalzverbrauch in der Bundesrepublik Deutschland. Klin. Wschr. **53**, 1131–1132 (1975).

LÖHREN, D.: Untersuchungen zur Insulinempfindlichkeit des Glukosestoffwechsels menschlicher Adipozyten. Inaugural Diss. 1975.

LONDONO, J.H., GALLAGHER, T.F. jr., BRAY, G.A.: Effect of weight reduction, triiodothyronine, and diethylstilbestrol on growth hormone in obesity. Metabolism **18**, 986–992 (1969).

LONGLEY, L.P., MÜLLER, M.: The effect of diet and meals and the maximum urea clearance. Am J. med. Sci. **203**, 253 (1942).

LOUDE, S., BOURGIOGNIE, J.J., ROBSON, A.M., GOLDRING, D.: Hypertension in apparently normal children. J. Pediat. **78**, 569–577 (1971).

LOURENCO, R.V.: Diaphragm activity in obesity. J. clin. Invest. **48**, 1609 (1969).

LOVIDAN, L., SADEGLIE-NEJAD, A., SENIOR, B.: Hypersecretion of insulin after administration of l-leucine to obese children. J. Pediat. **78**, 53 (1971).

LOWENSTEIN, F.W., ABRAHAM, S.: Obesity in adults in the USA: Preliminar findings. In: A. Howard, (ed.): Recent advances in obesity research: I. p. 52. London: Newman Publ. Ltd. 1975.

LOWY, C., RUBENSTEIN, A.H., WRIGHT, A.D., MARTIN, T.J., FRASER, T.R.: Urinary immunochemical insulin in normal obese, and obese diabetic subjects during oral glucose test and starvation. Diabetologia **2**, 209 (1966).

LUFT, R., CERASI, E., ANDERSSON, B.: Obesity as an additional factor in the pathogenesis of diabetes. Acta endocr. (Kbh) **59**, 344 (1968).

LUFT, R., IKKOS, D., PALMIERI, G., ERNSTER, L., AFSELIUS, B.: A case of severe hypermetabolism of nonthyroid origin with a defect in the maintenance of mitochondrial respiratory control. J. clin. Invest. **41**, 1776–1804 (1962).

LUHANOVA, Z.: Durch Fettsucht behinderte Kinder. Öff. Gesundheitswesen **31**, 209–214 (1969).

LUTZ, W.: Das endokrine Syndrom des adipösen Jugendlichen. Wien. med. Wschr. **114**, 459–462 (1964).

LUYCKX, A., LEFÈBVRE, P.: Evidence d'une réduction de la sécrétion d'insuline dans le diabète avec ou sans obésité. Discussion de l'emploi thérapeutique des biguanides. Ann. Endocr. (Paris) **30**, 717–730 (1969).

LUYCKX, A.S., LEFÈBVRE, P.: Arguments for a regulation of pancreatic glucagon secretion by circulating plasma free fatty acids. Proc. Soc. exp. Biol. Med. **133**, 524–528 (1970).

LYONS, H.A., HUANG, C.T.: Therapeutic use of progesterone in alveolar hypoventilation associated with obesity. Amer. J. Med. **44**, 881 (1968).

MAASER, R., DROESE, W., WÜRTENBERGER, H.: Die Beurteilung des Ernährungszustandes. Ein Vergleich zwischen Ultraschall und Calipermessung. Klin. Wschr. **50**, 925–926 (1972).

MACKAY, E.M., SHERRIL, J.W.: A comparison of the ketosis developed during fasting by obese patients and normal subjects. Endocrinology **21**, 677–680 (1937).

MACKAY, E.M., CALLAWAY, J.W., BARNES, R.H.: Hyperalimentation in normal animals produced by protamine insulin. J. Nutr. **20**, 59–66 (1940).

MADDOX, G.L., ANDERSON, C.F., BOGDANOFF, M.D.: Overweight as a problem of medical management in a public outpatient clinic. Amer. J. med. Sci. **252**, 394–402 (1966).

MADDOX, G.L., BACK, K.W., LIEDERMANN, V.R.: Overweight as social deviance and disability. J. Health Social Behaviour **9**, 287–298 (1968).

MADELUNG, O.: Über den Fetthals (diffuses Lipom des Halses). Arch. klin. Chir. **37**, 106–130 (1888).

MADISON, L.L., SEYFFERT, W.A., UNGER, R.H., BARKER, B.: Effect of plasma free fatty acids on plasma glucagon and serum insulin concentrations. Metabolism **17**, 301–304 (1968).

MAHLER, R.: The relationship between eating and obesity. Acta diabet. lat. **9**, (suppl. 1), 449–465 (1972).

MAHLER, R.J.: The cause of insulin resistance in obesity. Excerpta Medica (Amsterdam) Internat. Congr. Series **280**, 156 (1973).

MAHLER, R.J.: The pathogenesis of pancreatic islet cell hyperplasia and insulin insensitivity in obesity. Adv. metab. disorders **7**, 213 (1974).

MAHLER, R.J., SZABO, O.: Amelioration of insulin resistance obese mice. Am. J. Physiol. **221**, 980 (1971).

MALAISSE, W., LAVAUX, J.P., FRANCKSON, J.R.M., BASTENIE, P.A.: Diabetes in bearded

women (Achard-Thiers-Syndrome). A clinical and metabolic study of 20 cases. Diabetologia **1**, 155 (1965).
MALINA, R.M.: Quantification of fat, muscle and bone in man. Clin. Orthop. rel. Res. **65**, 9–38 (1969).
MALINS, J.M.: Diabetes in the population. Clin. Endocrinol. Metab. **1**, 645–672 (1972).
MANDELL, F., BERENBERG, W.: The Mauriac Syndrome. Amer. J. Dis. Child. **127**, 900–902 (1974).
MANN, G.V.: The influence of obesity on health. N. Engl. J. Med. **291**, 178–185 und 226–232 (1974).
MANN, G.V., TEEL, K., HAYES, O., MC NALLY, A., BRUNO, D.: Exercise in the disposition of dietary calories. Regulation of serum lipoprotein and cholesterol levels in human subjects. N. Engl. J. Med. **253**, 349–355 (1955).
MARCHIONNI, M., COSTABELLO, E.: Primary obesity at school age. Minerva Pediat. **21**, 805 (1969).
MARCO, J., CALLE, C., ROMAN, D., DIAZ-FIERROS, M., VILLANEVA, M.L., VALVERDE, I.: Hyperglucagonism induced by glucocorticoid treatment in man. N. Engl. J. Med. **288**, 128–131 (1973).
MARKS, H.H.: Influence of obesity on morbidity and mortality. Bull. N.Y-Acad. Med. **36**, 296 (1960).
MARKS, H.H., KRALL, L.P., WHITE, P.: Epidemiology and detection of diabetes In: Marble, A., White, P., Bradley, R.F., Krall, L.P. (eds.): Joslin's Diabetes mellitus. p. 10. Philadelphia: Lea & Febiger 1971.
MARAÑON, G.: Praediabetische Zustände. Abh. Grenzgeb. inn. Sekret (Budapest) 1927 l. c. Ries, 1970.
MARSTON, A.F., LONDON, P., COOPER, L., COHEN, N.: In vivo observations of the eating behaviour of obese and non-obese subjects. In: Howard, A. (ed.): Recent advances in obesity research: I. p. 207. London: Newman Publ. 1975.
MARTIN, D.G., HAWRYLUK, G.A., GERSON, A.: Obesity, conditionability and perceived locus of control. In: Howard, A. (ed.): Recent advances in obesity research: I. p. 215. London: Newman Publ. 1975.
MARTIN, E.: L'hyperostose frontale interne, Syndrome de Morgagni-Morel, un état de diabète latent. Praxis **58**, 1068 (1969).
MARTIN, L.: Effect of weight reduction on normal and raised blood pressures in obesity. Lancet **II**, 1051–1053 (1952).
MARTIN, R.: Lehrbuch der Anthropologie. 2. Auflage, G. Fischer 1928.
MARX, J.L.: Estrogen Drugs: Do they increase the risk of cancer. Science **191**, 838 (1976).
MASON, E.E., ITO, C.: Gastric bypass in obesity. Surg. Clin. North. Am. **47**, 1345–1351 (1967).
MASORO, E.: Effect of cold on metabolic use of lipids. Physiol. Rev. **46**, 67 (1966).
MASSON, J.K.: Lipectomy: The surgical removal of excess fat. Postgrad. Med. **32**, 481–488 (1962).
MASTER, A.M., JAFFE, H.L., CHESKY, K.: Relationship of obesity to coronary disease and hypertension. J. Am. Med. Ass. **153**, 1499–1501 (1953).
MATSUKI, S., KATAOKA, K., SUZUKI, Y., TAKABAYASHI, Y.: Lipogenesis and frequency of feeding: enhanced serum insulin response and sparing of specific dynamic action by 2-meals-per day feeding in man. In Vague, J., Boyer, J., (eds.): The regulation of the adipose tissue mass. p. 198. New York: Exerpta Medica American Elsevier 1974.
MATZKIES, F., BAUMBAUER, E., PENSEL, W., KORI-LINDNER, C., BERG, D., SAILER, D., GRABNER, W., BERGNER, D.: Erfahrungen mit einer Minimalernährung zur ambulanten Behandlung des Übergewichts. Medizin und Ernährung **13**, 97–99 (1972).
MAURIAC, P.: Gros ventre, hepatomegalie, troubles de la croissance chez les enfants diabétiques traites blepuis plurieus années par l'insuline. Gaz. hebd. Sci. Med. Bordeaux **26**, 402–410 (1930).
MAXWELL, J.G., RICHARDS, R.C., ALBO, D. jr.: Fatty degeneration of the liver after intestinal bypass for obesity. Am. J. Surg. **116**; 648–652 (1968).

MAYER, J.: Genetic, traumatic and environmental factors in the etiology of obesity. Physiol. Rev. **33**, 472 (1953).
MAYER, J.: Some advances in the study of the physiologic basis of obesity. Metabolism **6**, 435 (1957).
MAYER, J.: Zur Physiologie der Adipositas und ihren Beziehungen zur Ernährung. Int. Z. Vitaminforsch. **29**, 87 (1958).
MAYER, J.: Overweight: Causes, costs and control. Englewood Cliffs N.J. Prentice-Hall 1968.
MAYER, J.: Obesity. In: Goodhart, R. S., Shils, M. E. (eds.): Modern nutrition in health and disease. p. 625–644. Philadelphia: Lea and Febiger 1971.
MAYER, J., THOMAS, D.W.: Regulation of food intake and obesity. Science **156**, 328 (1967).
MAYER, J., ROY, P., MITRA, K.P.: Relation between caloric intake, body weight and physical work: Studies in an industrial male population in West Bengal. Amer. J. clin. Nutr. **4**, 169–175 (1956).
MCCUISH, A.C., MUNRO, J.F., DUNEAN, L.J.S.: Follow – up study of refractory obesity. Brit. Med. J. **I**, 91–92 (1968).
MEDALIE, J.H., PAPIER, C.M., GOLDBOURT, N., HERMAN, J.B.: Major factors in the development of diabetes mellitus in 10000 men. Arch. intern. Med. **135**, 811–817 (1975).
MEDICAL LETTER: **16**, 54 (1974).
MEDICO ACTUARIAL MORTALITY INVESTIGATION, Vol. II. Ass. Life Insurance Medical Div. America, Actuarial Soc, Amer. (N. Y.). 1913.
MEDLEY, D.R.K.: The relationship between diabetes and obesity: a study of suscebtibility to diabetes in obese people. Quart. J. Med. **34**, 111–132 (1965).
MEEK, J.D., DOFFING, K.M., BOLINGER, R.E.: Radioimmunoassay of insulin A and B chains in normal and diabetic human plasma. Diabetes **17**, 61 (1968).
MEHNERT, H.: Aktuelle Diabetesprobleme in Klinik und Praxis. Dtsch. med. Wschr. **91**, 744–750 (1966).
MEHNERT, H., PELIKAN, L., ZÖLLNER, N.: Über die Konzentration der freien Fettsäuren im Serum von Diabetikern und Fettsüchtigen. Klin. Wschr. **39**, 888–891 (1961).
MEHNERT, H., SCHÖFFLING, K.: Diabetologie in Klinik und Praxis. Stuttgart: Thieme 1974.
MEHNERT, H., SEWERING, H., REICHSTEIN, W., VOGT, H.: Früherfassung von Diabetikern in München 1967/68. Dtsch. med. Wschr. **93**, 2044–2050 (1968).
MEIER, E.: Über die Variation von Körpergrößen und Körpergewichten bei Erwachsenen nach Untersuchungen an der Berliner Bevölkerung. Arch. Hygiene (Berlin) **140**, 304–319 (1956).
MEINICKE, K.H., OLSEN, J.M., BANSI, H.W.: Erhöhte Aldosteronausscheidung bei Adipositas. Klin. Wschr. **36**, 539 (1958).
MELANI, F.: Critical considerations regarding the obesity-hyperinsulinism concept. Acta Diab. Latina **5** (Suppl. 1), 332–340 (1968).
MELANI, F., LAWECKI, J., BARTELT, K.M., PFEIFFER, E.F.: Immunologisch meßbares Insulin (IMI) bei Stoffwechselgesunden, Fettsüchtigen und adipösen Diabetikern nach intravenöser Gabe von Glukose, Tolbutamid und Glucagon. Diabetologia **3**, 422 (1967).
MELANI, F., RUBENSTEIN, A.H., STEINER, D.F.: Human serum proinsulin. J. clin. Invest. **49**, 49 (1970).
MELLICH, W., BENKE, A.: Adipositas und Emphysem. Ein ernstes Narkoserisiko bei akuten abdominellen Eingriffen. Wien. med. Wschr. **113**, 415 (1963).
MENDELSON, M.: Psychological aspects of obesity. Med. Clin. North. Amer. **48**, 1373 (1964).
MERTZ, D.P.: Gicht. Grundlagen, Klinik und Therapie. Stuttgart: G. Thieme 1971.
MERTZ, D.P., SCRIBA, P.C., SCHWARZ, K.: Hormonjod im Serum bei alimentärer Fettsucht. Diskussionsbemerkungen. Klin.Wschr. **46**, 1058 (1968a).
MERTZ, D.P., STELZER, M., HEINZMANN, M.: Hormonjod im Serum bei alimentärer Fettsucht. Klin. Wschr. **46**, 157–158 (1968b).
MEYER, J.E., TUCHELT-GALLWITZ, A.: Psychiatrisch-psychologische Untersuchungen an weiblichen Fettsüchtigen. Z. psychosomat. Med. und Psychoanalyse **13**, 73–106 (1967).

MEYERROWITZ, B.R., GRUBER, R.P., LAUB, D.R.: Massive abdominal panniculectomy. J. Am. Med. Ass. **225**, 408–409 (1973).
MICHEELS, K.H.: Adipositas und vorzeitige Invalidität. Z. ges. inn. Med. **20**, 203–207 (1965).
MICHEL, D., SERAPHIM, P.H., EIGLER, E.: Übergewichtigkeit, Herz- und Kreislaufsystem. Ärztl. Praxis **9**, 4403 (1968).
MIGEON, C.J., GREEN, O.C., ECKERT, J.P.: Study of adrenocortical function in obesity. Metabolism clin. exp. **12**, 718 (1963).
MIETTINEN, T.: Cholesterol production in obesity. Circulation **44**, 842–850 (1971).
MILLER, A., GRANADA, M.: In-hospital mortality in the Pickwickiansyndrome. Amer. J. Med. **56**, 144 (1974).
MILLER, D.S., MUMFORD, P.M.: Obesity: physical activity and nutrition. Proc. Nutr. Soc. **25**, 100–107 (1966).
MILLER, D.S., MUMFORD, P.: Gluttony. 1. An experimental study of overeating low- or high-protein diets. Am. J. clin. Nutr. **20**, 1212–1222 (1967).
MILLER, D.S., MUMFORD, P., STOCK, M.J.: Gluttony. 2. Thermogenesis in overeating man. Am. J. clin. Nutr. **20**, 1223 (1967).
MINEMURA, G.: Epidemiology of diabetes in Asia espicially in Japan. In: Rodriguez, R.R., Vallance-Owen, J. (eds.): Diabetes. p. 331–344. Amsterdam: Excepta Med. Found 1971.
MLYNARYK, P., GILLIES, R.R., BEVERLY, M. PATTEE, C.J.: Cortisol production rates in obesity. J. clin. Endocrinol. **22**, 587 (1962).
MÖHR, M.: Antropometrische Untersuchungen zur Kennzeichnung des Ernährungszustandes. Dtsch. Gesundheitswesen **22**, 1853–1859 (1967).
MÖHR, M.: Ernährungszustand und Körperzusammensetzung bei Werktätigen der Industrie. Z. inn. Med. **24**, 907–910 (1969).
MONTEGRIFFO, V.M.E.: 1968 zitiert nach Baird, M.I.: Obesity in adults. In: Baird, M.I., Howard, A.N., (eds.). Obesity medical and scientific aspects. p. 13–24. London: Livingstone LTD. 1969.
MONTEGRIFFO, V.M.E.: A survey of the incidence of obesity in the United Kingdom. Postgrad. Med. J. Jun-Suppl. 418–422 (1971).
MONTENEGRO, M.R., SOLBERG, L.A.: Obesity, body weight, body length, and atherosclerosis. Lab. Invest. **18**, 594 (1968).
MONTI, M.: Redcell 2,3-Diphosphoglycerate in obese patients. Acta med. Scand. **195**, 287–289 (1974).
MONTOYE, H.J., EPSTEIN, F.A., KJELSBERG, M.O.: The measurement of body fatness. Am. J. clin. Nutr. **16**, 417–427 (1965).
MONTOYE, H.J., EPSTEIN, F.H., KJELSBERG, M.O.: Relationship between serum cholesterol and body fatness. Amer. J. clin. Nutr. **18**, 397–406 (1966).
MOORE, F.D., OLESEN, K.H., MCMURREY, J.D., PARKER, H.V., BALL, M.R., BOYDEN, C.M.: The body cell mass and its supporting environment. Body composition in health and disease. Philadelphia-London: W.B. Saunders Co. 1963.
MOORE, M.E., STUNKARD, A., SROLE, L.: Obesity social class and mental illness. J. Amer. med. Ass. **181**, 962–966 (1962).
MOORE, N.S., YOUNG, C.M., MAYNARD, L.A.: Blood lipid levels as influenced by weight reduction in women. Amer. J. Med. **17**, 348–354 (1954).
MOORE, N.S., FRYER, J.H., YOUNG, C.M., MAYNARD, L.A.: Blood lipid levels as influenced by weight reduction in men. Amer. J. clin. Nutr. **3**, 397–402 (1955).
MOREL, F.: L'hyperostose frontale interne. Syndrome de l'hyperostose frontale interne avec adipose et troubles cérébraux. Gaston Doin, Paris 1930.
MORRIS, H.G., JORGENSEN, I.R., ELRICK, H., GOLDSMITH, R.E.: Metabolic effects of human growth hormone in corticoid-treated children. J. clin. Invest. **47**, 436 (1968).
MORSE, W.I., MAHABAR, R.: Changes in glucose tolerance and plasma free fatty acids after fasting in obesity. Diabetes **13**, 286–290 (1964).

Morse, W.I., Sidorov, J.J., Soeldner, J.S., Dickson, R.C.: Oberservations on carbohydrate metabolism in obesity. Metabolism **9**, 666 (1960).

Morse, W.I., Soeldner, J.S.: The non-adipose body mass of obese women: evidence of increased muscularity. Can. med. Ass. J. **90**, 723–725 (1964).

Mosinger, B., Kuhn, E., Kujalova, V.: Action of adipokinetic hormones on human adipose tissue in vitro. J. lab. clin. Med.**66**, 380–389 (1965).

Mühlbauer, W.: Die plastisch-chirurgische Behandlung der Fettleibigkeit. Münch. Med. Wschr. **117**, 747–750 (1975).

Müller, F., Paul, I.: Epidemiologische und familiäre Untersuchungen zum Auftreten von Fettsucht und Diabetes mellitus. In: A. Beringer (ed.): Diabetes mellitus. p. 159–164. Wien: E. Deutsch 1970.

Müller, F., Paul, J., Wittig, J.: Untersuchungen zur Fettsuchthäufigkeit in einem Landkreis Ostmecklenburgs. Teil I: Fettsuchthäufigkeit und Schweregrad der Fettsucht in Abhängigkeit von Geschlecht und Alter. Z. inn. Med. **22**, 789–796 (1967).

Müller, F., Paul, J., Brasch, C., Kapell, R., Knorre, G.v., Grimmberger, E., Grimmberger, M., Wittig, J.: Zur Verbreitung der Fettsucht in der Deutschen Demokratischen Republik. Z. ges. innere Medizin **25**, 1001–1009 (1970).

Müller, M.M., Fuchs, H., Schwarjmeier, I.D., Obiditsch-Mayer, I., Freilinger, G., Frank, O.: Zur Biochemie der benignen symmetrischen Lipomatose (Adenolipomatose Launois-Bensaude, Madelung'sche Krankheit). Wien. Klin. Wschr. **88**, 94–101 (1976).

Müller, W.A., Falona, G.P., Unger, R.H.: The influence of the antecedent diet upon glucagon and insulin secretion. N. Engl. J. Med. **285**, 1450–1454 (1971).

Muir, G.G., Chamberlain, D.A., Pedoe, D.T.: Effects of ß-sympathetic blockade on non-esterified-fatty-acids and carbohydrate metabolism at rest and during exercise. Lancet **II**, 930 (1964).

Munck, A.: Glucocorticoid inhibition of glucose uptake by peripheral tissues: old and new evidence, molecular mechanisms, and physiological significance. Perspect. Biol. Med. **14**, 265–289 (1971).

Munro, H.N.: The energy metabolism of man during overfeeding. Brit. J. Nutr. **4**, 316–322 (1950).

Munro, J.F., McCuish, A.C., Marshall, A., Wilson, E.M., Duncan, L.J.P.: Weight reducing effect of diguanides in obese nondiabetic women. Brit. med. J. **2**, 13–15 (1969).

Munro, J.F., McCuish, A.C., Goodall, , Fraser, J., Duncan, L.J.S.: Further experience with prolonged therapeutic starvation in gross refractory obesity. Brit. med. J. **IV**, 712–714 (1970).

Munro, J.F., Seaton, D.A., Duncan, L.J.P.: Treatment of refractory obesity with fenfluramine. Brit. med. J. **2**, 624–625 (1966).

Murphy, R.: Obesity and diabetes mellitus. J. Mich. med. Soc. **55**, 1209 (1956).

Müting, D., Fischer, R., Korn, U., Reikowski, J.: Pathogenese, Klinik und Biochemie der Fettleber. Dtsch. med. Wschr. **98**, 733–737 (1973).

Müting, D., Kaufmann, M.: Störungen der Glukosetoleranz bei 2600 histologisch gesicherten akut und chronisch Leberkranken. Münch. med. Wschr. **117**, 1689–1694 (1975).

Naeye, R.: Human obesity, cell size and number in visceral organs. Fed. Proc. **28**, 493 (1969).

Naimark, A., Cherniak, R.M.: Compliance of the respiratory system and its components in health and obesity. J. appl. Physiol. **15**, 377 (1960).

Naunyn, B.: Der Diabetes mellitus. p. 105. 2. Aufl. Wien: Hölder 1906.

Nestel, P.: Turnover of plasma esterfied cholesterol: influence of dietary fat and carbohydrate and relation to plasma lipids and body weight. Clin. Sci. **38**, 593–600 (1970).

Nestel, P. J., Canoll,K.F., Silverstein, M.S.: Influence of free-fatty acid metabolism on glucose tolerance. Lancet II, 115 (1964).

Nestel, P.J., Schreibman, P.H., Ahrens, E.A.: Cholesterol metabolism in human obesity. J. clin. Invest. **52**, 2389–2397 (1973).

Nestel, P.J., Whyte, H.M.: Plasma free fatty acid and triglyceride turnover in obesity. Metabolism **17**, 1122 (1968).

Neuenschwander-Lemmer, N.: Über Ausnutzungsversuche bei fettsüchtigen und normalen Menschen. Z. exper. Medizin **99**, 394–398 (1936).

Neumann, M.: Hormonale Regulation der Lipolyse des subcutanen menschlichen Fettgewebes in vitro. Inaugural Diss. Düsseldorf (1970).

Neumann, M., Berger, M., Englhardt, A., Gries, F.A.: Einfluß von Glukose, Noradrenalin, Theophyllin und DB-cyclo-AMP auf die Lipolyse menschlicher Fettzellen in vitro bei Adipositas. 5. Kongr. dtsch. Diabetes-Ges. Bad Godesberg (1970).

Neumann, R.O.: Experimentelle Beiträge zur Lehre von dem täglichen Nahrungsbedarf des Menschen unter besonderer Berücksichtigung der notwendigen Eiweißmenge. (Selbstversuche) Arch. Hyg. **45**, 1–87 (1902).

Neumann, I., Michaelis, D., Schulz, B., Michael, R., Schneider, H., Hanefeld, M.: Beeinflussung hormonell-metabolischer und morphologischer Parameter der Adipositas durch Gewichtsreduktion. 2. Mitteilung: Verhalten des Kohlenhydratstoffwechsels und der Insulinsektretion. Dtsch. Gesundheitswesen **29**, 1172 (1974).

Newburgh, L.H.: Control of the hyperglycemia of the obese „diabetics" by weight reduction. Ann. int. Med. **17**, 935–942 (1942a).

Newburgh, L.H.: Obesity. Arch. intern. Med. **70**, 1033–1096 (1942b).

Newburgh, L.H.: Obesity I. Energy metabolism. Physiol. Rev. **24**, 18 (1944).

Newburgh, L.H., Conn, J.W.: New interpretation of hyperglycemia in obese middleaged persons. J. Amer. med. Ass. **112**, 7 (1939).

Nicholsen, W.J.: Emotional factors in obesity. Am. J. med. Sci. **211**, 443–447 (1946).

Nicoloff, J. T., Drenick, E. J.: Altered peripheral thyroxine metabolism in severe obesity. Clin. Res. **14**, 148 (1966).

Nikkilä, E. A., Taskinen, M. R.: The insulin secretion rate in obesity. Postgrad. Med. J. (June Suppl.) 412–417 (1971).

Nielsen, J. H., Hansen, F. M.: Studies on the influence of cell size and rat weight on the lipogenic action of insulin in isolated adipozytes. In Vague, J., Boyer, J. (eds.): The regulation of the adipose tissue mass. p. 93. Amsterdam: Excerpta Medica, 1974.

Nisbett, R. E.: Determination of food intake in human obesity. Science **159**, 1254–1255 (1968a).

Nisbett, R. E.: Taste deprivation and weight determinants of eating behavior. J. Personality social Psychol. **10**, 107–116 (1968 b).

Nisbett, R. E.: Eating behavior and obesity in men and animals. In: Reichsman F. (ed.): Hunger and satiety in health and disease. Ado. psychosom. Med. **7**, 173–193 (1972).

Nissen, R.: Die Operation des Fettleibigen. Münch. med. Wschr. **102**, 2205–2207 (1960).

Nolte, D.: Druck-Strömungs-Diagramm der Lungen bei Adipositas. Klin. Wschr. **47**, 1119 (1969).

Noorden, C. v.: Die Fettsucht. Wien: Alfred Hölder 1900.

Noorden, C. v.: Metabolism and practical medicine. Chicago: W. T. Keener 1907.

Noorden, C. v.: Die Fettsucht. 2. Aufl. Leipizig: Hölder, 1910.

Noorden, C. v.: Pathologie des Stoffwechsels, 1893 l. c. Noorden, C. v. und Isaac, S. Die Zuckerkrankheit und ihre Behandlung. Berlin 1927.

Noorden, C. v., Isaac, S.: Die Zuckerkrankheit und ihre Behandlung. 8. Aufl. p. 87. Berlin: Springer 1927.

Noorden, C. v., Salomon, H.: Handbuch der Ernährungslehre I. 1. Auflage. p. 994–995. Berlin: Springer 1920.

Oberdisse, K.: Die Fettsucht und die Magersucht. Therapiewoche **10**, 556–562 (1960).

Oberdisse, K.: Bignaniole. In: Oberdisse, K. (ed.): Handbuch d. inneren Medizin. 5. Aufl. Bd. VII, 2 B. Berlin, Springer, im Druck.

Oberwittler, W., Schulte, H., Paravassiliov, K.: Vergleich verschiedener Indices zur Beurteilung des relativen Körpergewichtes. Med. Welt **25**, 1269–1271 (1974).

O'Connell, M., Danforth, E., Horton, E. S., Salans, L., Sims, E. A. H.: Experimental obesity in man. III. Adrenocortical function. J. clin. Endocrinol Metab. **36**, 323–329 (1973).

OEDER, S.: Die Fettpolsterdicke als Index des Ernährungszustandes bei Erwachsenen. Med. Klinik **17**, 657–662 (1910).

ÖSTMAN, J., BACKMAN, L., HALLBERG, D.: Cell size and lipolysis by human subcutaneous adipose tissue. Acta med. Scand. **193**, 469–475 (1973).

ÖSTMAN, J., BACKMAN, L., HALLBERG, D.: Cell size and the antilipolytic effect of insulin in human subcutaneous adipose tissue. Diabetologia **11**, 159 (1975).

OGILVIE, R.: Sugar tolerance in obese subjects: A review of 65 cases. Quart. J. Med. **28**, 345–358 (1935).

OLEFSKY, J., REAVEN, G.: Clin. Res. **22**, 476 A (1974).

OLEFSKY, J. M., REAVEN, G. M.: Effects of age and obesity on insulin binding. Endocrinology **96**, 1486 (1975).

OLEFSKY, J., REAVEN, G. M., FARQUHAR, J. W.: Effects of weight reduction on obesity. Studies of lipid and carbohydrate metabolism in normal and hyperlipoproteinemic subject. J. clin. Invest. **53**, 64–76 (1974).

OLSON, N. S., NUETZEL, J. A.: Resistance to small doses of insulin in various clinical conditions. J. clin. Invest. **29**, 862 (1950).

OPIE, L. H., WALFISH, P. G.: Plasma free fatty acid concentrations in obesity. N. Engl. J. Med. **268**, 757–760 (1963).

OPITZ, K.: Die medikamentöse Behandlung der Adipositas. Therapiewoche **18**, 2031–2034 (1968).

OPITZ, K., LOESER, A.: Pharmakologie der appetitmindernden Substanzen. In: Fettsucht, Pathogenese, Klinik und Therapie. Lochham: Pallas 1961.

ORTH, R. D., WILLIAMS, R. H.: Response of plasma NEFA levels to epinephrine infusions in normal and obese women. Proc. Soc. exp. Biol. Med. **104**, 119 (1960).

OSCAI, L. B.: The role of exercise in weight control. In: WILMORE, J. H. (ed.): Exercise and Sport Sciences Reviews, Vol. 1. p. 103. New York: Academic Press 1973.

OSCAI, L. B., HOLLOSZY, J. O.: Effects of weight changes produced by exercise, food restriction or overeating on body composition. J. clin. Invest. **48**, 2124 (1969).

OSTRANDER, L. O., LAMPHIEAR, D. E.: Coronary risk factors in an community. Findings in Tecumseh, Michigan. Circulation **53**, 152–156 (1976).

OSTRANDER, L. D., LAMPHIEAR, D. E., BLOCK, W. D., JOHNSON, B. C., EPSTEIN, F. H.: Biochemical precursors of atherosclerosis. Studies in apparently healthy men in a general population, Tecumseh, Michigan. Arch. intern. Med. **134**, 224 (1974).

O'SULLIVAN, J. B.: Population retested for diabetes after 17 years: new prevalence study in Oxford, Massachusetts. Diabetologia **5**, 211–214 (1969).

O'SULLIVAN, J. B., MAHAN, C. M.: Blood sugar levels, glycosuria, and body weight related to development of diabetes mellitus. J. Amer. med. Ass. **194**, 587–592 (1965).

OTT, H.: Normalgewicht und Optimalgewicht. Ernährungsumschau **10**, 49 (1963).

OTTO, H.: Diabetes und Pyelonephritis. In: Losse, H., Kienitz, M. (eds.): Die Pyelonephritis. p. 265. Stuttgart: Thieme 1966.

OWEN, J. A., LINDSAY, R. W., GASKIN, J. H., HOLLIFIELD, G.: Response of human adipose tissue to endogenous serum insulin – like activity in vitro. Metabolism **16**, 47–56 (1967).

OWEN, O. E., FELIG, P., MORGAN, A. P., WAHREN, J., CAHILL, G. F.: Liver and kidney metabolism during prolonged starvation. J. clin. Invest. **48**, 574 (1969).

OWEN, O. E., MORGAN, A. P., KEMP, H. S., SULLIVAN, I. M., HERRERA, M. G., CAHILL, G. F. jr.: Brain metabolism during fasting. J. Clin. Invest. **46**, 1589–1595 (1967).

OWEN, O. E., REICHARD, G. A.: Ketone body metabolism in normal, obese and diabetic subjects. Israel. J. med. Sci. **11**, 560 (1975).

PAFFENBARGER, R. S., WING, A. L.: Chronic disease in former college students. XII. Early precursors of adult-onset diabetes mellitus. Amer. J. Epidemiol. **97**, 314–322 (1973).

PARKER, D. C., MACE, J. W., GOTLIN, R. W., ROSSMAN, G.: Nychthemeral variation of human growth hormone in plasma. J. clin. Invest. **47**, 76 a (1968).

Parmeggiani, A., Bowman, R. H.: Regulation of phosphofructokinase activity by citrate in normal and diabetic muscle. Biophys. Res. Comm. **12**, 268–273 (1963).

Parizkova, J., Roth, Z.: The assessment of depot fat in children from skinfold thickness measurements by Holtain (Tanner/Whitehouse) Caliper. Human Biology **44**, 613 (1972).

Parnell, R. W.: Behaviour and Physique. London: Arnold 1958.

Parra, A., Schultz, R. B.: Metabolic response to simultaneous infusion of epinephrine and propranolol in obese adolescents. Metabolism **18**, 497–508 (1969).

Passaro, E., Drenick, E. J., Wilson, S. E.: Bypass enteritis- new complication of jejunoileal bypass for obesity. Amer. J. Surg. **131**, 169 (1976).

Passmore, R., Durmin, J. V. G. A.: Human energy expenditure. Physiol. Rev. **35**, 801–840 (1955).

Pastan, I., Roth, J., Maechia, V.: Binding of hormone to tissue: The first step in polypeptide hormone action. Proc. Natl. Acad. Sci. **56**, 1802 (1966).

Patel, M. S., Owen, O. E., Goldman, L. I., Hanson, R. W.: Fatty acid synthesis by human adipose tissue. Metabolism **24**, 161 (1975).

Patel, D. P., Stowers, J. M.: Phenformin in weight reduction of obese diabetics. Lancet **II**, 282–284 (1964).

Paul, P., Bortz, W.: Turnover and oxidation of plasma glucose in lean and obese humans. Metabolism **18**, 570 (1969).

Paulin, I. E., Sauls, H. C.: A study of the glucose tolerance in the obese. South. med. J. **15**, 249 (1922).

Paulsen, E. P., Lawrence, A. M.: Glucagon hypersecretion in obese children. Lancet **II**, 110 (1968).

Paulsen, E. P., Richendorfer, L., Ginsberg-Fellner, F.: Plasma glucose, free fatty acids, and immunoreactive insulin in sixty-six obese children. Diabetes **17**, 261–269 (1968).

Pawan, G. L. S.: Some aspects of metabolism of the obese. Proc. Nutr. Soc. **18**, 155–162 (1959).

Payne, J. H.: Obesity. Am. J. Surgery **120**, 513 (1970).

Payne, J. H., DeWind, L. T.: Surgical treatment of obesity. Am. J. Surg. **118**, 141–147 (1969).

Payne, J. H., DeWind, L. T.: Metabolic observations in patients with jéjunocolic shunt. Am. J. Surg. **106**, 273–289 (1963).

Peckham, C. H., Christianson, R. E.: The relationship between pre-pregnancy weight and certain obstetric factors. Amer. J. Obstet. Gynecol. **111**, 1–7 (1971).

Pedersen, J., Olesen, E. S.: Observations on the mechanism of increased weight loss during metformin administration in obesity. Acta endocrinol. **57**, 683–688 (1968).

Pelkonen, R., Nikkilä, E. A., Taskinen, M. R., Miettinnen, T.: Plasma insulin (IRI) response to small doses of intravenous glucose: Influence of obesity and fasting. Scand. J. clin. lab. Invest. **21**, (Suppl. 101), 25, (1968).

Pell, S.: The identification of risk factors in employed populations. Trans. N. Y. Acad. Sci. **36**, 341–356 (1974).

Pell, S., D'Alonzo, C. A.: Chronic disease morbidity and income level in an employed population. Amer. J. publ. Health **60**, 116–129 (1970).

Penick, S. B., Filion, R., Fox, S., Stunkard, A. J.: Behavior modification in the treatment of obesity. Phychosomat. Med. **33**, 49–55 (1971).

Penick, S. B., Hinkle, L. E.: Depression of food intake induced in healthy subjects by glucagon. N. Engl. J. Med. **264**, 893–897 (1961).

Pennington, A. W.: Treatment of obesity. Developments of the past 150 years. Amer. J. digest. Dis. **21**, 65–69 (1954).

Pennington, A. W.: Pyruvic acid metabolism in obesity. Am. J. dig. Dis. **22**, 33–37 (1955).

Perley, M. J., Kipnis, D. M.: Plasma insulin responses to glucose and tolbutamide of normal weight and obese diabetic and nondiabetic subjects. Diabetes **15**, 867–874 (1966).

PERLEY, M. J., KIPNIS, D. M.: Plasma insulin responses to oral and intravenous glucose: studies in normal and diabetic subjects. J. clin. Invest. **46**, 1954–1962 (1967).

PERLSTEIN, I. B., PREMACHANDRA, B. N., BLUMENTHAL, H. T.: Studies on obesity II: Altered serum protein binding of thyroxine in human obesity. J. Am. Med. Ass. **204**, 533 (1968).

PERLSTEIN, I. B., PREMACHANDRA, B. N., BLUMENTHAL, H. T.: Effect of triiodothyronine on thyroid autoantibodies and abnormal thyroxine binding in human obesity. Clin. Pharmacol. Ther. **12**, 298–299 (1971).

PERSSON, J., ANDERSEN, V., DECKERT, T.: Treatment of obesity with fenfluramine. Europ. J. Clin. Pharmacol. **6**, 93–97 (1973)

PETZOLD, A., RIES, W., SCHMIDT, W.: Untersuchungen über die Pregnandiolausscheidung von Fettsüchtigen. Endokrinologie **47**, 271–277 (1965).

PFEIFFER, E. F.: Obesity islet function and diabetes mellitus. Horm. metab. Res. Suppl. **4**, 143–151 (1974).

PFLANZ, M.: Medizinisch-soziologische Aspekte der Fettsucht. Psyche **16**, 575–591 (1962/63).

PFLANZ, M.: Soziokulturelle Faktoren und innere Erkrankungen. Internist **3**, 80–85 (1962 a).

PFLANZ, M.: Sozialer Wandel und Krankheit. Stuttgart: F. Enke Verlag 1962 b.

PHEAR, D. N.: The normal and diabetic patterns of insulin response to glucose. Lancet **II**, 955–958 (1962).

PIGUET, M. CH.: Du coefficient de rostisticité. p. 33. Bull. méd. (Paris) 1901.

PILKINGTON, T. R. E., GAINSBOROUGH, H., ROSEOVER, V. M., CAREY, M.: Diet and weight-reduction in the obese. Lancet **I**, 856–858 (1960).

PINDER, R. M., BROGDEN, R. N., SAWYER, P. R., SPEIGHT, T. M., AVERY, G. S.: Fenfluramine: A review of its pharmacological properties and therapeutic efficacy in obesity. Drugs **10**, 241–323 (1975).

PINTER, E. J., PATTEE, C. J.: Fat-mobilizing action of amphetamine. J. clin. Invest. **47**, 394–402 (1968 a).

PINTER, E. J., PATTEE, C. J.: Some data on the metabolic function of the adrenergic nervous system in the obese and during starvation. J. clin. Endocr. Metab. **28**, 206 (1968 b).

PIORKOWSKI, P.: Medizinische und ökonomische Aspekte der Fettsucht. Dtsch. Gesundheitswesen **25**, 1740–1746 (1970).

PIONDEXTER, C. A., BRUGER, M.: Effect of low calorie diets and resultant weight loss on plasma cholesterol in the obese. Arch. intern. Med. **56**, 884–890 (1935).

POISNICK, DI RARMONELO, V.: Adrenocortical function in obese women. J. clin. Endocrinol. **16**, 957 (1956).

PÖLDINGER, W.: Psychosomatische Aspekte der Fett- und Magersucht. Monatsk. ärztl. Fortb. **21**, 360 (1971).

POMERLEAU, O., BASS, F., GROWN, V.: Role of behavior modification in preventive medicine. N. Engl. J. Med. **292**, 1277–1282 (1975).

POPPER, H., SCHAFFNER, F.: Nutritional cirrhosis in man? N. Engl. J. Med. **285**, 577–578 (1971).

PORTE, D. jr., BAGDADE, J. D., BIERMAN, E. L.: The critical role of obesity in the interpretation of serum insulin levels. In: Camerini-Daralos, R. A., Cole, H. (eds.): Advances in metabolic disorders. Suppl. 1, Early diabetes, p. 191. New York: Academic Press 1970.

POTTER, H. P. jr., BASSETT, D. R.: Extensive jéjunoileal resection. Pennsylvania Med. **69**, 27 (1966).

PRADER, A., LABHART, A., WILLI, H.: Ein Syndrom von Adipositas, Kleinwuchs, Kryptorchismus und Oligophrenie nach myatonieartigem Zustand im Neugeborenenalter. Schweiz. med. Wschr. **86**, 1260 (1956).

PREBLE, W. E.: Obesity: Observations on one thousand cases. Boston Med. Surg. J. **188**, 617–621 (1923).

PREISS, H., THAMER, G., GRIES, F. A., SOLBACH, H. G., JAHNKE, K.: Der Einfluß von Noradrenalin auf die Lipidmobilisation aus subcutanem menschlichen Fettgewebe in vitro bei normgewichtigen und adipösen Personen. Verh. dtsch. Ges. inn. Med. **74**, 950 (1968).

PREMACHANDRA, B. N., PERLSTEIN, I. B., BLUMENTHAL, H. T.: Studies on Obesity. II. Slow-moving thyroxine binding globulin in the sera of normal and obese subjects. J. clin. Endocr. **30**, 752 (1970).

PRESSMAN, B. C., LARDY, H. A.: Effect of surface active agents on the latent ATP ase of mitochondria. Biochim., Biophys. Acta **21**, 458 (1956).

PREZIO, J. A., CAREON, G., CLERKIN, E., MELONI, C. R., KYLE, Ch., CANARY, J. J.: Influence of body composition on adrenal function in obesity. J. clin. Endocrinol **24**, 481 (1964).

PRICE, J. M., SHEPOSCH, J. P., TIANO, F. E.: A direct test of Schachters internal-external theorey of obesity in a naturalistic setting. In: Howard A. (ed.): Recent advances in obesity research: I. p. 204. London: Newman Publ. 1975.

PRINTEN, K. J., MASON, E. E.: Gastric surgery for relief of morbid obesity. Arch. Surg. **106**, 428–437 (1973).

PRIOR I, A. M., ROSE, B. S., HARVEY, H. P. B., DAVIDSON, F.: Hyperuricemia, gout and diabetic abnormality in polynesian people. Lancet **I**, 333 (1966).

PRODGER, S. H., DENNIG, H.: A study of the circulation in obesity. J. clin. Invest. **11**, 789–806 (1932).

PUDEL, V.: Der Einfluß vorgetäuschter Kalorien auf das Sättigungsgefühl Übergewichtiger. Ztschr. exp. angew. Psychologie **20**, 653–662 (1973).

PUDEL, V.: Psychological observations on experimental feeding in the obese. In: Howard A. (ed.): Recent advances in obesity research: I. p. 217. London: Newman Publ. 1975.

PUDEL, V., METZDORFF, M., OETTING, M.: Zur Persönlichkeit Adipöser in psychologischen Tests unter Berücksichtigung latent Fettsüchtiger. Z. psychosomat. Med. Psychoanalyse **21**, 345–361 (1975).

PUDEL, V., MEYER, J. E.: Die Fettsucht als Störung des Appetitverhaltens. Dtsch. med. Wschr. **99**, 618–628 (1974).

PULS, W., KEUP, V.: Influence of an α-amylase inhibitor (BAY d 7791) on blood glucose, serum insulin and NEFA in starch loading tests in rats, dogs and man. Diabetologia **9**, 97–101 (1973).

PULS, E., KEUP, V.: Metabolic studies with an amylase inhibitor in acute starch loading tests in rat and men and its influence on the amylase content of the pancreas. In: Howard, A. (ed.): Recent advances in obesity research: I. p. 391. London: Newman Publ., 1975.

PUTNAM, L., JENICEK, J. A., ALLEN, C. R., WILSON, R. D.: Anesthesia in the morbidly obese patient. South. med. J. **67**, 1411–1417 (1974).

PYKE, D. A., PLEASE, N. W.: Obesity, parity, diabetes. J. Endocrinol. **15**, 26–33 (1957).

QUAADE. F.: Obese children. Anthropology and environment. Danish Science Press Copenhagen 1955.

QUAADE, F.: Insulination in leanness and obesity. Lancet **II**, 429–432 (1963).

QUAADE, F.: The Scandinavian obesity shunt project. In: Howard, A. (ed.): Recent advances in obesity Research: I. p. 323. London: Newman Publ., 1975.

QUABBE, H. J., HELGE, H.: Verhalten der STH-Sekretion bei der Fettsucht. Verh. dtsch. Ges. inn. Med. **73**, 89–94 (1967).

QUABBE, H. J., SCHILLING, E., HELGE, H.: Pattern of growth hormone secretion during a 24-hour fast in normal adults. J. clin. Endocrinol. **26**, 1173 (1966).

QUETELET, A.: Anthropométrie ou mesure des différentes facultés de l'homme. Bruxelles, 1870.

RABINOWITZ, D.: Hormonal profile and forearm metabolism in human obesity. Amer. J. clin. Nutr. **21**, 1438–1444 (1968).

RABINOWITZ, D.: Some endocrine and metabolic aspects of obesity. Ann. Rev. Med. **21**, 241–258 (1970).

RABINOWITZ, D., MERIMEE, T. J., NELSON, J. K., SCHULTZ, R. B., RIGGS, L.: The hormonal profile in obesity. Trans. Ass. Am. Physicians **80**, 190 (1967).

RABINOWITZ, D., ZIERLER, K. L.: Forearm metabolism in obesity and its response to intra-arterial insulin. „Evidence for adaptive hyperinsulism". Lancet II, 690 (1961).

RABINOWITZ, D., ZIERLER, K. L.: Forearm metabolism in obesity and its response to intra-arterial insulin. Characterization of insulin resistance and evidence for adaptive hyperinsulinism. J. clin. Invest. **41**, 2173–2181 (1962 a).

RABINOWITZ, D., ZIERLER, K. L.: Role of free fatty acids in forearm metabolism in man quantitated by use for insulin. J. clin. Invest. **41**, 2191–2197 (1962 b).

RADOVANOVIC, M.: Epidemiology of obesity of population in VOIVODINA. In: Vague, J. (ed.): Physiopathology of adipose tissue. p. 335–339. Amsterdam: Exerpta Medica Found. 1969.

RANDLE, P. J., GARLAND, P. B., NEWSHOLME, E. A., HALES, C. N.: The glucose fatty acid cycle. Its role in insulin sensitivity and the metabolic disturbances of diabetes mellitus. Lancet I, 785 (1963).

RANDLE, P. J., GARLAND, P. B., NEWSHOLME, E. A., HALES, C. N.: The glucose fatty acid cycle in obesity and maturity onset diabetes mellitus. Ann. N. Y. Acad. Sci. **131**, 324 (1965).

RAPOPORT, A., FROM, G. L. A., HUSDON, H.: Metabolic studies in prolonged fasting. I. Inorganic metabolism and kidney function. Metabolism **14**, 31–46 (1965).

RAPTIS, S., SCHRÖDER, K. E., TELB, M., PFEIFFER, E. F.: Unterschiede in der Wirkung des Sekretins bei Normalgewichtigen und Adipösen. Wien. Zschr. inn. Med. **49**, 423–429 (1968).

RATH, R., KUJALOVA, V.: Catecholamines and obesity. In: Symposium über Lipidstoffwechselerkrankungen. Dresden, Vol. **II**, 514 (1973).

RATZMANN, K. P., MÄNNCHEN, E., MEYER, L. W., BAUFELD, M.: Interrealtionen zwischen Blutglukose, peripheren IRI-Konzentrationen und Lipidparametern bei Adipositas mit normaler Glukosetoleranz. Dtsch. Gesundheitswesen **30**, 538–543 (1975).

REAVEN, G., MILLER, R.: Study of the relationship between glucose and insulin responses to an oral glucose load in man. Diabetes **17**, 560–569 (1968).

REAVEN, G. M., OLEFSKY, J. M.: Increased plasma glucose and insulin responses to high-carbohydrate feedings in normal subjects. J. clin. Endocrinol. Metab. **38**, 151 (1974).

REED, L. J., LOVE, A. G.: Biometric studies on U. S. Army officers somatological norms in disease. Human Biol. **5**, 61 (1933).

REH, H.: Die Fettzellgröße beim Menschen und ihre Abhängigkeit vom Ernährungszustand. Virchows Archiv **324**, 234 (1953).

REHFELD, J. F., JUHL, E., QUADDE, F.: Effect of jèjunoileostomy on glucose and insulin metabolism in ten obese patients. Metabolism **19**, 529–538 (1970).

REICHLIN, S.: Neuroendocrinology. In: Williams R. H. (ed.): Textbook of Endocrinology. p. 774. Philadelphia: Saunders 1974.

REICHSMAN, F. (ed.): Hunger and satiety in health and disease. Adv. Psychosomatic Med. **7** (1972).

REID, D. D., BRETT, G. Z., HAMILTON, P. J. S., JARRETT, R. J., KEEN, H., ROSE, G.: Cardiorespiratory disease and diabetes among middle-aged male civil servants. A study of screening and intervention. Lancet **I**, 469–473 (1974).

REINHEIMER, W., DAVIDSON, P. C., ALBRINK, M. J.: Effect of moderate exercise on plasma glucose insulin and free fatty acids during oral glucose tolerance tests. J. Lab. clin. Med. **71**, 429 (1968).

REITSMA, W. D.: The relationship between serum free fatty acids and blood sugar in nonobese and obese diabetics. Acta med. Scand. **182**, 353 (1967)

RENOLD, A. E., CAHILL, G. F. (eds.): Adipose tissue. Handbook of Physiology No. 5 Washington D. C., American Physiological Society 1965 a.

RENOLD, A. E., CAHILL, G. F.: Preface. In: Renold A. E., Cahill G. F., (eds.): Handbook of Physiology. Section 5: Adipose tissue. p. 1. Baltimore: Williams u. Wilkins 1965 b.

REPORT: On the health of the school child by the chief medical officer of the MINISTRY of EDUCATION 1962. London, H. M. Stationary office.

Rezek, M., Kroeger, E. A.: Glucose antimetabolites and hunger. J. Nutr. **106**, 143–157 (1976).

Richardson, G. O.: The obese diabetic. Diabetes **2**, 454–456 (1953).

Richer, P.: Du rôle de la graisse dans la conformation extérieure du corps humaine. Nouvelle Iconographie de la Salpetriere **3**, 20–26 (1890).

Ries, W.: Kritische Stellungnahme zur Behandlung der Fettsucht mit Preludin. Münch. med. Wschr. **35**, 1138–1142 (1956).

Ries, W.: Fettsucht. Leipzig: Verlag J. A. Barth 1970.

Ries, W., Schröder, B.: Körpergewicht und Cholezystopathie. Z. ges. inn. Med. **14**, 165 (1959).

Rimm, A. A., Werner, L. H., Yserloo, B., Bernstein, R. A.: Relationship of obesity and disease in 73532 weight-conscious women. Pupl. Health Rep. **90**, 44–51 (1975).

Rivlin, R.: Therapy of obesity with hormones. N. Engl. J. Med. **292**, 26–29 (1975).

Robinson, S. C., Brucer, M., Mass, J.: Hypertension and obesity. A statistical and clinical study of 10883 individuals. J. Lab. clin. Med. **25**, 807–822 (1940).

Rochester, D. F., Enson, Y.: Current concepts in the pathogenesis of the obesity hypoventilation syndrome. Mechanical and circulatory factors. Amer. J. Med. **57**, 402 (1974).

Rodin, J.: Obesity and external responsiveness. In: Howard A. (ed.): Recent advances in obesity research: I. p. 191. London: Newman Publ. 1975.

Rodin, L.: Schwangerschaftskomplikationen bei Fettsüchtigen. l. c. Ries, W. 1970.

Roginski, M. S., Sandler, J.: Phenformin in human obesity. Ann. N. Y. Acad. Sci. **148**, 892–896 (1968).

Rohmann, H., August, J., Hübel, A., Mahlan, G.: Zur Entwicklung eines großen poliklinischen Krankengutes von 1948–1963 unter besonderer Berücksichtigung von Blutdruck und Gewichtsverhalten. Dtsch. Gesundheitswesen **22**, 1256–1260 (1967).

Rohrer, F.: Die Kennzeichnung der allgemeinen Bauverhältnisse des Körpers durch Indexzahlen. Münch. med. Wschr. **68**, 580 (1921).

Romani, J.-D., Albeaux-Fernet, M.: Etude du métabolism hydrosodique au cours du l'obésité. La Semaine des Hôpitaux **41**, 829–833 (1965).

Romani, J. D., Boutier, M., Bernheim, R., Loo, H., Reyes, F., Albeaux-Fernet, M.: Obésité et maladie diabétique. La Semaine des Hôpitaux **44**, 275–286 (1968).

Rony, H. R.: Obesity and leanness. Philadelphia: Lea & Febiger 1940.

Rooth, G., Carlström, S.: Therapeutic fasting. Acta med. Scand. **187**, 455–463 (1970).

Rosenfeld, G.: Die äußeren Symptome des Diabetes. Berliner Klin. Wschr. **55**, 494–495 (1918).

Rosenman, R. H., Brand, R. J., Jenkins, C. D., Friedman, M., Straus, R., Wurm, M.: Coronary heart disease in the Western Collaborative Group Study. Final follow-up experience of $8^1/_2$ years. J. Am. med. Ass. **233**, 872 (1975).

Rose, R. H.: Weight reduction and its remarkable effect on high blood pressure. N. Y. Med. J. Med. Res. **21**, 752–755 (1922).

Ross, M. H.: Length of life and nutrition in the rat. J. Nutr. **75**, 197 (1961).

Rosselin, G. E., Claude, J. R., Eschwege, E. P., Patios, E., Warnet, J. M., Richard, J. L.: Diabetes Survey. Plasma insulin during 0–2 oral glucose tolerance test systematically carried out in a professional group. Diabetologia **7**, 34–45 (1971).

Rosselin, G., Tchobroutsky, G., Assan, R., Freychet, P.: Intern. Symp. Growth Hormone Amsterdam: Excerpta Med. 1967.

Roth, J.: Peptide hormone binding to receptors: A review of direct studies in vitro. Metabolism **22**, 1059 (1973).

Roth, J., Glick, S. M., Yalow, R. S., Berson, S. A.: Secretion of human growth hormone: physiologic and experimental experimentation. Metabolism **12**, 577 (1963).

Roth, J., Gordon, P., Pastan, I.: „Big Insulin": A new component of plasma insulin detected by immunoassay. Proc. Nat. Acad. Sci. (U. S.) **61**, 138 (1968).

Rozental, P., Biava, C., Spencer, H.: Liver morphology and function tests in obesity and during total starvation. Amer. J. dig. Dis. **12**, 198–208 (1967).

RUDERMAN, N. B.: Muscle amino acid metabolism and gluconeogenesis. Ann. Rev. Med. **26**, 245 (1975).
RUDNICK, P. A., TAYLOR, K. W.: Effect of prolonged carbohydrate restriction on serum insulin levels in mild diabetes. Brit. med. J. **I**, 1225–1228 (1965).
RUFFER, W. A.: Two simple indexes for identifying obesity compared. J. Am. diet Ass. **57**, 326–334 (1970).
RUNCIE, J., THOMSON, T. J.: Total fasting, hyperuricaema and gout. Postgrad. med. J. **45**, 251–253 (1969).
RUNCIE, J., THOMSON, T. J.: Prolonged starvation – a dangerous procedure. Brit. med. J. **3**, 432–435 (1970).
RUSSEL, G. F. M.: The effect of diets of different composition on weight loss, water and sodium balance in obese patients. Clin. Sci. **22**, 269 (1962).
RYNEARSON, E. H., GASTINEAU, C. F.: Obesity. Springfield: Thomas 1949.
SABEH, G., CORREDOR, D. G., MENDELSOHN, L. V., MORGAN, C. R., SIERACKI, J. C., SUNDER, J. H., WINGERT, J. P., DANOWSKI, T. S.: Growth hormone and insulin levels in newly discovered glucose intolerance. Metabolism **18**, 741–747 (1969).
SAID, D.: Abnormalities of pulmonary gas exchange in obesity. Ann. intern. Med. **53**, 1121 (1960).
SAILER, S., SANDHOFER, F., BRAUNSTEINER, H.: Overweight and triglyceride level in normal persons and patients with diabetes mellitus. Metabolism **15**, 135–137 (1966).
SAILER, S., SANDHOFER, F., LISCH, H.-J., BRAUNSTEINER, H.: Größe der Fettzellen und relatives Körpergewicht in verschiedenen Regionen des Menschen. Wien. Z. inn. Med. Grenzgeb. **50**, 374–381 (1969).
SAKURAI, H., DOBBS, R. E., UNGER, R. H.: The role of glucagon in the pathogenesis of the endogenous hyperglycemia of diabetes mellitus. Metabolism **24**, 1287 (1975).
SALANS, L. B., BRAY, G. A., CUSHMAN, S. W., DANFORTH, E., GLENNON, I. A., HORTON, E. S., SIMS, E. A. H.: Glucose metabolism and the response to insulin by human adipose tissue in spontaneous and experimental obesity. Effect of dietary composition and adipose cell size. J. clin. Invest. **53**, 848 (1974).
SALANS, L. B., CUSHMAN, S. W.: Cellular consequences of obesity. In: Bray, G. A., (ed.): Obesity in Perspective DHEW publication No (NIH) 75–708. p. 245. Washington 1975.
SALANS, L. B., CUSHMAN, S. W., WEISMAN, R. E.: Studies of human adipose tissue adipose cell size and number in non-obese and obese patients. J. clin. Invest. **52**, 929–941 (1973).
SALANS, L. B., DANFORTH, E., HORTON, E. S., SIMS, E. A. H.: Dissociation of the effects of adiposity and diet on glucose, insulin and adipose tissue metabolism in human obesity. J. clin. Invest. **51**, 84 a (1972).
SALANS, L. B., DOUGHERTY, J. W.: The effect of insulin upon glucose metabolism by adipose cells of different size: Influence of cell lipid and protein content, age, and nutritional state. J. clin. Invest. **50**, 1399 (1971).
SALANS, L. B., HORTON, E. S., SIMS, E. A. H.: Experimental obesity in man: Cellular character of adipose tissue. J. clin. Invest. **50**, 1005–1011 (1971).
SALANS, L. B., KNITTLE, J. L., HIRSCH, J.: The role of adipose cell size and adipose tissue insulin sensitivity in the carbohydrate intolerance of human obesity. J. clin. Invest. **47**, 153–165 (1968).
SALANS, L. B., WISE, J. K.: Metabolic studies of human obesity. Med. Clin. N. Amer. **54**, 1533 (1970).
SALANS, L. B., ZARNOWSKI, M. J., SEGAL, R.: Effect of insulin upon the cellular character of rat adipose tissue. J. Lipid Res. **13**, 616 (1972).
SALLER, K.: Lehrbuch der Anthropologie. Band II. Stuttgart: Gustav-Fischer Verlag 1959.
SALMON, P. A.: The results of small intestinal bypass operations for the treatment of obesity. Surg. Gynecology Obstetrics **132**, 965 (1971).
SALTIEL, H.: L'obésité-Syndrôme: classification psychodynamique et conduite thérapeutique. Sem. Hôp. Paris **49**, 3629 (1973).

SAMAAN, N., BROWN, J., FRASER, R., TRAYNER, I.: Effect of obesity and of starvation on insulin activity. Brit. med. J. **1**, 1153–1156 (1965).

SANBAR, S. S., MARTIN, J. M.: Stimulation by octanoate of insulin release from isolated rat pancreas. Metabolism **16**, 482–484 (1967).

SANDERS, G. B.: Diskussionsbemerkung. Ann. Surg. **177**, 733–734 (1973).

SANDHOFER, F., DIENSTL, F., BOLZANO, K., SCHWINGSHACKL, H.: Severe cardiovascular complications associated with prolonged starvation. Brit. Med. J. **I**, 462–463 (1973).

SAPEIKA, N.: Drugs in obesity. South African Med. J. **48**, 2027–2030 (1974).

SAPIR, D. G., OWEN, O. E., POZEFSKI, T., WALSER, M.: Nitrogen sparing induced by a mixture of essential animoacids given chiefly as their keto-analogues during prolonged starvation in obese subjects. J. clin. Invest. **54**, 974 (1974).

SARLES, H., HAUTON, J., PLANCHE, N. E.: Diet, cholesterol gallstones, and composition of bile. Amer. J. dig. Dis. **15**, 251 (1970).

SCHACHTER, S.: Obesity and eating. Science **161**, 751–756 (1968).

SCHACHTER, S., GROSS, L.: Manipulated time and eating behavior. J. Personality and social Psychol. **10**, 98–106 (1968).

SCHACHTER, S.: Some extraordinary facts about obese humans and rats. Amer. Psychol. **26**, 129–144 (1971 a).

SCHACHTER, S.: Emotion, obesity and crime. New York: Academic Press (1971 b).

SCHACHTER, S.: Appetite regulation in obese subjects. Horm. metab. Res. Suppl. **4**, 88–90 (1974).

SCHACHTER, S., RODIN, J.: Obese humans and rats. Washington D. C. Erlbaum/Wiley, 1974.

SCHADE, D. S., EATON, R. P.: Rôle of insulin and glucagon in obesity. Diabetes **23**, 657–661 (1974).

SCHALCH, D. S.: Changes in carbohydrate tolerance in obese diabetics during starvation: Relationship to alterations in the secretion of insulin, glucagon and growth hormone. Diabetes **15**, 527 (1966).

SCHALCH, D. S., KIPNIS, D. M.: The impairment of carbohydrate tolerance by elevated plasma free fatty acids. J. clin. Invest. **43**, 1283 (1964).

SCHATZ, D. L., SHEPPARD, R. H., PALTER, H. C.: Fasting in obese females. Can. med. Assoc. J. **99**, 190 (1968).

SCHATZ, D. L., SHEPPARD, R. H., PALTER, H. C., JAFFRI, M.H.: Thyroid function studies in fasting obese subjects. Metabolism **16**, 1075–85 (1967).

SCHEFFERS, H.: Preludin in der Behandlung der Adipositas beim Diabetes mellitus. Dtsch. med. Wschr. **81**, 939–940 (1956).

SCHENCK, E. G., MELLINGHOFF, C. H.: Der Diabetes mellitus als Volkskrankheit und seine Beziehung zur Ernährung. Darmstadt: Dr. Dietrich Steinkopf Verlag 1960.

SCHERRER, M., LIECHTI, D.: Adipositas und Lungenfunktion. In: Blankart R. (ed.): Adipositas, Kreislauf p. 29. Bern: Huber 1974.

SCHEUGL, H., ADANOS, F.: Show freaks and monster. 2. Aufl., p. 125. Köln: Du Mont Schauberg 1975.

SCHILLING, W. H., OBERDISSE, K., HÜTHER, K. A., BLANK, K.: Vergleichende Untersuchungen mit der oralen und intravenösen Glukosebelastung zur Erfassung einer verminderten Kohlenhydrattoleranz. Diabetologia **1**, 187–194 (1965).

SCHIMERT, G. C.: Kardiovaskuläre Folgen der Obesitas. Triangel **13**, Nr. 2, 31–40 (1974).

SCHLEGEL, S.: Die Persönlichkeitsstruktur adipöser Frauen und deren Einfluß auf die Therapie. Eine Untersuchung mit dem MMPI. Diss. Düsseldorf (1976).

SCHLEGEL, S., BERGER, M., BERCHTOLD, P., Zimmermann, H.: unpubliziert 1975.

SCHLESS, G. L., DUNCAN, G.G.: The benefical effect of intermittent total fasts on the glucose tolerance in obese diabetic patients. Metabolism **15**, 98–102 (1966).

SCHLICK, W., SCHMID, P., IRSIGLER, K.: Körperzusammensetzung bei Normalgewichtigen und Fettsüchtigen. Dtsch. med. Wschr. **101**, 67–72 (1976).

SCHLOMKA, G., BLANKETT: Über den Elektrokardiogrammtyp von Fettleibigen. Z. Wien. Med. **134**, 435 (1938).

Schneider, H., Leonhardt, W., Hanefeld, M., Haller, H., Neumann, J., Michaelis, D.: Beeinflussung hormonell-metabolischer und morphologischer Parameter der Adipositas durch Gewichtsreduktion. 1. Mitteilung: Veränderung von Triglyceriden, Cholesterol, freien Fettsäuren und Harnsäure. Dtsch. Gesundheitswesen **29**, 1117 (1974).

Schrade, W., Böhle, E., Biegler, R., Kirst, H.: Untersuchungen über die unveresterten Fettsäuren des Blutes. Münch. med. Wschr. **101**, 2062–2067 (1959).

Schreibman, P. H.: Increased cholesterol-synthesis as a consequence of overeating. Circulation 51/52 suppl. II, 11–81 (1975).

Schröckert, L.: Adipositas und Fettleber. Mainz: Dissertation 1969.

Schteingart, D. E., Conn, J. W.: Characteristics of the increased adrenocortical function observed in many obese patients. Ann. N. Y. Acad. Sci. **131**, 388–403 (1965).

Schteingart, D. E., Conn, J. W.: Cortisol secretion, turnover, and metabolism in obesity. In: Vague, J. (ed.): Physiopathology of adipose tissue. p. 178. Amsterdam: Excerpta Med. Found. Monograph. 1968.

Schteingart, D. E., Gregerman, E. I., Conn, J. W.: A comparison of the characteristics on increased adrenocortical function in obesity and in cushing's syndrome. Metabolism **12**, 484 (1963).

Schubert, R., Peters, H., Stewens, G.: Klinische Wandlungen des Diabetes mellitus im Verlauf des Lebens. Z. Altersforschung **10**, 205–221 (1957).

Schultz, R. B., Parra, A.: Relationship between body composition and insulin and growth hormone responses in obese adolescents. Diabetes **19**, 492–501 (1970).

Schwab, D., Rubulis, A., Lim, E. C., Sherman, C. D., Faloon, W. W.: Effects of neomycin in obese patients with jéjunoileostomy. Am. J. clin. Nutr. **25**, 987–991 (1972).

Seltzer, C. C.: Some re-evaluations of the build and blood pressure study, 1959 as related to ponderal index, somatotype and mortality. N. Engl. J. Med. **274**, 254–259 (1966).

Seltzer, C. C.: Genetics and obesity. In: Vague, J. (ed.): Physiopathology of adipose tissue. p. 325–334. Amsterdam: Exerpta Medica Found., 1968.

Seltzer, C. C., Mayer, J.: Body build and obesity. Who are the obese? J. Am. med. Ass. **189**, 677–684 (1964).

Seltzer, C. C., Mayer, J.: Body build (Somatotype) distinctiveness in obese women. J. Am. diet. Ass. **55**, 454 (1969).

Seltzer, C. C., Stoudt, H. W. jr., Bell, B., Mayer, J.: Reliability of relative body weight as a criterion of obesity. Am J. Epidemiology **92**, 339–350 (1970).

Seltzer, H. S., Allen, W. E., Herron, A. L. jr., Brennan, M. T.: Insulin secretion in response to glycemic stimulus. Relation of delayed inital release to carbohydrate intolerance in mild diabetes mellitus. J. clin. Invest. **46**, 323–355 (1967).

Seltzer, H. S., Smith, W. L.: Plasma insulin activity after glucose. An index of insulinogenic reserve in normal and diabetic man. Diabetes **8**, 117–124 (1959).

Seyffert, W. A. Jr., Madison, L.L.: Physiologic effects of metabolic fuels on carbohydrate metabolism. I. Acute effect of elevation of plasma free fatty acids on hepatic glucose output, peripheral glucose utilization, serum insulin, and plasma glucagon level. Diabetes **16**, 765 (1967).

Shagrin, J. W., Frame, B., Duncan, H.: Polyarthritis in obese patients with intestinal bypass. Ann. int. Med. **75**, 377–380 (1971).

Sharp, J. T., Henry, J. P., Sweany, S. K., Meadows, W. R., Pietras, R. J.: Total respiratory inertance and its gas and tissue components in normal and obese men. J. clin. Invest. **43**, 503 (1964 a).

Sharp, J. T., Henry, J. P., Sweany, S. K., Meadows, W. R., Pietras, R. J.: The total work of breathing in normal and obese men. J. clin. Invest **43**, 728–738 (1964 b).

Shatney, C. H., Grage, T. B.: Diagnostic and surgical aspects of insulinoma. Amer. J. Surgery **127**, 174–184 (1974).

Shaw, W. N., Chance, R. E.: Effect of porcine proinsulin in vitro on adipose tissue and diaphragm of the normal rat. Diabetes **17** 737 (1968).

SHELDON, W. H., STEVENS, S. S., TUCKER, W. B.: The varieties of human physique. New York: Harper 1940.
SHEPARD, DIEHL: 1924 l. c. PFLANZ, M. 1962 b.
SHERMAN, C. D. jr., MAY, A. G., NYE, W., WATERHOUSE, C.: Clinical and metabolic studies following bowel by-passing for obesity. Ann. Natl. Acad. Sci. **131**, 614 (1965).
SHERWIN, R. S., FISHER, M., HENDLER, R., FELIG, P.: Hyperglucagonemia and blood glucose regulation in normal, obese and diabetic subjects. N. Engl. J. Med. **294**, 455 (1976).
SHIBATA, H. R., MACKENZIE, J. R., LONG, R. C.: Metabolic effects of controlled jéjunocolic bypass. Arch. Surg. **95**, 413 (1967).
SHIMA, K., PRICE, S., FOA, P. P.: Serum insulin concentration and birth weight in human infants. Proc. Soc. exper. Biol. Med. **121**, 55–59 (1966).
SHORT, I. J.: The increase of elektrocardiographic changes with obesity. Proc. life. ext. exam. **1**, 82 (1939).
SHRAGO, E., GLENNON, J. A., GORDON, E. S.: Enzyme studies in human liver and adipose tissue. Nature (London) **1**, 1263 (1966).
SHRAGO, E., GLENNON, J. A., GORDON, E. S.: Studies on enzyme concentration and adaptation in human liver and adipose tissue. J. clin. Endocr. **27**, 679 (1967).
SHRAGO, E., GLENNON, I. A., GORDON, E. S.: Comparative aspects of lipogenesis in mammalian tissues. Metabolism **20**, 54–62 (1971).
SHREEVE, W. W.: Transfers of carbon- 14 and tritium from substrates to CO_2, water, and lipids in obese and diabetic subjects in vivo. Ann. N. Y. Acad. Sci. **131**, 464 (1965).
SHREEVE, W. W., HOSHI, M., OJI, N.: Oxydation of glucose-1-^{14}C, 1-^{3}H to $^{14}CO_2$ and ^{3}HOH after oral glucose load in obese patients. Diabetes **18**, 372 (1969).
SHREEVE, W. W., HOSHI, M., OJI, N., SHIGETA, Y., ABE, H.: Insulin and the utilisation of carbohydrates in obesity. Am J. clin. Nutr. **21**, 1404–1418 (1968).
SHREEVE, W. W., TASHJIAN, A. J., OJI, N., SLAVINSKI, R. H., HOSHI, M.: Formation of $^{14}CO_2$ and ^{3}HOH from glucose-1-^{14}C, -1-^{3}H during oral glucose tolerance tests in obese patients. Metabolism **20**, 280–292 (1971).
SHUKLA, A., FORSYTH, H. A., ANDERSON, C. M., MARWAH, S. M.: Infantile overnutrition in the first year of life: a field study in Dudley, Worcestershire. Brit. med. J. **4**, 507–515 (1972).
SIGG, K.: Varicen-Ulcus cruris und Thrombose, neue Wege zur nichtoperativen Behandlung. Berlin: Springer 1962.
SILVERSTONE, J. T.: Obesity. Proc. Royal Soc. Med. **61**, 371–375 (1968).
SILVERSTONE, J. T.: Psychological factors in obesity. In: I. M. BAIRD, N. HOWARD, (eds.): Obesity-Medical and Scientificaspect. p. 45. Edinburgh und London: E. u. S. Livingstone Ltd., 1969.
SILVERSTONE, J. T.: Psychological and social factors in the pathogenesis of obesity. In: BURLAND, W. L., SAMUEL, P. D., YUDKIN, J. (eds.): Obesity symposium. p. 105. London: Churchill Livingstone 1974.
SILVERSTONE, J. T., BUCKLE, R. M.: Obesity in diabetes: some considerations on treatment. Am. J. clin. Nutr. **19**, 158–162 (1966).
SILVERSTONE, J. T., COOPER, R. M., BEGG, R. R.: A comperative trial of fenfluramine and diethylpropion in obesity. Brit. J. clin. Pract. **24**, 423–425 (1970).
SILVERSTONE, J. T., GORDON, R. P., STUNKARD, A. J.: Social factors in obesity in London. Practitioner **202**, 682–688 (1969).
SILVERSTONE, J. T., SOLOMON, T.: Psychiatric and somatic factors in the treatment of obesity. J. psychosom. Res. **9**, 249–255 (1965).
SIMEONS, A. T. W.: The action of chorionic gonadotropin in the obese. Lancet **II**, 946–947 (1954).
SIMEONS, A. T. W.: Pounds and inches. 7. Auflage, Rom 1971 Privat-Druck A. T. W. Simeons.
SIMKIN, B.: Urinary 17-ketosteroid and 17-ketogenic steroid excretion in obese patients. N. Engl. J. Med. **264**, 974–977 (1961).

SIMKIN, B., ARCE, R.: Steroid excretion in obese patients with colored abdominal striae. N. Engl. J. Med. **266**, 1031–1035 (1962).

SIMS, E. A. H., HORTON, E. S., SALANS, L. B.: Inducible metabolic abnormalities during development of obesity. Ann. Rev. Med. **22**, 235–250 (1971).

SIMS, E. A. H., BRAY, G. A., DANFORTH, E., GLENNON, J. A., HORTON, E. S., SALANS, L. B., O'CONNELL, M.: Experimental obesity in man VI: the effect of variation in intake of carbohydrate on carbohydrate, lipid and cortisol metabolism. Horm. Metab. Res. Suppl. **4**, 70 (1972).

SIMS, E. A. H., DANFORTH, E.: Role of insulin in obesity. Israel J. med. Sci. **10**, 1222–1229 (1974).

SIMS, E. A. H., GOLDMAN, R. F., GLUCK, C. M., HORTON, E. S., KELLEHER, P. C., ROWE, D. W.: Experimental obesity in man. Trans. Ass. Am. Physicians **81**, 153–170 (1968).

SIMS, E. A. H., HORTON, E. S.: Endocrine and metabolic adaption to obesity and starvation. Am. J. clin. Nutr. **21**, 1455–1470 (1968).

SIMS, E. A. H., KELLEHER, P. E., HORTON, E. S., GLUECK, C. M., GOLDMAN, R. F., ROWE, D. W. In: Vague, J. (ed.): Pathophysiology of adipose tissue. Amsterdam: Excerpta med. Found. 1969.

SIRI, W. E.: NCRL Publication No 3349. Donner Laboratory of Biophysics and Medical Physics, University of California 1956.

SIVE, P. H., MEDALIE, J. H., KAHN, H. A., NEUFELD, H. N., RISS, E.: Correlation of weight – height index with diastolic and with systolic blood pressure. Brit. J. prev. soc. Med. **24**, 201–204 (1970).

SJÖSTRÖM, L.: Adult human adipose tissue cellularity and metabolism with special reference to obesity and fatty acid synthesis de novo. Acta med. Scand. (Suppl. 544) 1–52 (1972).

SJÖSTRÖM, L., BJÖRNTORP, P.: Body composition and adipose tissue cellularity in human obesity. Acta med. Scand. **195**, 201–211 (1974).

SJÖSTRÖM, L., BJÖRNTORP, P., VRANA, J.: Microscopic fat cell size measurements on frozen-cut adipose tissue in comparison with automatic determination of osmium-fixed fat cells. J. Lipid Res. **12**, 521–530 (1971).

SJÖSTRÖM, L., SMITH, U., KROTKIEWSKI, M., BJÖRNTORP, P.: Cellularity in different regions of adipose tissue in young men and women. Metabolism **2**, 1143–1153 (1972).

SJÖVALL (1956): l. c. Pflanz, 1962 b.

SKAMENOVA, B., SOTTNER, L.: Die Spinnenfettleibigkeit bei Frauen in Bezug zum Diabetes mellitus. In: G. Mohnicke, (ed.): III. Intern. Symp. über Diabetesfragen. p. 84–91. Karlsburg DDR: Institut für Diabetes-Forschung und -Behandlung. „G. Katsch", 1964.

SKINNER, W., MADISON, L. L.: A further role of epinephrine and glucagon in producing their counterregulatory response to hypoglycemia. Clin. Res. **8**, 60 (1960).

SLANY, J., MÖSSLACHER, H., IRSIGLER, K.: Beeinflußt Adipositas die Herzfunktion? Z. Kardiol. **64**, 851–862 (1975).

SMEKAL, P. v., STANDFUSS, K., RAU, G.: Zunahme der primär vaskulären pulmonalen Hypertonie im Zusammenhang mit der Zunahme von Appetitzüglern? Fragen der Atemregulation. Zschr. f. Kreislaufforschung **59**, 892–897 (1970).

SMITH, M., LEVINE, R.: Obesity and Diabetes. Med. Clin. North. Amer. **48**, 1387–1397 (1964).

SMITH, R. E.: Thermogenesis and thyroid action. Nature **204**, 1311–1312 (1964).

SMITH, R. G., INNES, J. A., MUNRO, J. F.: Double blind evaluation of mazindol in refractory obesity. Brit. med. J. **3**, 284 (1975).

SMITH, U.: Effects of glucose and insulin on lipolysis in human fat cells of different sizes. FEBS Letters **11**, 8–10 (1970 a).

SMITH, U.: Insulin responsiveness and lipid synthesis in human fat cells of different sizes: effect of the incubation medium. Biochim. Biophys. Acta. **218**, 417 (1970 b).

SMITH, U.: Effect of cell size in lipid synthesis by human adipose tissue in vitro. J. Lipid Res. **12**, 65 (1971 a).

SMITH, U.: Morphological studies of human subcutaneous adipose tissue in vitro. Quat. Res. **169**, 97–104 (1971 b).

SMITH, U., SJÖSTRÖM, L., BJÖRNTORP, P.: Comparison of two methods for determining human adipose cell size. J. Lipid Res. **13**, 822–824 (1972).

SNODGRASS, P. J.: Obesity small-bowel bypass and liver disease. N. Engl. J. Med. **282**, 870–871 (1970).

Soc. of Actuaries: Build and blood pressure study. Chicago (1959).

SOELDNER, J. S., STEINKE, J., HERRERA, M. G., CAHILL, G. F.: Effect of seven-day-fast on glucose-tolerance and serum insulin of six normal males. Endocrin. Society June **17**, 66 (1965) abstr.

SOHAR, E., SNEH, E.: Follow-up of obese patients: 14 years after a successful reducing diet. Am. J. clin. Nutr. **26**, 845–848 (1973).

SOLOMON, J., MAYER, D.: Effect of alloxan on obese hyperglycaemic mice. Nature (London) **193**, 135–137 (1962).

SOLOMON, S. S., ENSINCK, J. W., WILLIAMS, R. H.: Effect of starvation on plasma immunoreactive insulin and non-suppressible insulin-like activity in normal and obese humans. Metabolism **17**, 528 (1968).

SOLOW, C., SILBERFARB, P. M., SWIFT, K.: Psychosocial effects of intestinal bypass surgery for severe obesity. N. Engl. J. Med. **290**, 300–304 (1974).

SOUTER, W. A.: Bolus obstruction of gut after use of hydrophilic colloid laxatives. Brit. med. J. **I**, 166–168 (1965).

SPAHN, V., PLENERT, W.: Veränderungen der Körperzusammensetzung adipöser Kinder bei akuter Nahrungskarenz. Z. Kinderheilkunde **115**, 59–65 (1973).

SPENCER, J. O. B.: Death during therapeutic starvation for obesity. Lancet **I**, 1288–1290 (1968).

SPRANGER, J.: Phentermin-Resinat bei Fettsucht. Münch. med. Wschr. **107**, 1833–1834 (1965).

STÄHELIN, H. B.: Beobachtungen zum Problem der Übergewichtigkeit an der Basler Studie III. In: Brühacher, G., Ritzel, G. (eds.): Zur Ernährungssituation der schweizerischen Bevölkerung. p. 251. Bern: Huber 1975.

STALLEY, S., GARROW, J. S.: Photographic and ultrasonic methods for measuring change in subcutaneous fat distribution. In: Howard, A. (ed.): Recent Advances in obesity Research I. p. 66–68. London: Newman Publ., 1975.

STAMLER, J. et al.: (1960) l. c. Pflanz, M. 1962 b.

STAMLER, J., STAMLER, R., RHOMBERG, P., DYER, A., BERKSON, D. M., REEDUS, W., WANNAMAKER, J.: Multivariate analysis of the relationship of six variables to blood pressure: Findings from Chicago community surveys 1965–1971. J. chron. Dis. **28**, 499–525 (1975) a.

STAMLER, J., RHOMBERG, P., SCHOENENBERGER, J. A., SHEKELLE, R. B., DYER, A., SHEKELLE, S., STAMLER, R., WANNAMAKER, J.: Multivariate analysis of the relationship of seven variables to blood pressure: Findings of the Chicago heart association detection project in industry 1967–1972. J. chron. Dis. **28**, 527–548 (1975) b.

STEEL, J. M., BRIGGS, M.: Withdrawal depression in obese patients after fenfluramine treatment. Brit. med. J. **III**, 26 (1972).

STEFANINI, P., CARBONI, M., PATRASSI, N., BASOLI, A.: Beta-islet cell tumors of the pancreas: results of a study on 1067 cases. Surgery **75**, 597–609 (1974).

STEGMANN, H., WAGNER, D., LAU, A.: Schwangerschaft, Geburtsverlauf und Nachgeburtsperiode bei adipösen Frauen. Med. Welt 2195 (1964).

STEIN, I. F., LEVENTHAL, M. L.: Amenorrhea associated with bilateral polycystic ovaries. Amer. J. Obstetr. Gynec. **29**, 181–191 (1935).

STEINER, D. F., CUNNINGHAM, D.: Insulin biosynthesis: Evidence for a precursor. Science **157**, 697 (1967).

STEINER, D. F., HALLUND, O., RUBENSTEIN, A. H., CHO, S., BAYLISS, C.: Isolation and properties of proinsulin, intermediate forms, and other minor components from crystalline bovine insulin. Diabetes **17**, 725 (1968).

STEINKAMP, R. C.: Body composition in relation to disease. Am. J. publ. Health. **58**, 473 (1968).

STEINKE, J., CAMERINI, R., MARBLE, A., RENOLD, A. E.: Elevated levels of serum insulin like activity as measured with adipose tissue in early untreated diabetes and prediabetes. Metabolism **10**, 707 (1961).

STEINKE, J., SOELDNER, J. S., RENOLD, A. E.: Insulin-like activity of extracts from large sarcomatous tumors associated with hypoglycemia. J. clin. Invest. **41**, 1403 (1962).

STEPANEK, P., KRIZEK, V., STADILEK, L.: Die Anwendung von Trijodthyronin und Dianabol bei Abmagerungskuren. Med. Welt **17**, 2393–2395 (1966).

STEPHAN, F., REVILLE, PH., THIERRY, R., SCHLIENGER, J. L.: Correlations between plasma insulin and body weight in obesity, anorexia nervosa and diabetes mellitus. Diabetologia **8**, 196–201 (1972).

STERN, J. S., BATCHELOR, B. R., HOLLANDER, N., COHN, C. K., HIRSCH, J.: Adipose cell size and immunoreactive insulin levels in obese and normal weight adults. Lancet **II**, 948 (1972).

STERN, J. S., GREENWOOD, M. R. C.: A review of development of adipose tissue cellularity in man and animals. Fed. Proc. **33**, 1952 (1974).

STERN, M., OLEFSKY, J., FARQUHAR, J., REAVEN, G.: Relationship between fat cell size and insulin resistance in vivo. Clin. Res. **20**, 557 (1972).

STERN, M. P., OLEFSKY, J., FARQUHAR, J. W., REAVEN, G. M.: Relationship between fasting plasma lipid levels and adipose tissue morphology. Metabolism **22**, 1311 (1973).

STERN, M., WOOD, P., KING, A., OSANN, K., FARQUHAR, J., SILVERS, A.: Morphological and temporal characteristics of obesity as determinants of plasma triglycerides in a free living population. In: Vague, J., Boyer, J. (eds.): The regulation of the adipose tissue mass. p. 316–319. Amsterdam: Excerpta Med., 1974.

STEWART, W. K., FLEMING, L. W.: Relationship between plasma and erythrocyte magnesium and potassium concentrations in fasting obese subjects. Metabolism **22**, 535–547 (1973).

STILES, J. W., FRANCENDESE, A. A., MASORO, E. J.: Influence of age on size and number of fat cells in the epididymal depot. Ann. J. Physiol. **229**, 1561–1568 (1975).

STIRLING, J. L., STOCK, M. J.: Metabolic origins of thermogenesis induced by diet. Nature **220**, 801–802 (1968).

STIRLING, J. L., STOCK, M. J.: Nonconservative mechanisms of energy metabolism in thermogenesis. In: Energy balance in man. Paris: Masson 1973.

STOCK, M. J.: Letter to the editor. Nature **223**, 213 (1969).

STRANDELL, B.: On influence of exercise on blood sugar especially in connection with glucose ingestion. Acta med. Scand. Suppl. **55**, 1–245 (1934).

STRONG, J. A., SHIRLING, D., PASSMORE, R.: Some effects of overfeeding for four days in man. Brit. J. Nutr. **21**, 909–919 (1967).

STUART, R. B.: Behavioral control of overeating. Behav. Res. and Therapy **5**, 357–365 (1967).

STUCKLIKOVA, E., HRUSKOVA, J., TENORAVA, M., NOVOTNA, B., KOMARKOVA, A., RIEDL, O.: Some changes in intermediary metabolism in obese patients. Clin. Chim. Acta **6**, 571 (1961).

STUNKARD, A. J.: The dieting depression. Am. J. Med. **23**, 77–86 (1957).

STUNKARD, A. J.: Eating pattern and obesity. Psychiat. Quart. **33**, 284 (1959).

STUNKARD, A. J.: Hunger and satiety. Amer. J. Psychiat. **118**, 212 (1961).

STUNKARD, A. J.: Environment and obesity: recent advances in our understanding of regulation of food intake in man. Fed. Proc. **27**, 1367–1373 (1968).

STUNKARD, A. J.: New therapies for the eating disorders. Arch. Gen. Psychiat. **26**, 391–398 (1972a).

STUNKARD, A. J.: The success of Tops, a self-help group. Postgrad. Med. **51**, 143–147 (1972 b).

STUNKARD, A. J.: Obesity. In: Freedman, A. M., Kaplan, H. I., Sadock, B. J. (eds.): Comprehensive textbook of psychiatry. Baltimore: Williams und Wilkins 1975 a.

STUNKARD, A. J.: From explanation to action in psychosomatic medicine: The case of obesity. Psychosomat. Med. **37**, 195–236 (1975b).

STUNKARD, A. J., D'ACQUILI, E., FOX, S.: The influence of social class on obesity and thinness in children. J. Amer. med. Ass. **221**, 579–584 (1972).

STUNKARD, A. J., GRACE, W. J., WOLFF, H. G.: The night eating syndrome. Amer. J. Med. **19**, 78 (1955).

STUNKARD, A. J., LEVINE, H., FOX, S.: The management of obesity. Patient self-help and medical treatment. Arch. Int. Med. **125**, 1067–1072 (1970).

STUNKARD, A., MCLAREN-HUME, M.: The results of treatment for obesity. Arch. Int. Med. **103**, 79–85 (1959).

STUNKARD, A. J., MENDELSON, M.: Obesity and the body image. Amer. J. Psychiol. **123**, 1296 (1967).

STUNKARD, A. J., RICKEW, K., HESBACHER, P.: Fenfluramine in the treatment of obesity Lancet **I**, 503–505 (1973).

STUNKARD, A. J., RUSH, J.: Dieting and depression reexamined. Ann. intern. Med. **81**, 526–533 (1974).

SURYANARAYANA, B. V., KENT, J. R., MEISTER, L., PARLOW, A., FLORSHEIM, W. H.: Some endocrine consequences of prolonged total starvation. Clin. Res. **16**, 116 (1968).

SUSSMANN, K. E.: Effect of prolonged fasting on glucose and insulin metabolism in exogenous obesity. Arch. intern. Med. **117**, 343–347 (1966).

SUTTON, F. D., ZWILLICH, C. W., CREAGH, C. E., PIERSON, D. J., WEIL, J. V.: Progesterone for outpatient treatment of Pickwickian syndrome. Ann. intern. Med. **83**, 476 (1975).

SUZUKI, M.: Pickwickian syndrome and endocardial fibroelastosis. Amer. J. Med. **53**, 123 (1972).

SWANER, J. C., CONNOR, W. E.: Hypercholesterolemia of total starvation: its mechanismus via tissue mobilisation of cholesterol. Amer. J. Physiol. **229**, 365–369 (1975).

SWANSON, D. W., DINELLO, F.: Therapeutic starvation in obesity. Dis. nerv. syst. 669–674 (1969).

SWANSON, D. W., DINELLO, F. A.: Follow-up of patients starved for obesity. Psychosom. Med. **32**, 209–214 (1970).

SZENAS, P., PATTEE, C. J.: Studies of adrenal cortical function in obesity. J. clin. Endocrinol. **19**, 344 (1959).

TÄLJEDAL, I. B.: The structure and metabolism of the pancreatic islets. In: Kalkner, S., Hellman, B., Täljedal, I. B. (eds.): p. 238. Oxford: Pergamon 1970.

TAGGART: Diet, activity and body-weight. A study of variations in a woman. Brit. J. Nutr. **16**, 223–235 (1962).

TALLER, H.: Calories don't count. New York: Simson und Schuster 1961.

TALLER, H.: Dietary management of obesity. Ann. J. Obstet. Gynec. **83**, 62–72 (1962).

TALSO, P. J., MILLER, C. E., CARBALLO, A. J.: Exchangeable potassium as a parameter of body composition. Metabolism **9**, 456–471 (1960).

TASHEV, L., BALABANSKI, L., APOSTOLOV, I., EKIMOVA, S., MILEV, N.: Studies on the intestinal resorption of fats, the intermediary lipid metabolism and the lipase activity in obese persons. Pol. Arch. Med. Wewn. **42**, 553 (1969).

TATTERSALL, R. B., PYKE, D. A.: Growth in diabetic children-studies in identical twins. Lancet **II**, 1105–1109 (1973).

TCHOBROUTSKY, G., ROSSELIN, G., ASSAN, R., FREYCHET, P., DEROT, M.: In Vague, J. (Ed.): Physiopathology of adipose tissue. p. 269–288. Amsterdam: Excerpta Med. 1968.

TELL, G. P. E., KRUG, F., CUATRECASAS, P.: Insulin receptor interactions and the action of insulin. In: Hasselblatt A., Bruchhausen, F. v. (eds.): Insulin Part 2, p. 249. Berlin-Heidelberg: Springer 1975.

Tepperman, J.: Etiologic factors in obesity and leanness. Perspect. Biol. Med. **1**, 293 (1958).
Terry, A. H.: Obesity and hypertension. J. Amer. med. Ass. **81**, 1283–1284 (1923).
Thaler, H.: Kritische Betrachtungen der Grundlagen unserer Lebertherapie. Dtsch. med. Wschr. **95**, 526 (1970).
Theodoridis, C. G., Chance, G. W., Brown, G. A., Rayner, P. H. W.: Growth hormone response to oral glucose in children with simple obesity. Lancet **I**, 1068–1069 (1969).
Theuer, D.: Zur Problematik der Fettleber. Dtsch. Gesundheitswesen **23**, 2113 (1968).
Thomson, A. M., Black, A. E.: Nutritional aspects of human lactation. Bull. World Health Organ. **52**, 163–176 (1965).
Thomson, T. J., Runcie, J., Miller, V.: Treatment of obesity by total fasing for up to 249 days. Lancet **II**, 992–996 (1966).
Thum, Ch., Laube, H., Schröder, K. E., Raptis, S., Pfeiffer, E. F.: Das kontinuierliche Blutzuckertagesprofil in Korrelation zum Seruminsulin bei idealgewichtigen und normalgewichtigen Stoffwechselgesunden. Dtsch. med. Wschr. **100**, 1595–1599 (1975).
Tibblin, G.: High blood pressure in men aged 50. – A population study of men born in 1913. Acta med. Scand. Suppl. 470 (1967).
Tibblin, G., Aurell, E., Hjortzberg-Nordlund, H., Paulin, S., Risholm, L., Sanne, H., Wilhelmsen, L., Werkö, L.: A general health examination of a random sample of 50-year old men in Göteborg. Acta med. Scand. **177**, 739 (1965).
Tompkins, W. T., Wiehl, D. G.: The promotion of maternal and newborn health. New York 1955.
Tracey, V. V., De N. C., Harper, J. R.: Obesity and respiratory infection in infants and young children. Brit. med. J. **1**, 16–18 (1971).
Tullis, J. F.: Rational diet construction for mild and grand obesity. J. Amer. med. Assoc. **226**, 70–71 (1973).
Turell, D. J., Austin, R. C., Alexander, J. K.: Cardiorespiratory response of very obese subjects to treadmill exercise. J. lab. clin. Med. **64**, 107 (1964).
Turner, P.: Drugs in the treatment of obesity. In: Obesity, Medical and Scientific aspects. Mc Lean Baird, J., Howard, A. N. Edinburgh und London: E. und S. Livingstone Ltd. 1969.
Turtle, J. R., Burgess, J. A.: Hypoglycemic action of fenfluramine in diabetes mellitus. Diabetes **22**, 858–867 (1973).
Turtle, J. R., Burgess, J. A., Bauckham, S.: The metabolic effects of fenfluramine. S. Afr. med. J. **45**, Suppl. 22–23 (1971).
Tyner, J. D.: The prediabetic state: its relation to obesity and to diabetic mercedity. Am. J. med. Sci. **185**, 704–710 (1933).
Umber, F.: Die Stoffwechselkrankheiten in der Praxis. 3. Auflage, p. 203. München und Berlin: Lehmann 1939.
Unger, R. H., Aguilar-Parada, E., Müller, W. A., Eisentraut, A. M.: Studies of pancreatic alpha cell function in normal and diabetic subjects. J. clin. Invest. **49**, 837–848 (1970).
Unger, R. H., Eisentraut, A. M., Madison, L. L.: The effects of total starvation upon the levels of circulating glucagon and insulin in man. J. clin. Invest. **42**, 1031–1039 (1963).
Unger, R. H., Madison, L. L., Müller, W. A.: Abnormal alpha cell function in diabetes response to insulin. Diabetes **21**, 301–307 (1972).
Unger, R. H., Orci, L.: The essential role of glucagon in the pathogenesis of diabetes mellitus. Lancet **I**, 14–16 (1975).
University Group Diabetes Programm: A study of the effects of hypoglycemic agents on vascular complications in patients with adult-onset diabetes. V. Evaluation of phenformin treatment. Diabetes **24**, Suppl. **1**, 65–184 (1975).
Vague, J.: The degree of masculine differentiation of obesities. Am. J. clin. Nutr. **4**, 21–34 (1956).
Vague, J.: Origines, évolution et traitement des obésités. Editions Sandoz, Rueil-Malmaison 1968 a.

VAGUE, J.: Adipositas. Med. Prisma (Boehringer, Ingelheim) 6. (1968b).

VAGUE, J., VAGUE, PH.: Obesity and atherosclerosis. In: GRETEN, H., LEVINE, R., PFEIFFER, E. F., RENOLD, A. E. (eds.): Lipidmetabolism, obesity, and diabetes mellitus: Impact upon atherosclerosis. Horm. metab. Res. Suppl. **4**, p. 164. Stuttgart: Thieme 1974.

VAGUE, J., VAGUE, PH., BOYER, J., CLOIX, M. C.: Anthropometry of obesity diabetes, adrenal and beta-cell functions. In: Rodrigues, R. R., Vallance-Owen, J. (eds.): Diabetes, p. 517–525. Excerpta Med. Found, Amsterdam 1971.

VAGUE, J., BOYER, J., JUBELIN, J., NICOLINO, C., PINTO, C.: Adipomuscular ratio in human subjects. In: Vague, J. (ed.): Physiopathology of adipose tissue. p. 360. Amsterdam: Exerpta Medica, 1969.

VAGUE, J., RUBIN, PH., JUBELIN, J., VAGUE, PH.: Die verschiedenen Formen der Fettsucht. Triangel **13**, 41–50 (1974 a).

VAGUE, J., RUBIN, P., JUBELIN, J., LAM-VAN, G., AUBERT, F., WASSERMANN, A. M., FONDARAI, J.: Regulation of the adipose mass: histometric and anthropometric aspects. In: VAGUE, J., BOYER, J. (eds.): The regulation of the adipose tissue mass. p. 296. Amsterdam: Excerpta Medica 1974 b.

VAGUE, PH., BOEUF, G., DEPIEDS, R., VAGUE, J.: Plasma insulin levels in human obesity. In: Vague, J., (ed.): Physiopathology of adipose tissue. p. 203. Amsterdam: Excerpta Med. Found. 1969.

VAGUE, P., DEPIEDS, R., BOEUF, G., LEROY, C., PERRIMOND, D., CODACCIONI, J. L., VAGUE, J.: Appréciation de l'efficacité de l'insuline chez les obèses par la réponse insulinémique et glycémique à la tolbutamide intraveineuse. Ann. d'Endocr. **27**, 820–829 (1966).

VAGUE, P., LOMBARDI, G., MINOZZI, M., VALETTE, A., OLIVER, C.: Corticotropic function in human obesity. In: Vague, J. u. Boyer, J., (eds.): The Regulation of the adipose tissue mass. p. 283. New York: Excerpta Medica American Elsevier (1974).

VAGUE, PH., PIERRON, H., ROUVIER-LEROY, CL., JAQUET, PH., VAGUE, J.: L'insulinémie au cours d'une charge orale en glucose chez 43 enfants obèses. Ann. d'Endocr. (Paris) **30**, 556–579 (1969).

VAGUE, PH., SCOMAVACHI, J. C., ROUVIER-LEROY, C.: Variation des acides gras libres plasmatiques après administration orale de glucose ches les obèses. Ann. d'Endocr. (Paris) **28**, 787 (1967).

VAJDA, B., HEALD, F. P., MAYER, J.: Intravenous glucose tolerance in obese adolescents. Lancet **I**, 902–903 (1964).

VALLANCE-OWEN, J., HURLOCK, B., PLEASE, N. W.: Plasma insulin activity in diabetes mellitus measured by the rat diaphragm technique. Lancet **II**, 583 (1955).

VALLANCE-OWEN, J., LILLEY, M. D.: Insulin antagonism in the plasma of obese diabetics and prediabetics. Lancet I, 806 (1961).

VAN BUCHEM, F. S. P.: Coronary heart disease in seven countries: VIII. Zutphen a town in the Netherlands. Circulation **41**, **42** (Suppl. 1) 76–86 (1970).

VAN DELLEN, J. R., VAN DEN HEEVER, C. M.: Intraspinal lipoma: a case report. S. Afr. med. J. **50**, 49–51 (1976).

VAN DER LINDEN, W.: Some biological traits in female gallstone-disease patients. Acta clin. Scand. Suppl. 269 (1961).

VETTER, K., NOHUIKE, G., SCHICHT, J.: Untersuchungen bei Fettsucht. Dtsch. Z. Verdau.- u. Stoffwechselkrkh. **24**, 215–228 (1964).

VILAIN, R.: Chirurgie de l'obésité et des lipodystrophies. In: Klotz, H. P. und Trémolieres, J. (eds.): Expansion Scientifique Francaise, Paris 1963.

VIRTANEN, A. J.: Gegenwärtige Ernährungsprobleme. Dtsch. med. J. **14**, 788 (1963).

VISCHER, D., LABHART, A., PRADER, A., GINSBERG, J.: Das Prader-Labhart-Willi-Syndrom (myatonischer Diabetes). In: Pfeiffer, E. F. (ed.): Handbuch des Diabetes mellitus, Bd. II, p. 631. München: Lehmanns 1971.

VLASTOVSKIJ, V. G.: (1964) l. c. Luhanova, 1969.

VOGELBERG, K. H., BERCHTOLD, P., BERGER, H., GRIES, F. A., KLINGER, H., KÜBLER, W.,

STOLZE, TH.: Primary hyperlipoproteinemias as risk factors in peripheral artery disease, documented by arteriography. Atherosclerosis **22**, 271 (1975).

WAAL-MANNING, H. J., SIMPSON, F. O.: Fenfluramine in obese patients on various antihypertensive drugs. Double blind controlled trial. Lancet **II**; 1392–1395 (1969).

WADHWA, P. S., YOUNG, E. A., SCHMIDT, K., ELSON, C. E., PRINGLE, D. J.: Metabolic consequents of feeding frequency in man. Am. J. clin. Nutr. **26**, 823–830 (1973).

WAHREN, J.: Die Bedeutung des BROCA-Index für die Beurteilung der Körpergewichtsverhältnisse einer größeren Population im Rahmen einer Reihenuntersuchung. Dtsch. Gesundheitswesen **30**, 173–175 (1975 a).

WAHREN, J.: Epidemiologische Aspekte der Fettsucht. Dtsch. Gesundheitswesen **30**, 226–229 (1975 b).

WAHREN, J.: Die Körpergewichtsverhältnisse einer ländlichen Bevölkerung. Dtsch. Gesundheitswesen **30**, 472–476 (1975 c).

WAHREN, J.: Die Bedeutung des Übergewichtes für die Entstehung von Krampfadern und venösen Unterschenkelgeschwüren. Dtsch. Gesundheitswesen **30**, 666–669 (1975 d).

WALDHÄUSL, W., HUBER, E. G.: Immunologisch reagierendes Insulin bei adipösen Kindern. Z. Kinderheilk. **104**, 128 (1968).

WALDHÄUSL, W., IRSIGLER, K.: Über die Insulinfreisetzung bei Patienten mit Fettleber. Wien. klin. Wschr. **81**, 544 (1969).

WALKER, H. C.: Obesity. Its complications and sequelae. Arch. intern. Med. **93**, 951–966 (1954).

WANDS, J. R., LAMONT, J. T., MANN, E., ISSELBACHER, K. J.: Arthritis associated with intestinalbypass procedure for morbid obesity. N. Engl. J. Med. **294**, 121–124 (1976).

WAUTERS, J. P., BUSSET, R., DAYER, A., FARRE, H.: Effects de divers traitement amaigrissant sur la composition corporelle dans l'obésité simple. Analyse par dissection isotopiques. Schweiz. med. Wschr. **100**, 1272–1278 (1970).

WEBER, B.: Plasmainsulin bei Kindern, klinische Studien bei stoffwechselgesunden, adipösen und diabetischen Probanden. Arch. Kinderheilk. Beiheft 65 (1971).

WEGENER, H.: Ästhetische Chirurgie im Stammbereich. In: GOHRBRANDT, E., GABKA, J., ERNDORFER, A. B. (eds.): Handbuch der Plastischen Chirurgie Band II. Spezielle Plastische Chirurge. **50**, 50/1–50/19 (1973).

WEGIENKA, L. C., GRODSKY, G. M., KARAM, J. H., GRASSO, S. G., FORSHAM, P. H.: Comparison of insulin and 2-deoxy-D-glucose-induced glucopenia as stimulators of growth hormone secretion. Metabolism **16**, 245 (1967).

WEINGES, K. F.: Ist eine Neuorientierung der oralen Diabetesbehandlung nötig? Med. Welt **23** N. F. 949 (1972).

WEISENBERG, M., FRAY, E.: What's missing in the treatment of obesity by behavior modification? J. Amer. diet. Ass. **65**, 410–414 (1974).

WEISINGER, J. R., KEMPSON, R. L., ELDRIDGE, F. L., SWENSON, R. S.: The nephrotic syndrome: a complication of massive obesity. Ann. int. Med. **81**, 440 (1974).

WEISSBECKER, L.: Die Fettsucht (Adipositas). In: Heylmeyer, L. (ed.): Lehrbuch der Inneren Medizin. 2. Auflage, p. 1105–1111. Berlin, Göttingen, Heidelberg: Springer Verlag 1961.

WEISSWANGE, A. F., CUENDET, G. S., MARLISS, E. B.: Hormonal and metabolic response to a hypocaloric protein diet in normal working subjects. In: Jequier, E. (ed.): Regulation of energy balance in man. p. 117. Edit. Médicine et Hygiène, Genève, 1975.

WELHAM, W. C., BEHNKE, A. R. jr.: Specific gravity of healthy men. J. Am. med. Ass. **118**, 498 (1942).

WELSH, G. W., HENLEY, E. D., WILLIAMS, R. H., COX, R. W.: Insulin I-131 metabolism in man. Am. J. Med. **21**, 324 (1956).

WESER, E.: Intestinal adaptation to small bowel resection. Am. J. clin. Nutr. **24**, 133–136 (1971).

WESSELS, M., GRIES, F. A., IRMSCHER, K., LIEBERMEISTER, H., BUCHENAU, H., VIEHWEGER, I.:

Metabolische Konsequenzen einer kohlenhydratarmen Diät („Punktdiät") bei Normalpersonen. Dtsch. med. Wschr. **95**, 382 (1970).

West, K. M.: Epidemiologic evidence linking nutrional factors to the prevalence and manifestations of diabetes. Acta diabet. lat. **9**, 405 (1972).

West, K. M.: Epidemiology of adiposity. In: Vague, J., Boyer, J. (eds.): The regulation of the adipose tissue mass. p. 201. Amsterdam: Excerpta Med. 1974.

West, K. M.: Epidemiology of diabetes. In: Fajans, S. S., Sussman, K. G. (eds.): Diabetes mellitus: Diagnosis and Treatment Volume III. p. 121–126. New York: Amer. Diabetes Ass., 1971.

West, K. M., Kalbfleisch, J. M.: Glucose tolerance, nutrition and diabetes in Uruguay, Venezuela, Malaya and Est Pakistan. Diabetes **15**, 9–18 (1966).

West, K. M., Kalbfleisch, J. M.: Influence of nutritional factors on prevalence of diabetes. Diabetes **20**, 99–108 (1971).

Westwater, J. O., Fainer, D.: Liver impairment in the obese. Gastroenterology **34**, 686–693 (1958).

Whitelaw, A. G. L.: The accociation of social class and sibling number with skinfold thickness in London schoolboys. Human Biol. **43**, 414 (1971).

Widdowson, E. M., Shaw, W. T.: Full and empty fat cells. Lancet **II**, 905 (1973).

Wiley, F. H., Newburgh, L. H.: The doubtful nature of „Luxuskonsumption". J. clin. Invest. **10**, 733–744 (1931).

Williams, R. H.: Disorders in carbohydrate und lipid metabolism. Philadelphia: Sounders 1962.

Williams, R. H., Palmer, J. P.: Farewell to phenformin for treating diabetes mellitus. Ann. intern. Med. **83**, 567–568 (1975).

Williamson, J. R., Browning, E. T., Scholz, R., Kreisberg, R. A., Fritz, I. B.: Inhibition of fatty acid stimulation of gluconeogenesis by (+)-decanoylcarnitine in perfused rat liver. Diabetes **17**, 194 (1968).

Willms, B., Böttcher, M., Wolters, V., Sakamoto, N., Söling, H. D.: Relationship between fat and hebene body metabolism in obese and nonobese diabetics and nondiabetics during norepinephrine infusion. Diabetologia **5**, 88 (1969).

Wilmore, D. W., Pruitt, B. A.: Fat boys get burned. Lancet **II**, 631 (1972).

Wilson, R. H. L., Wilson, N. L.: Obesity and respiratory stress. J. Amer. diet. Ass. **55**, 465 (1969).

Windorfer, A.: Das Mauriac-Syndrom. Ergeb. inn. Med. Kinderheilk. **4**, 392 (1953).

Winkelmann, E. J., Schumacher, O. P., Hermann, R. E., Esselstyn, C. B.: Result of the jéjunoileal shunt in the treatment of morbid obesity. Proceedings of the meetings of the „Organisation Mondiale de Gastroentérologie", Mexico City, 1974.

Wirths, W.: Über den Einfluß von Industriezeitalter und geänderten Arbeitsbedingungen auf die Entwicklung der Fettsucht. In: Fettsucht. Gefahren, Prophylaxe, Therapie. München: J. F. Lehmann 1968.

Wirths, W.: Bedeutung der Gemeinschaftsverpflegung für den arbeitenden und heranwachsenden Menschen. In: Wirths, W. (ed.): 1. Wiss.-techn. Ernährungsforum (WTE) Herborn '72 „Verpflegung Heute-Morgen" p. 5. Herborn 1972.

Wise, J. K., Hendler, R., Felig, P.: Obesity: evidence of decreased secretion of glucagon. Science **178**, 513–514 (1972).

Wise, J. K., Hendler, R., Felig, P.: Evaluation of alpha-cell function by infusion of alanine in normal diabetic and obese subjects. N. Engl. J. Med. **288**, 487–490 (1973).

Wise, P. H., Chapman, M., Thomas, D. W., Edwards, J. B.: Phenformin and lactic acidosis. Brit. med. J. **1**, 70–72 (1976).

Wolf, L. M., Courtois, H., Javet, H., Schrub, J. C.: Physical training associated with semistarvation in the treatment of obesity. In: Howard, A. (ed.): Recent Advances in obesity research: I. p. 281. London: Newman Publ. 1975.

Wollenweber, J., Doenecke, P., Greten, H., Hild, R., Nobbe, F., Schmidt, F. H., Wagner, E.: Zur Häufigkeit von Hyperlipidaemie, Hyperurikaemie, Diabetes mellitus, Hypertonie und Übergewicht bei arterieller Verschlußkrankheit. Dtsch. med. Wschr. **96**, 103–107 (1971).

WOLPE, J.: Reciprocal inhibition as the main basis of psychotherapeutic effects. Arch. Neurol. Psychiat. **72**, 205 (1954).

WOOD, P. D. S., STERN, M. P., SILVERS, A., RAEVEN, G. M., VON DER GROEBEN, J.: Prevalence of plasma lipoprotein abnormalities in a free living population in the Central Valley, California. Ciruclation **45**, 114 (1972).

WOODWARD, E. R.: Diskussionsbemerkung. Ann. Surgery **177**, 734 (1973).

World health organisation: Energy and protein requirements. WHO techn. series No. 522 and FAO Nutrition meeting report series, p. 34. Geneva 1973.

WYNDER, E. L., ESCHER, G. C., MANTEL, N.: An epidemiologic investigation of cancer of the endometrium. Cancer **19**, 489–520 (1966).

WYNGAARDEN, J. B., KELLEY, W. N.: Gout. In Stanbury J. B., Wyngaarden, J. B., Fredrickson, D. S. (eds.): The metabolic basis of inherited disease. p. 889. New York: Mc Graw Hill Book Co. 1972.

YALOW, R. S., GLICK, S. M., ROTH, J., BERSON, S. A.: Plasma insulin and growth hormone levels in obesity and diabetes. Ann. N. Y. Acad. Sci. **131**, 357–373 (1965).

YORK, D. A., BRAY, G. A.: Dependence of hypothalamic obesity on insulin, the pituitary and the adrenal gland. Endocrinology **90**, 885–894 (1972).

YORKE-DAVIES, N. E.: Thyroid tabloids in obesity. Brit. med. J. **II**, 42 (1894).

YUNCKER, B.: Calories do count. New York, New York Post, April 23–29 (1962) zit. Astwood (1962).

ZEIDLER, H. P.: Die Physiologie der oralen Befriedigung. Psychologie heute **3**, 18–22 (1976).

ZEILHOFER, R.: Fettsucht und Atmung. Fortschr. Med. **86**, 861 (1968).

ZELMAN, S.: The liver in obesity. Arch. intern. Med. **90**, 141–156 (1952).

ZIEGLER, A.: Die Therapie der Fettsucht mit Redukal. Dtsch. Gesundheitsw. **26**, 1247 (1971).

ZILKER, TH., KRÄNZLIN, TH., ERMLER, R., BOTTERMANN, P.: Die Bedeutung der radioimmunologischen Seruminsulinbestimmung für die Diabetestherapie. IV. Internat. Donau-Symposium über Diabetes mellitus, Dubrovnik (1975).

ZIMMER, G., GRIES, F. A., JAHNKE, K.: Das Verhalten von Metaboliten des Fettstoffwechsels im Serum adipöser und nichtadipöser Personen bei oraler Kohlenhydratzufuhr und kurzfristiger Nahrungskarenz. Klin. Wschr. **42**, 1020 –1024 (1964).

ZIMMERMANN, H.: Klinik und Differentialdiagnose des Cushing-Syndroms. 11. Symposium dtsch. Ges. Endokr. p. 108. Berlin: Springer 1964.

ZINDER, O., BRAY, G. A.: Lipoprotein lipase activity in human adipose tissue in obesity. In: Bray G. A. (ed.): Obesity in Perspective, DHEW Publication No. (NIH) 75–708, p. 263. Washington 1975.

ZINDER, O., ARAD, R., SHAPIRO, B.: Effect of cell size on the metabolism of isolated fat cells. Israel. J. med. Sci. **3**, 787 (1967).

ZONDEK, H.: Über hypophysär-cerebral-peripherische Fettsucht (Salz-Wasser-Fettsucht). Dtsch. med. Wschr. **51**, 1267 (1925).

ZONDEK, H.: Die Krankheiten der endokrinen Drüsen. 2. Auflage, Berlin: Julius Springer Verlag, 1926.

ZWILLICH, C. W., SUTTON, F. D., PIERSON, D. J., CREAGH, E. M., WEIL, J. V.: Decreased hypoxic ventilatory drive in the obesity-hypoventilation syndrome Amer. J. Med. **59**, 343 (1975).

14. Sachverzeichnis

Handbuch der Inneren Medizin
Begründet von L. Mohr, R. Staehelin. Herausgeber: H. Schwiegk
7. Band (in 4 Teilen): *Stoffwechselkrankheiten*
5. völlig neubearbeitete und erweiterte Auflage
Teil 1: **Erbliche Defekte des Kohlenhydrat-, Aminosäuren- und Proteinstoffwechsels**
Herausgegeben von F. Linneweh
205 Abb. XX, 905 Seiten. 1974. Gebunden DM 348,–; US $142.70
*Subskriptionspreis Gebunden DM 278,40; US $114.20
ISBN 3-540-06313-7

Teil 2A: **Diabetes mellitus A**
Herausgegeben von K. Oberdisse. Bearbeitet von mehreren Fachwissenschaftlern
113 Abb. XXIV, 907 Seiten. 1975. Gebunden DM 360,–; US $147.60
*Subskriptionspreis Gebunden DM 288,–; US $118.10
ISBN 3-540-07062-1

Teil 4: **Fettstoffwechsel**
Herausgegeben von G. Schettler, H. Greten, G. Schlierf, D. Seidel
Bearbeitet von zahlreichen Fachwissenschaftlern. 158 Abbildungen, z. T. farbig. Etwa 700 Seiten. 1976. Gebunden DM 370,–; US $151.70
*Subskriptionspreis Gebunden DM 296,–; US $121.40
ISBN 3-540-07585-2
*Der Subskriptionspreis gilt bei Abnahme aller 4 Teilbände bis zum Erscheinen des letzten Teilbandes

S. S. Sanbar
Risikofaktor Hyperlipidämie
Übersetzt und bearbeitet von P. Schwandt. Verbesserter Nachdruck. 21 Abb. VIII, 112 Seiten. 1972. DM 16,80; US $6.90 ISBN 3-540-05610-6

Lipoprotein Metabolism
Edited by H. Greten
72 figures, 41 tables. X, 160 pages. 1976. DM 28.–; US $11.50 ISBN 3-540-07635-2

The Genetics of Diabetes Mellitus
Edited by W. Creutzfeldt, J. Köbberling, J. V. Neel
In cooperation with numerous experts. 64 figures, 74 tables. IX, 248 pages. 1976. DM 38,–; US $15.60 ISBN 3-540-07651-4

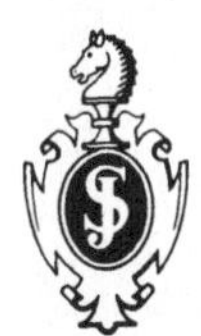

Preisänderungen vorbehalten

Springer-Verlag
Berlin Heidelberg New York

Kliniktaschenbücher

G. G. Belz, M. Stauch: **Notfall EKG-Fibel.** Mit einem Beitrag von F. W. Ahnefeld. 40 Abb. VIII, 92 Seiten. 1975. DM 16,80; US $6.90 ISBN 3-540-07342-6

O. Benkert, H. Hippius: **Psychiatrische Pharmakotherapie.** Ein Grundriß für Ärzte und Studenten. 15 Abb. 3 Tabellen. XIII, 252 Seiten. 1974.
DM 19,80; US $8.20 ISBN 3-540-07031-1

M. Eisner: **Abdominalerkrankungen.** Diagnose und Therapie für die Praxis.
35 Abb. 45 Tabellen. XIV, 229 Seiten. 1975. DM 24,–; US $9.90 ISBN 3-540-07378-7

F. Freuler, U. Wiedmer, D. Bianchini: **Gipsfibel 1.** Geläufige Fixationen und Extensionen bei Verletzungen im Erwachsenenalter. Mit einem Vorwort von B. G. Weber. 42 Abb. in 155 Teildarstellungen XII, 110 Seiten. 1975.
DM 19,80; US $8.20 ISBN 3-540-06922-4

U. Wiedmer, F. Freuler, D. Bianchini: **Gipsfibel 2** (in 3 Teilen)
Geläufige Fixationen und Extensionen bei Verletzungen im Kindesalter. Mit einem Vorwort von B. G. Weber. 55 Abb. in 198 Teildarstellungen XII, 152 Seiten. 1975. DM 24,60; US $10.10 ISBN 3-540-07521-6

G. Friese, A. Völcker: **Leitfaden für den klinischen Assistenten.**
27 Abb. 7 Tabellen. IX, 170 Seiten. 1975.
DM 19,80; US $8.20 ISBN 3-540-07245-4

W. Leydhecker: **Glaukom in der Praxis.** Ein Leitfaden. 2. völlig neubearbeitete Auflage. 43 Abb. 2 Ausklapptafeln mit 6 Tabellen zum praktischen Arbeiten.
XII, 178 Seiten. 1973. DM 12,80; US $5.30 ISBN 3-540-06452-4

H. Marx. **Differentialdiagnostische Leitprogramme in der Inneren Medizin.** Procedere. Unter Mitarbeit von F. Anschütz et al. X, 265 Seiten. 1976.
DM 19,80; US $8.20 ISBN 3-540-07644-1

P. Schmidt, E. Deutsch, J. Kriehuber: **Diät für chronisch Nierenkranke.** Eine Diätfibel für Ärzte, Diätassistenten und Patienten. 2 Abb. 19 Tabellen. IX, 126 Seiten. 1973. DM 12,80; US $5.30 ISBN 3-540-06226-2

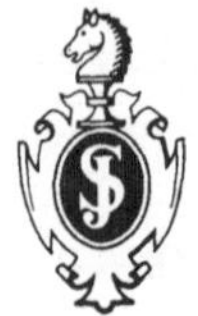

Preisänderungen vorbehalten

Springer-Verlag
Berlin Heidelberg New York